13億人都在吃の

一碗湯粥滋養全家

人都在吃の

對症養生湯粥

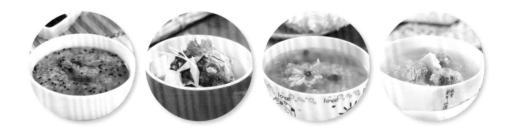

U0132280

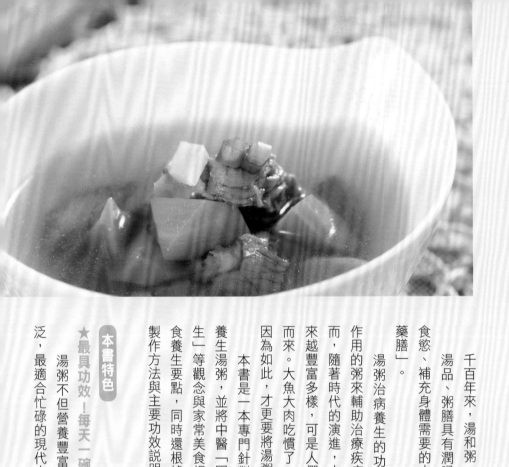

聰明喝湯粥，癒病、養生一把罩

千百年來，湯和粥一直廣受喜愛，而且讓人百吃不厭。湯品、粥膳具有潤喉易食，營養豐富易於消化的特點，可以調整胃口、增進食慾、補充身體需要的水分與營養。更重要的是，它還是能夠治病養生的「名貴藥膳」。

湯粥治病養生的功效從漢代起就有記載，歷代的醫學家還創制了許多不同作用的粥來輔助治療疾病，醫學聖典《本草綱目》中就列有最常用的62種粥。然而，隨著時代的演進，人們的生活水準不斷地提高，餐桌上的食物種類及做法越來越豐富多樣，可是人們的身體健康卻每況愈下，各種疾病和不適症狀紛紛接踵而來。大魚大肉吃慣了，往往忽略了清淡的湯粥，殊不知，湯粥其實最養生。正因為如此，才更要將湯粥的養生功效繼續傳承，並且發揚光大。

本書是一本專門針對身體不適和常見病症的保健養生書。書中精選各種食療養生湯粥，並將中醫「因人養生」、「因時養生」以及「對症養生」、「美容養生」等觀念與家常美食相互結合，具體介紹不同年齡、不同季節、不同疾病等飲食養生要點，同時還根據不同訴求推薦了最適合的湯粥，每一道湯粥都有詳細的製作方法與主要功效說明，讓你一邊品嚐美味的同時，更可以養生與保健哦！

本書特色

★最具功效！每天一碗湯粥，吃出健康大療效

湯粥不但營養豐富，容易被人體消化吸收，且適用範圍及應用對象極為廣泛，最適合忙碌的現代人用來調養體質、治病養生。書中分單元詳細介紹各種湯

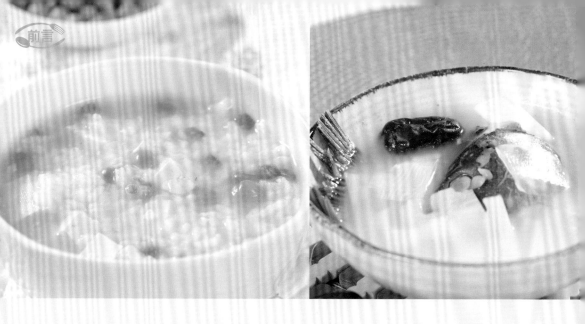

★一學就會！掌握湯粥烹煮訣竅，讓養生變得容易

湯粥的製作方式看似簡單，卻藏著大學問。煲湯時，可以中途加水嗎？熬湯，忘了蓋上鍋蓋，有關係嗎？煮粥時，同時加入所有的食材？從食材選擇到熬煮祕訣，本書通通告訴你，完美掌握時間和火候，就能留住食材營養，輕鬆煮出美味與健康，吃出不生病的好體質！

★實用豐富！不適調養×對症食療，保健祛病樣樣行

「三分治七分養」，湯粥養生具有保健層面的意義，不僅可以緩解不適，還可以調養疾病。這些不舒服的現象，可能是不良的生活習慣或失衡的飲食所引起。無論是頭痛、感冒、失眠、糖尿病、高血壓等，都能在書中找到適合的湯粥，調補身體機能，讓病痛好得更快！

★因人而異！辨清體質×年齡需求，給你全方位守護

湯粥人人都能吃，卻不是人人都有效。想要使湯粥發揮最佳的養生功效，就要根據年齡、體質的不同，選擇適合的湯粥，才能滋補全身，累積健康資本。從兒童補鈣到老年人延壽，不管是調體質、護健康、補元氣，跟著吃，天然抗病又養生。

★養顏食補！14種美容需求，從頭到腳都自信迷人

想要擁有水噹噹的膚質、S曲線，光靠外在的塗塗抹抹是不夠的，美麗呵護要由內而外，吃對湯粥，讓你留住青春、減齡10歲，絕對不是問題！

粥的做法，如保健湯粥、對症湯粥、四季湯粥等，讓你更快找到自己適合的湯粥，同時對搭配的食材進行功效解析，保證吃得安心又放心。

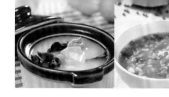

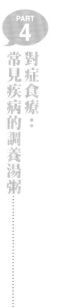

PART 4 對症食療：常見疾病的調養湯粥 96

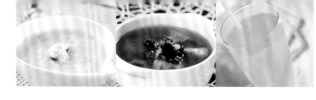

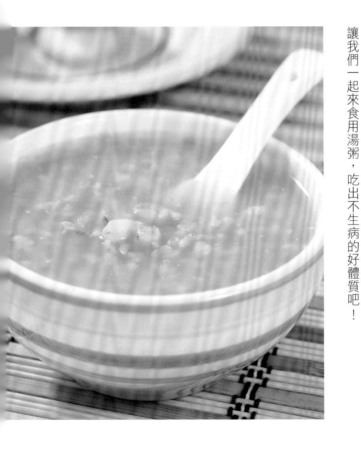

PART 1

湯粥，是最好的藥膳

湯粥的製作方式簡單，食材方便取得，

容易被人體消化吸收，且適用範圍及應用對象極為廣泛，

最適合忙碌的現代人用來調養體質、補養脾胃，

讓我們一起來食用湯粥，吃出不生病的好體質吧！

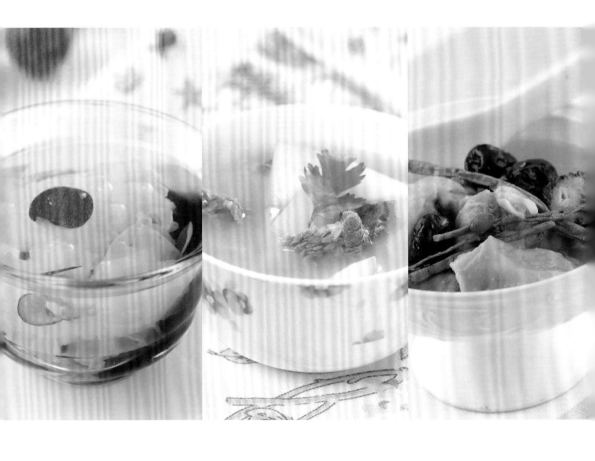

我們為什麼會生病？

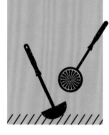

中醫認為生病是「陰陽失衡」的一種狀態，為什麼會失衡呢？可能與先天體質、後天環境（氣候、精神情志、壓力等）都有關係。西醫則認為生病是因為身體的免疫系統被致病原破壞所導致。

免疫力也就是中醫所謂的人體「正氣」，如果你本身正氣強（即抵抗力強）就不容易受到外來的細菌、病毒侵襲，也就不會生病，就如同在一個辦公室裡，為什麼每次季節變換，有些人特別容易中招，有些人卻總是安然無恙，這與本身體質以及正氣強弱有關。

「腎為先天之本，脾胃為後天之本」，腎主精，掌管我們先天體質強弱，先天已定，因此必須透過後天來做調養與補強，這時候就要靠脾胃的作用。脾胃功能強健，食物的營養素能被充分吸收與運用，臟腑機能才能正常運作，並使內分泌、免疫系統發揮作用，此時人體的正氣不虛，人自然不病，而能補養脾胃的最佳工具就是──湯粥。

吃湯粥，祛病、養生樣樣行

藥膳是中醫學的一部分，以中醫的陰陽、五行、臟腑、經絡，以及辨證施治的理論為架構。主要功能是以食物、藥物的性質與效果，來矯正臟腑機能的失衡狀態。湯品與粥膳，是中醫藥膳的一部分，不但具有中醫整體觀與辨證施膳的特點，更有美味、簡便、有效的優勢。

食用湯粥的五大理由

＊扶正祛邪

湯品與粥膳，具有中醫傳統藥膳的概念，具有「調」與「補」的功效。用於扶正，主要有補氣、補血、壯陽、滋陰等作用；用於祛邪，常見有清熱、利濕、祛痰、化瘀等方面。

＊容易吸收

湯與粥的烹煮時間較長，能夠將食材煮得透爛，使營養成分能充分釋出，這些釋出的營養素溶入湯或粥中，更能為人體所消化吸收。

＊製作簡單

湯粥的食材簡單，取得或購買容易，製作過程也不繁複，是居家執行食療的方便方法。

＊美味可口

湯粥雖然是以中醫理論基礎來設計，主要用於調理身體機能，但其使用材料大多採用食用中藥，如紅棗、枸杞、山藥、薏仁等，經過烹煮後，美味可口，比起藥物更容易被接受。

＊適用對象廣

湯粥可用於日常養生保健，也可用於病中做為治療的輔助，以及病後恢復期的調養，適用範圍及應用對象廣泛，尤其是嬰幼兒、銀髮族或孕、產婦，以及消化功能較差的人，都非常適合用湯粥食療。

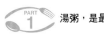

對症調養身體保安康

中醫養生重視整體觀，必須依照四季氣候變化、個人身體狀態及生活環境改變等因素調整。

因證養生

現代人生活繁忙，精神壓力大，處於健康失衡狀態中的人越來越多，經常出現頭痛、頭暈、耳鳴、消化不良、便祕、腹瀉、失眠、健忘、疲倦乏力等各種不適症狀（參照本書第3章）。

這些不適症狀，如果沒有加以調理，容易破壞免疫系統，經常出現感冒、過敏性鼻炎、哮喘、肺炎、膀胱炎、腎炎等病症，甚至演變成各種慢性疾病，如高血壓、心臟病、高血脂、糖尿病、脂肪肝等（參照本書第4章）。

因時養生

依照四季更迭，配合春暖、夏熱、秋涼、冬寒的氣溫變化，做合宜的食療搭配（請參照本書第6章）。

因人養生

根據個人體質分類，以及不同的年齡層選擇適合個人食用的湯品與粥膳（參照本書第2、5章）。

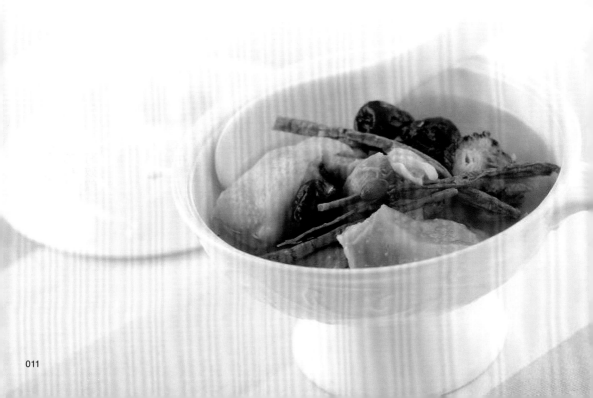

煲湯學問大

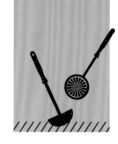

正所謂「藥補不如食補」，而食補中最傳統，同時也非常有效的方法就是「湯補」。

煲湯並不是將材料放入鍋中，加水燉熟那麼簡單，要煲出美味可口，且能真正達到強身健體、防病治病作用的湯飲，其中的學問可大呢！

煲湯前的準備工作

選擇食材

用來煲湯的食材非常豐富，包括五穀類、豆類、肉類、魚類、蔬果類等，幾乎所有食材都可煲出一道美味湯品。不同的食材有著不同的食療效果，食材選擇與搭配影響著湯品的味道與療效。

煲好湯的關鍵是所選食材要新鮮。新鮮並不是傳統的「肉吃鮮殺，魚吃跳」的時鮮。現在所說的鮮，是指魚、畜、禽宰殺後3～5小時內，此時魚、畜或禽肉內的各種酶會使蛋白質、脂肪等分解成人體易於吸收的胺基酸、脂肪酸，味道也最好。

選擇鍋具

熬湯時最好選用陶鍋、砂鍋（土鍋），這樣的鍋受熱較均勻，容易保住材料的原味。當然砂鍋需選擇質地細膩的，劣質砂鍋的瓷釉中含有少量鉛，煮酸性食物時容易溶解出來，有害健康。

如果沒有陶鍋、砂鍋，也可以選擇不銹鋼鍋。不宜使用鋁製鍋具，因鋁鍋在長時間熬煮的過程中，會產生對人體有害的化學物質。

選擇調味料

煲湯的調味料雖多，但不可胡亂搭配、添加，否則不但影響口感，還會影響食物本身的營養。

煲湯常見的調味品一般有：料理米酒、雞粉、蔥、薑、鹽、八角、桂皮、小茴香等。

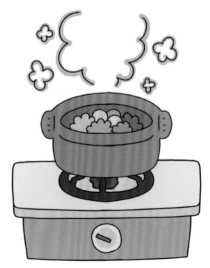

煲湯常用調味料的功效、用法和注意事項

調味料	功效和用法	注意事項
食鹽	調味	每天攝取鹽量控制在6克。
生薑	開胃、解毒、祛寒、去腥。*烹煮肉類（羊肉）、魚類、海產類食材時加薑以去除腥味。	燉牛肉時不宜放薑。
蒜	健胃、消食、殺菌、去腥。*烹煮海味或河鮮時，加入適量蒜，有增鮮、去腥的功效。	吃蒜不要過量，吃太多可能上火，耗血，每天吃生蒜2~3瓣，成人熟蒜3~4瓣即可，小孩減半；陰虛火旺者、患眼疾者忌食。
蔥	散寒、殺菌、去腥。*湯煲好後可加入少許蔥花調味提鮮。	蔥不宜加熱過久，因為加熱過久會破壞蔥中的蔥蒜辣素成分，使其殺菌作用減弱，還會影響健胃的作用。
醋	開胃、殺菌消毒、去腥。*烹煮豬骨頭湯、鯽魚湯時用醋可使鈣、鐵溶入湯汁中。	煲羊肉湯時不宜放醋，醋與寒性食物搭配最好，而與羊肉這類溫熱食物相配則不宜，會削弱兩者的食療作用。
料理米酒	去腥、提香。*料理米酒多用來醃漬肉類食材，可達到去腥除異味的作用。	添加料理米酒的時間，應該是在整個烹調過程中鍋內溫度最高的時候。如煲湯時，在第一次水滾時立即加入料理米酒即可。

煲湯的基本步驟

選擇好食材和容器

依照前面所提到的準備工作，選擇適當食材及搭配的配料、調味料，如果要加入藥材，最好事先查詢藥理作用和互相搭配的宜忌等。

處理好各種食材

乾貨類要提前泡發好，葷腥類食材都需要事先入滾水燙過，如鮮肉等，在開始煲湯時要先汆燙，處理到看不到血水的程度。

弄清先後次序

先將水煮開再開始放入食材，還是先放食材後加水煮開，其實都可以，不用分先後。倘若遇上食材的軟硬度等差別較大，可以酌情先後，不易熟透的食材應先下或是另外烹煮。而像冬瓜、紅蘿蔔、豆腐等較易熟的食材，可以在肉湯的滋味出來後再添加。另外，去腥用的薑片和料理米酒，則應該提前加入。

水量要合理

煲湯所需添加的水量通常是主要食材重量的3倍，同時應使食物與冷水一起受熱，不宜直接用滾水煨湯，或中途加冷水，才能讓食材中的營養物質緩慢地滲入湯中，最終達到湯色清澈的效果。

煲湯火候最基本的訣竅是，水一滾就需要轉為小火，若是大火煮太久會破壞食材的營養，湯汁也會隨水蒸氣而流失許多。用小火長時間慢燉，可使食物蛋白質浸出物等鮮香物質充分溶解出來，使湯鮮醇味美。

最後加料

最後，如果有需要可以加點蔥、鹽等調味料，且最好在關火前幾分鐘加入，特別是鹽，過早地放入會破壞肉質，湯色也會偏暗。

煲湯的關鍵——高湯

做好一鍋美味的湯飲，關鍵是要有好的湯底，即高湯！

什麼是高湯？

高湯是烹飪中常用的一種輔助原料，它是烹調時不可少的東西，凡是可以用水的地方，若用高湯代替，做出來的湯品就會鮮美許多，具有加分作用。

過去，一般人所指的高湯就是雞湯，是把雞肉經過長時間熬煮後留下的湯，用來烹煮其他菜餚，使味道更加濃郁。

現在高湯不單單指雞湯，還有牛肉湯、魚湯（奶白湯）、蔬菜湯等。不過，由於現代人們生活忙碌，經常使用市售即食的高湯塊、高湯罐頭等速食產品，用來取代傳統高湯，只是這類高湯產品，通常含鹽量過高，不宜經常食用，建議自己熬煮高湯才最健康。

常見的高湯製作方法

熬煮高湯要保持湯體清爽，需注意水是由冷水煮開再加湯料，煮的過程中溫度不需過高，且還需要不斷撈除漂浮的雜質，煮好後還要再過濾。

TIPS

煲湯小常識

＊**不要中途添水**
煲湯的過程中，由於食材已經釋放出各種營養素，此時再加入冷水使溫度下降，影響營養素的溶解，破壞原有的鮮香味。如果中途非得加水，也只能加開水。

＊**煲湯的時間不是越久越好**
煲湯時間一般為：魚湯1小時，雞湯、排骨湯3小時。湯中的營養物質主要是胺基酸類，加熱時間過長，營養反而被破壞。

＊**用冷水「汆燙」**
放入湯中的肉類須先用冷水煮到七成熟，以去除血腥和污垢，用冷水開始煮，可以讓肉從內往外地排出腥味。

＊**蓋上蓋子**
煲湯時一定要蓋著鍋蓋，否則再好的湯料，香味也會隨水蒸氣跑掉。

＊**善用薑片，不亂用料理米酒**
雖然料理米酒也有去腥的作用，但薑片能增加肉湯的滋味，建議使用薑片去腥就好，料理米酒盡量少放。

豬骨高湯

| 做法 |

1. 將豬大骨、脊骨洗乾淨斬大塊，入滾水鍋中汆燙去血水，撈出。
2. 燒一鍋開水，放入汆燙後的豬大骨、脊骨，加入蔥段、薑塊，以小火煲煮3～4小時即可。

| 用處 |

　　豬骨高湯可以用來煲製各式湯品，還可以做為基礎湯底來調味。

什錦蔬果高湯

| 做法 |

1. 依個人喜好，將各種蔬菜、水果放入果汁機中，加適量清水，攪打成汁。
2. 將取得的蔬果汁放入鍋中，煮開即可。

| 用處 |

　　由於蔬菜水果的搭配比例不同，所製作出來的高湯色彩變化多樣，既營養又能促進食慾，適用於海鮮、蔬果的烹煮。

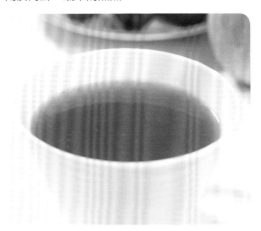

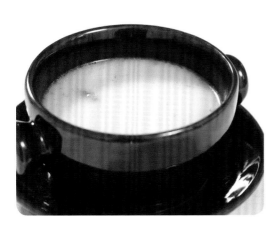

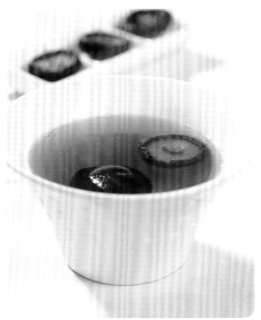

香菇高湯

| 做法 |

1. 乾香菇去蒂，用清水洗淨，再用溫水浸泡30分鐘即可。
2. 或將乾香菇泡發後放入湯鍋中，加清水以大火煮滾。

| 用處 |

　　香菇高湯主要用在湯品中提味增色，一般不單獨使用，而是加入配料和調味品進行調味。

> **TIPS**　　熬煮好的高湯，可以放涼後，分裝到塑膠袋或保鮮盒內冷凍起來，隨用隨取，如果下班沒有時間做湯，只要拿出一包來，加熱後放些蔬菜，就是一道好湯。

熬粥學問大

要將粥煮得稠而不糊、糯而不爛，又鮮美好吃，需要掌握正確的方法和步驟。

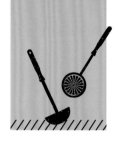

熬粥前的準備工作

選擇食材

1. **主要食材**：五穀類是熬製粥膳的最重要主角，可根據個人需求選擇合適的食材熬粥（參照P.18「粥膳的主角」）。

2. **其他食材**：可根據粥膳用途及個人喜好加入其他輔助食材，如銀耳、花生、瓜子、蜜棗、葡萄乾、蓮子、百合、杏仁、桂圓肉、核桃、松子、山藥等。

但要注意下鍋的先後順序，不易煮爛的先放，如豆類、含澱粉類食材；蓮子要先去掉造成苦味的蓮心；生的杏仁、核桃最好先泡水、剝皮、去掉苦澀味後再下鍋；花生、蓮藕、百合等食材則適合在快熟時最後放入，以保持鮮脆的口感。另外，放入海鮮時或肉類的，最好先汆燙或裹上太白粉後再入粥，以免湯汁混濁。

選擇鍋具

適合煮粥的鍋有砂鍋、瓷鍋、不鏽鋼鍋等。依照中醫的傳統習慣，最好選用砂鍋，尤其是做藥粥時不宜使用金屬（鐵、鋁）鍋，以免在熬煮過程中產生有害人體的化學物質。

新的砂鍋要先用米湯水浸煮後再使用，防止煮藥粥時有外滲現象。剛煮好後的熱粥鍋，不能放置冰冷處，以免砂鍋破裂。若沒有砂鍋，也可用瓷鍋或不銹鋼鍋具代替。

選擇調味料

煲湯的調味料雖多，但不可胡亂搭配、添加，否則不但影響口感，還會影響食物本身的營養。

煲湯常見的調味品一般有：料理米酒、雞粉、蔥、薑、鹽、八角、桂皮、小茴香等。

熬粥的基本步驟

1. 浸泡

煮粥前先將米用冷水浸泡，讓米粒吸水膨脹。這樣不但節省煮粥的時間，而且粥煮出來口感較好。

白米浸泡時間約半小時至1小時；糯米（紫糯米）、糙米等浸泡時間約需1~2小時；豆類因為含有會讓人產氣的多醣類，烹煮前需事先浸泡4~6小時。

2. 滾水下鍋，注意水量

一般人都習慣用冷水煮粥，其實最適合煮粥的是滾水。

因為冷水煮粥容易糊底，而滾水煮就不會出現這種現象。

另外，開始煮之前最好一次掌握好水、米的比例，不要中途加水，否則粥的黏稠度和濃郁香味都會大打折扣。

3. 火候

煮粥時一般應先用大火煮開，再轉小火熬煮約30分鐘。

另外，可根據不同的火候做成不同的粥。比如，用小火熬煮加進白果和百合的白粥，能夠清熱降火；用大火煮滾的各類肉粥，低油低脂、原汁原味。

4. 攪拌

很多人認為煮粥時攪拌是因為怕粥糊鍋底，其實攪拌還有另外一個原因，即為了「出稠」，也就是讓米粒顆顆飽滿、粒粒酥稠。

攪拌的技巧是：滾水下鍋時攪拌幾下，蓋上鍋蓋以小火熬20分鐘後，開始不停地攪動，一直持續約10分鐘，到粥成稠狀即可。

5. 時間把握恰當

熬粥時間的長短要視對象而定。熬粥時間越長，澱粉會被水解為糊精，有利於消化吸收，但容易引起血糖升高，因此，如果家裡有糖尿病患者，熬粥的時間不宜太長。對於一般人而言，尤其是兒童及消化吸收能力較差的人，熬粥時間則越長越好。

6. 最後加調味料

一般煮粥的調味料多以糖和鹽為主，但糖尿病人喝粥不宜放糖，高血壓病人喝粥則最好不要放鹽。另外，香菜或薑末等調味料，不要直接混入粥裡一起煮，以免菜色變黃，必須等粥煮好後再加入。

TIPS 煮粥小常識

＊淘米不宜淘得太「乾淨」

穀類外層的營養成分比裡層要多，特別是含有豐富的維生素B群和多種礦物質，而這些營養物質可以溶解在水裡。如果淘米次數太多，太過用力，會讓米外層的營養物質隨水流失。

＊主料和其他材料分煮

很多人煮粥時，習慣將所有的材料一起倒進鍋子裡。其實，這是不恰當的，因為每種食材烹煮所需的時間長短不一。配料和粥一定要分開煮，吃前再將它們放在一起熬煮5分鐘即可。

＊添油加鹽

將米洗淨後用鹽、油拌醃過，鹽會使粥易熟、綿滑，油可促進米粒軟爛成粥。或是待粥煮開後改用小火煮約10分鐘時，加入3～4滴沙拉油，就會發現粥不但色澤鮮亮，而且入口滑順。

＊其他調味料的作用

製作魚、蝦等海鮮粥時，如果在粥中加入少量胡椒粉，不僅可以去掉腥味，還能使粥更美味。

粥膳的主角——五穀雜糧

五穀雜糧是製作養生粥的主要原料，也是我們每天的主食。

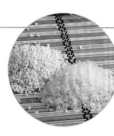

白米／糯米

白米，又稱蓬萊米，也就是我們一般常吃的精製白米，性味甘平，有益脾和胃、補中益氣、益精強志、耳聰目明、和五臟、通血脈等功效，多吃可強身健體。

糯米能補中益氣，健脾暖胃，主治脾胃虛寒、反胃、食慾不振，以及消化道慢性疾病等。

小米

小米熬粥營養價值豐富，有「代參湯」的美稱。味甘、性微寒，有健脾、除濕、安神等功效。有些地方會在婦女生育後用小米加黑糖熬粥來調養身體。

註：小米性寒，不宜搭配寒涼屬性的食材，如杏仁、薄荷等，以免引起腹瀉。

紫米（黑糯米）

紫米具有補血益氣、暖脾胃的功效，對改善胃寒痛、消渴、夜尿等病症有不錯的效果。

註：糯米類質黏不易於消化，腸胃不佳者或老年人，不宜多吃。熱性體質或腸胃燥熱易便祕者，亦不宜多吃，以免助長火氣上升。

燕麥

燕麥是一種低糖、高營養、高纖維食品，具有益肝和胃的功效，可用於肝胃不和所導致的食少、納差、大便不暢等症狀。現代醫學證實，燕麥具有極佳的降膽固醇效果。

薏仁

薏仁性微寒，有健脾、祛濕、利尿、舒筋除痹的功效，可緩解濕熱、脾虛腹瀉、肌肉酸痛、關節疼痛等。同時，薏仁也是極佳的抗癌保健食品。

註：體質虛弱或有便祕現象者，不易多吃。婦女懷孕時不宜食用，以免流產。

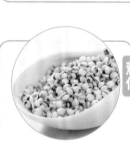

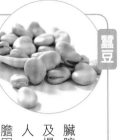

黃豆

黃豆能健脾利濕、益血補虛，對脾虛氣弱、消瘦少食，或貧血、營養不良等病症有輔助食療作用。黃豆素有「植物肉」之稱，富含優質蛋白質，且容易消化吸收，其中不飽和脂肪酸比動物性脂肪高，因此是高血壓、高膽固醇患者的最佳食物。

註1：黃豆與紅豆都含高量的普林，痛風及尿酸過高者，應盡量避免食用。

註2：肝腎功能不佳的人，腸胃功能較差者，不宜多吃，以免腸胃脹氣不適。

蠶豆

蠶豆味甘，性平，具有祛濕、利臟腑、養胃、補中益氣的功效，對水腫及慢性腎炎等有緩解作用，非常適合老人、考試期間的學生、腦力工作者、高膽固醇、便祕者食用。

玉米（粟米）

玉米味甘、性平，具有調中開胃、益肺寧心、清濕熱、利肝膽、延緩衰老等功能，現代醫學認為玉米具有防治高血壓、糖尿病的效果，玉米油含不飽和脂肪酸，能有效抑制膽固醇的吸收。

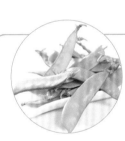

扁豆

扁豆具有健脾、和中、益氣、化濕、消暑的功效，特別適合脾虛便溏、婦女脾虛帶下、小兒疳積（單純性消化不良）者食用；同時適合夏季感冒、急性胃腸炎、消化不良、暑熱頭痛頭昏、噁心、煩躁、口渴、食慾不振的人食用。

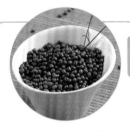

綠豆

綠豆不但營養豐富，還有非常好的藥用價值，被人們稱為「濟世良穀」。它有清熱解毒、止渴利尿、涼血的作用，可治感冒發熱、痰熱哮喘、頭痛目赤、口舌生瘡、水腫尿少、藥物及食物中毒等。

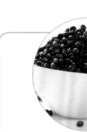

紅豆

李時珍稱「此豆可菜、可果、可穀，備用最好，乃豆中之上品」。紅豆不但營養豐富，易於消化，還具有健脾補腎、利濕、通乳、止渴的功效，對尿頻、遺精及一些婦科功能性疾病有輔助療效。

註：紅豆含花色素，與鐵結合後會變黑，因此不能用鐵製鍋具烹煮。

喝湯養生的注意事項

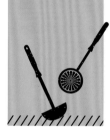

注意喝湯的正確時間和量

吃飯時，食物是經過口腔、咽喉、食道後才到達胃，這就像一條通道。吃飯前先喝口湯，等於是將這條通道先濕潤、疏通，以便於乾硬的食物通過，反而不會刺激消化道黏膜。餐前喝湯時間，以進食主餐之前20分鐘為佳；吃飯時也可緩慢少量喝湯，有益於胃腸對食物的消化吸收。

雖然飯前喝湯對健康有益，但並不是說喝得越多越好，一般情況，早餐可適當多喝些，因為經過一夜睡眠，體內水分損失較多。而中晚餐前喝湯以半碗為宜，尤其是晚上要少喝，否則可能頻頻夜尿影響睡眠。

不同情況選擇不同湯類

1. 晨起最適合喝肉湯，因肉湯中含有豐富的蛋白質和脂肪，在體內可維持3～5小時才消化，能避免在上午10～12點之間發生飢餓與低血糖現象。

2. 孕產婦、哺乳女性以及老人、小孩可在進食前喝半碗大骨湯，補充身體所需的鈣質。

3. 月經前適合喝性溫和的湯，不要喝過於滋補的湯膳，以免補得過火而導致經血過多。

喝湯的常見迷思

4. 感冒時或身體有發炎現象時，不適合煲湯進補，以免加重症狀。

5. 具有食療作用的湯要經常喝才能達到作用，每週喝1～2次為宜。

迷思1：以湯泡飯

我們咀嚼食物，不但要將食物嚼碎後便於嚥下，更重要的是要由唾液把食物濕潤，並利用唾液中的消化酶，幫助消化和吸收。而湯泡飯由於將飯泡軟了，經常會造成咀嚼不夠就將湯飯一起吞下的狀況，無形中增加了胃的消化負擔，日子一久，就容易導致胃部疾病。

迷思2：只喝湯不吃料

有人做過實驗，用魚、雞、牛肉等不同含高蛋白質原料的食品煮5小時後，儘管看上去湯色已很濃，但蛋白質的溶出率卻只有6～15％，還有85％以上的蛋白質仍留在「湯料」中。也就是說，無論煲湯的時間有多長，肉類的營養也不能完全溶解在湯裡。所以喝湯後還要吃適量的肉。

迷思3：喜歡喝剛煲好的熱湯

剛煲好的湯往往很燙，很多人卻偏偏喜歡喝這種很燙的湯，認為喝進去更暖胃、暖身。其實，人的口腔、食道、胃黏膜最高只能忍受60℃的溫度，超過此溫度則會造成黏膜燙傷甚至消化道黏膜病變，因此喝湯的溫度應約40～50℃。

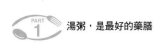

喝粥養生的注意事項

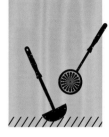

注意喝粥的正確時間和量

喝粥也有個最佳時間，一般三餐均可食用，但以晨起空腹食用最佳。年老體弱、消化功能不強的人，早晨喝粥尤其適合。喝粥時不宜一同食用過分油膩、黏滯的食物，以免影響消化吸收。

值得注意的是，五穀雜糧雖然有較高的營養價值與食療功效，但也不宜過量食用，以免引起身體不適，如腹脹。

糖尿病人喝粥注意事項

糖尿病人早餐喝粥會使血糖升高。一般來說，凌晨2點到中午12點之間，由於激素分泌的原因，血糖普遍會升高。而粥本身已經是經過糊化的碳水化合物，消化吸收快，血糖升得也快，對血糖控制不利。所以，糖尿病人晨起最好不要喝粥，並且要注意下列事項：

· 喝粥應適量，不宜過多。尤其不能把粥當作三餐主食。

· 喝粥時應當慢慢地喝，拉長時間，這樣血糖升高的速度也會隨之趨緩。

· 喝粥可搭配青菜、豆漿等對穩定血糖有幫助的食物。

· 盡量不喝熬煮時間太長的粥，因為這樣的粥糊化程度高，不利血糖控制。

· 煮粥時可放入山藥、五味子等具有降血糖作用的食物。

· 煮粥最好選用粗糧，如高粱、燕麥片、綠豆、紅豆、白扁豆等，不僅能增加膳食纖維的攝取量，還能使血糖降低。

不宜食用太燙的粥

跟喝湯的原理是一樣的，常喝太燙的粥，會刺激食道，容易損傷食道黏膜，引起食道發炎，造成黏膜壞死，時間長了，可能會誘發食道癌。

孕婦不宜食用薏仁粥

薏仁雖然營養豐富，食療效果佳，但並不適合孕婦食用。因為其中的薏仁油有收縮子宮的作用，孕婦食用對自身和胎兒都不好。

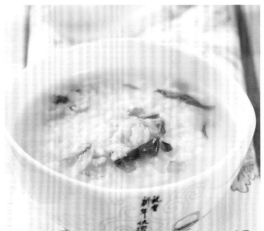

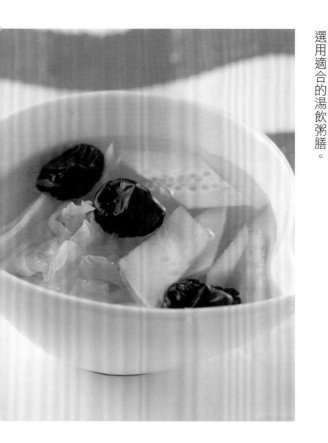

PART 2

幫全家做保健：不同年齡層的養生湯粥

雖然湯粥每個人都能吃，
但卻不是人人吃了都能達到保健的作用。
要想使湯粥發揮出最佳的養生效果，
就要根據各個年齡層，調整所需的營養及熱量需求，
選用適合的湯飲粥膳。

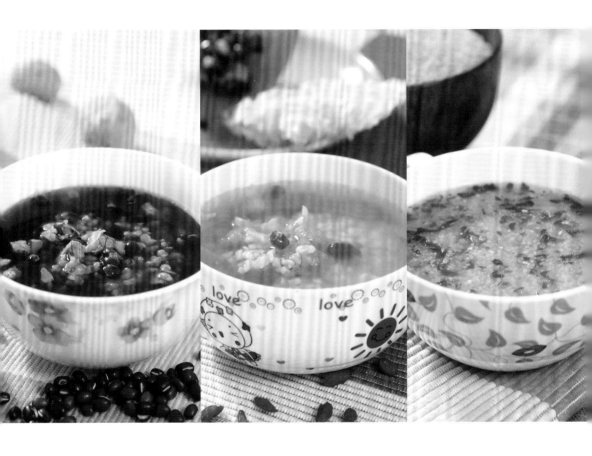

兒童補鈣　多吃豆類、魚蝦、紫菜和奶類

　　嬰幼兒正處在第一快速生長期，到5歲時身高可達到出生時的兩倍。此時就必須要有大量的鈣來幫助兒童牙齒及骨骼發育，才能滿足如此快的生長速度。根據衛福部建議，兒童每天約需要600毫克的鈣質攝取量。

兒童補鈣飲食要點

- 多吃含鈣的食物，如豆類及豆製品、奶類、魚、蝦、海帶、紫菜、蛋類等。特別是豆類和奶類含鈣較多，是優質的鈣源，每240毫升牛奶便可從中攝取約250毫克的鈣，不喜歡喝牛奶或有乳糖不耐症的兒童，可用優酪乳代替。

- 注意烹調方式，提高鈣的吸收率。如吃豆腐時，最好不要與蔥、洋蔥、菠菜等含草酸較多的食物一起吃，以免形成不易被人體吸收的草酸鈣；吃排骨、蝦皮時可放點醋，使鈣游離出來成為離子鈣，利於身體吸收和利用。

- 維生素D可以促進鈣的吸收利用，可食用雞蛋、牛奶、動物肝臟等來補充，或是每天曬太陽30分鐘，也能夠促進體內維生素D的生成。

湯粥保健食譜推薦

蛋黃奶香粥

| 食材 | 雞蛋1顆，白米50克，牛奶60毫升。

| 調味料 | 鹽少許。

| 做法 |

1. 將白米洗淨，浸泡30分鐘；雞蛋洗淨，以冷水煮熟，取蛋黃壓成泥備用。

2. 將白米倒入鍋裡，加水，先用大火煮滾，再用小火煮20分鐘。

3. 加入蛋黃泥，用小火煮2～3分鐘，邊煮邊攪拌，加入牛奶調勻，加入鹽調味即可。

TIPS
　　牛奶中含有豐富的鈣質，蛋黃中含有維生素D，兩者搭配能夠有效地提高鈣的吸收率，非常適合缺鈣的兒童食用。

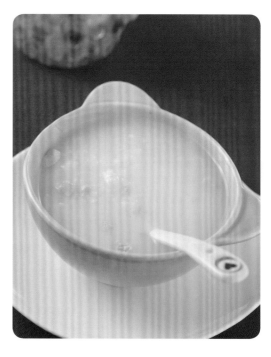

草魚燉豆腐

| 食材 | 草魚肉300克，嫩豆腐100克，冬筍50克，香菜末、蔥、薑各適量，高湯1碗。

| 調味料 | 醬油1大匙，鹽適量。

| 做法 |

1. 草魚肉洗淨，切成1公分的塊狀；豆腐切成小塊；冬筍洗淨切成片。
2. 油鍋燒熱，放入魚丁略煎，加入蔥、薑、醬油，煮至上色，倒入高湯煮滾，加蓋轉小火煨3分鐘。
3. 再放入豆腐塊、冬筍片，燜3分鐘，轉大火收湯汁，加入鹽，撒上香菜末即可。

> **TIPS**
> 草魚含有大量的磷、鈣、鐵等營養物質，對強化骨質、預防貧血有一定的功效。搭配富含蛋白質的豆腐，對促進兒童生長發育非常有益。

山藥芝麻粥

| 食材 | 新鮮山藥50克，白米50克，牛奶240毫升，熟黑芝麻50克。

| 調味料 | 白糖少許。

| 做法 |

1. 將山藥削去皮，切成小塊，放到一個乾淨的小碗裡，再放到鍋裡蒸熟。
2. 白米淘洗乾淨，浸泡30分鐘，放入鍋中，加入適量水，煮成粥。
3. 待粥快好時，放入蒸熟的山藥和炒熟的芝麻，倒入牛奶，小火煮約10分鐘即可。

> **TIPS**
> 芝麻含有豐富的鈣質，山藥則有促進鈣質吸收的作用，再加上牛奶，是缺鈣兒童的理想美食。

蝦皮紫菜湯

| 食材 | 蝦皮15克，紫菜5克。

| 調味料 | 鹽適量，香油或麻油幾滴。

| 做法 |

1. 紫菜泡發，洗淨；蝦皮洗淨。
2. 鍋置火上，倒入500毫升的水煮滾。
3. 加入蝦皮，稍煮一下，加入鹽，撇去浮沫。
4. 放入紫菜，淋上香油即可。

> **TIPS**
> 蝦皮和紫菜都含有豐富的鈣，兩者煮湯，既美味又營養，兒童經常食用，有利於骨骼增長。

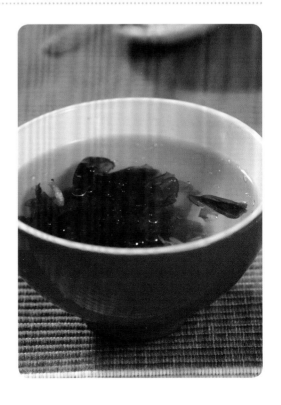

兒童補鐵　多吃動物肝臟、蔬菜和水果

　　患有缺鐵性貧血的兒童一般常有煩躁不安、精神不振、活動減少、食慾減退、皮膚蒼白、指甲變形（反甲）等表現；較大的兒童還可能出現疲乏無力、頭暈耳鳴、心慌氣短的情況，病情嚴重者還可出現肢體浮腫、心臟衰竭等症狀。

兒童補鐵飲食要點

- 鐵質可幫助兒童腦部發育，預防缺鐵性貧血，根據衛生署建議，兒童每天約需要10毫克的鐵質。
- 多吃富含鐵質的食物，如動物的肝臟，蛋黃、瘦肉、魚類、蝦、海帶、紫菜、黑木耳、南瓜子、芝麻、黃豆、綠葉蔬菜等。
- 多吃蔬菜和水果，因為蔬菜水果中富含維生素C、檸檬酸及蘋果酸，可增加鐵在腸道內的溶解度，有利於鐵的吸收。
- 鐵的吸收還需要蛋白質、乳糖等物質共同作用，可搭配的食物如蛋類、瘦肉、乳類等都含有優質蛋白質，乳類則含有豐富的乳糖。
- 使用鐵製炊具烹調食物。鐵鍋中的鐵接觸到食物中的酸性物質後會變成鐵離子，而增加食物的鐵含量。

湯粥保健食譜推薦

菠菜枸杞粥

食材　菠菜100克，枸杞15克，小米100克。

調味料　鹽、香油或麻油各少許。

做法

1. 將菠菜洗淨，放入熱水中略微汆燙，撈出，切小段。
2. 小米淘洗乾淨，備用。
3. 將小米、枸杞放入砂鍋，加適量水，置火上。
4. 大火煮滾後，改用小火煨煮1小時。
5. 待小米軟爛，放入菠菜段，攪拌均勻，加入鹽、香油即可。

TIPS

　　這道粥有滋養肝腎、補血健脾的功效，對兒童生長期預防缺鐵性貧血尤其適合。

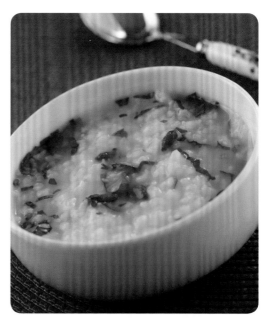

海帶鴨血湯

| 食材 | 海帶50克，鴨血塊1碗，蔥花、薑末、青蒜末各適量。

| 調味料 | 雞湯2碗，鹽、香油或麻油各適量。

| 做法 |

1. 將海帶洗淨，切段。
2. 鴨血塊用刀切成1.5公分的塊狀。
3. 湯鍋置火上，倒入雞湯，大火煮滾，再放入海帶及鴨血，用小火煮10分鐘，加入蔥花、薑末、鹽，煮滾後，放入青蒜末，攪拌均勻，淋入香油即可。

TIPS

豬血、鴨血等食物具有補血效果，是一種價廉物美的補鐵食品。與富含碘、鐵質的海帶一起烹煮，能夠幫助鐵質吸收，預防缺鐵性貧血。

菠菜豬肝湯

| 食材 | 鮮豬肝200克，鮮菠菜100克，薑2片。

| 調味料 | 高湯6杯，醬油1小匙，太白粉2小匙，鹽2小匙。

| 做法 |

1. 菠菜洗淨，切段，汆燙後瀝乾水分，備用。
2. 豬肝洗淨，切片，加醬油、太白粉拌勻醃10分鐘，放入熱水中汆燙，撈出，瀝乾。
3. 鍋中倒入6杯高湯煮開，放入薑片及豬肝煮熟，再加入菠菜段，最後加入鹽調味即可。

TIPS

1. 豬肝含有豐富的鐵、磷，是造血不可缺少的原料。而菠菜中也含有豐富的β-紅蘿蔔素和鐵，對缺鐵性貧血有很好的改善作用。
2. 豬肝盡量切薄一些，汆燙時要快一點，以免過於老硬不方便兒童食用。

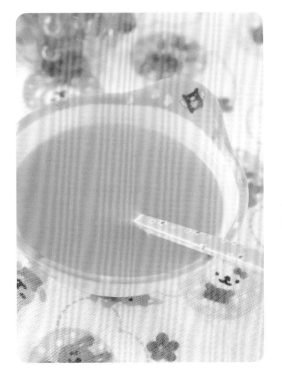

山藥蛋黃粥

| 食材 | 山藥30克，熟雞蛋黃3顆，白米50克。

| 做法 |

1. 將山藥去皮，切塊，放到果汁機加入適量水攪打成泥狀；熟蛋黃搗爛備用；白米淘洗乾淨浸泡30分鐘。
2. 將白米倒入鍋中，加適量水，以大火煮滾，加入山藥泥，改用小火煮，並不斷攪拌。
3. 待沸騰2～3分鐘後，加入蛋黃，煮熟即可。

TIPS

山藥是平補脾胃的滋補佳品，不論是脾陽虧還是胃陰虛，都可以食用。雞蛋黃對兒童補鐵有益，對兒童的大腦發育也有益。雞蛋黃中所含的維生素D，可促進鈣的吸收。這道粥，不但營養豐富，還有很好的食療作用，適合成長期的兒童食用。

兒童補鋅　多吃魚、動物肝臟和堅果類食物

兒童缺鋅主要表現為身材矮小、食慾差、有異食症（如把泥土、茶葉、冰塊等放入口中）、皮膚色素沉著等。缺鋅還會使兒童免疫力降低，增加腹瀉、肺炎等疾病的感染率。根據衛福部建議，兒童每天約需要10毫克的鋅。

兒童補鋅飲食要點

● 改善孩子挑食、偏食的飲食習慣，因為動物性食物中的鋅含量較蔬菜多，且易吸收，所以應該要葷素均衡攝取，不可以偏食。

● 多吃富含各種微量元素的動物肝臟、蛋黃、瘦肉、魚類及牡蠣等海產品，以及栗子、核桃等堅果類食品。

● 每天早晚各喝1杯牛奶或優酪乳，乳製品不僅會促進鋅的吸收，還能加強營養吸收。

● 菠菜中的草酸會干擾鋅的吸收，所以這類含草酸多的蔬菜食用前應先在開水中燙一下，去除其中的草酸，然後再烹調。

EASY　湯粥保健食譜推薦

鱔魚金針菇湯

| 食材 | 鱔魚250克，金針菇15克。

| 調味料 | 鹽少許。

| 做法 |

1. 鱔魚洗淨後，去除骨頭和內臟，洗淨切段。
2. 金針菇去蒂，洗淨切小段備用。
3. 將鱔魚放入熱油鍋內稍微煸炒，再加入金針菇一起翻炒幾下。
4. 加適量水，用大火煮滾後，改小火煮熟。
5. 最後加入少許鹽調味即可。

TIPS

鱔魚含鋅量相當高，與同樣含鋅豐富的金針菇做湯，有健腦作用，適用於因缺鋅導致智力發育遲緩的兒童食用。

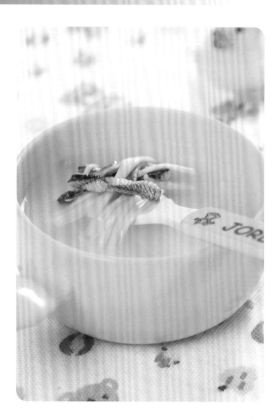

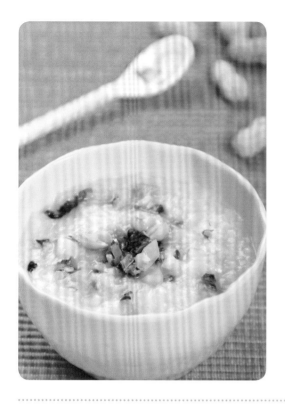

花生核桃粥

│食材│ 白米、生花生、核桃各50克。

│調味料│ 白糖少許。

│做法│

1. 將白米淘洗乾淨浸泡30分鐘；花生去殼，洗淨，用刀背拍碎；核桃去殼後切碎。
2. 將白米和花生一起放入鍋中，加適量水，煮粥。
3. 煮至八成熟時，放入碎核桃。
4. 將所有材料用小火煮至軟爛，加入少許白糖調味即可。

> **TIPS**
> 花生和核桃都含有豐富的鋅，兩者煮粥，能增強兒童的記憶力。

海帶牡蠣湯

│食材│ 牡蠣肉100克，海帶絲30克，薑適量。

│調味料│ 鹽和高湯各適量。

│做法│

1. 將牡蠣肉洗淨，瀝乾備用。
2. 油鍋燒熱，下薑片煸出香味，加高湯、牡蠣和海帶絲，大火煮滾後轉小火，煮至食材熟透，加入鹽調味即可。

> **TIPS**
> 牡蠣富含的鋅、鈣、磷等微量元素，有利於彼此的吸收，是補充人體所需礦物質的絕佳食品。

番茄蘿蔔湯

│食材│ 紅蘿蔔1根，番茄1個，雞蛋1顆，薑絲、蔥花適量。

│調味料│ 清湯2碗，鹽少許。

│做法│

1. 將紅蘿蔔、番茄洗淨，切厚片；雞蛋打成蛋液。
2. 油鍋燒熱，加入薑絲煸炒爆香，放入紅蘿蔔翻炒2分鐘，倒入清湯，以中火煮滾。
3. 待紅蘿蔔熟時，放入番茄，加鹽，倒入蛋液，撒上蔥花即可。

> **TIPS**
> 番茄有清熱解毒的作用，所含紅蘿蔔素及礦物質是補鋅的佳品，對兒童消化不良、缺鋅引起的發育遲緩有一定的療效。

青少年增高　補充蛋白質和適量的鈣、磷

身材的高與矮，與多種因素有關，除了先天的遺傳因素外，後天的生活習慣、營養狀況等也有相當重要的決定作用。青少年正處於長身高的關鍵時期，尤其對於那些身材矮小的孩子來說，飲食調養非常重要。如果飲食合理，則能彌補先天的不足，使增高變得簡單而可行。

青少年增高飲食要點

● 補充足夠的蛋白質

蛋白質是構成肌肉、血液、骨骼及身體各部組織的基本物質，能幫助增強抵抗力。青少年發育期，每天需要60～70克的蛋白質，可以多吃乳類、蛋類、肉類、植物類蛋白（大豆、玉米等）。

● 補充適量的鈣、磷

鈣、磷是構成骨骼和牙齒的重要物質，對骨骼的發育和增長具有重要的意義。可多吃含鈣、磷豐富的食品，如乳類、魚類、大豆及豆製品、蛋黃、芝麻、西瓜子、南瓜子、核桃等。

湯粥保健食譜推薦

蝦皮豆腐湯

| 食材 | 蝦皮50克，嫩豆腐200克。

| 調味料 | 鹽適量。

| 做法 |

1. 豆腐切小塊備用；蝦皮洗淨。
2. 鍋置火上，加入適量水，大火煮滾，放入豆腐塊。
3. 5分鐘後，放入剁碎的蝦皮稍煮，加鹽、調味即可。

TIPS
蝦皮含有豐富的鈣，能促進骨骼的生長，加上富含蛋白質的豆腐，對青少年增高很有幫助。

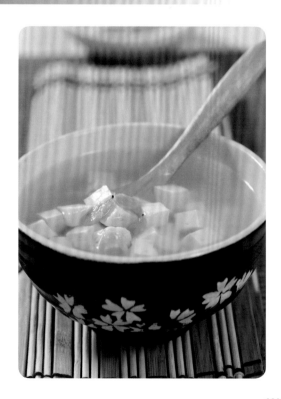

牛奶乳酪麵包粥

| 食材 | 白米50克，土司麵包1片，乳酪（起司）5克，牛奶1杯。

| 調味料 | 白糖少許。

| 做法 |

1. 將吐司邊去掉之後撕成碎片，乳酪切碎備用，白米淘洗乾淨，浸泡30分鐘。
2. 白米放入鍋中，加入適量水，煮粥。
3. 待粥快好時加入牛奶，煮至黏稠後加入碎麵包同煮。
4. 煮成糊狀後加入乳酪，乳酪開始融化時將火關掉，再燜片刻後即可食用。

TIPS
　　牛奶等乳製品是鈣質最好的來源，尤其是乳酪，含鈣量高，家長可以充分利用這些食物為孩子補充充足的鈣，以利於骨骼的生長。

牛肉粥

| 食材 | 白米50克，牛肉50克，乾米粉20克，香菜、蔥花各適量。

| 調味料 | 太白粉、醬油、鹽、白糖、香油或麻油各適量。

| 做法 |

1. 白米洗淨後浸泡30分鐘，放入鍋內，加入清水煮滾，並煮至白米開花。
2. 把洗淨的牛肉剁成末，加入醬油、鹽、白糖、太白粉拌勻。
3. 乾米粉用熱油炸酥，撈出備用。將粥熬好後，放入調味好的牛肉末，再煮至肉熟軟後再煮滾即可。
4. 裝碗食用時，再加入香油、香菜、蔥花及炸酥的米粉即可。

TIPS
　　牛肉含豐富的蛋白質、鐵質，可以充分補足青少年快速生長發育所需的蛋白質。這道粥可以促進骨骼生長，強健骨骼。

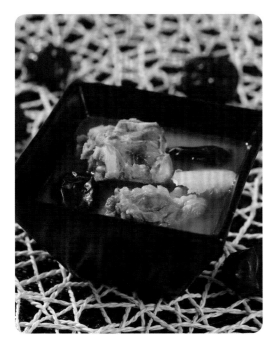

骨棗湯

| 食材 | 排骨或脊骨300克，紅棗8顆，生薑適量。

| 調味料 | 鹽少許。

| 做法 |

1. 將排骨洗淨，剁塊；紅棗洗淨。
2. 將排骨、紅棗、生薑放入砂鍋內，加適量水，以大火煮滾後，轉小火煮2小時以上，湯稠之後，加少許鹽調味即可。

TIPS
　　動物骨中含有豐富的鈣、髓質，還含有其他營養成分，有益髓生骨的作用；紅棗補中益血。這道湯能益髓養血，幫助骨骼生長。

青少年健腦

蛋奶魚、動物肝臟等食物有益腦部發育

青少年時期是大腦發育的特殊階段，日常飲食中形成合理的營養結構和良好的膳食習慣，對健腦益智是相當重要的。也就是說，青少年要想使腦部功能處於最佳狀態，讓記憶力、想像力、創造力、反應能力、接受能力、應考能力及學習效率得到最佳的發揮，就必須補給大腦充足的營養。

青少年健腦飲食要點

● 多吃富含卵磷脂、維生素B群、鈣、磷、鐵、鋅等有益腦部發育的食物，如魚類（尤其是深海魚類，如鮭魚、鮪魚等）、奶類（如牛奶、優酪乳、起司等）、蛋類、動物肝臟以及堅果類食品，如花生、核桃、南瓜子、葵花子、芝麻等，還有深色蔬菜水果。

● 多吃新鮮蔬菜、水果，攝取足夠維生素、微量元素及膳食纖維，幫助營養素吸收與利用。

湯粥保健食譜推薦

香菇雞湯

| 食材 | 土雞腿2隻，乾香菇6朵，紅棗12顆，薑2片。

| 調味料 | 鹽1小匙。

| 做法 |

1. 將土雞腿洗淨，剁小塊，汆燙除去血水；香菇泡軟、去蒂。
2. 將所有食材放入燉盅內，加入開水6杯，加蓋蒸40分鐘。
3. 起鍋前加鹽調味即可。

TIPS

1. 香菇含有豐富的精胺酸和賴胺酸，常吃可健腦益智。
2. 這道湯也可以放在爐子上直接用小火煮，但要水開後再放入材料，並且用小火燉煮，湯汁才不會混濁。

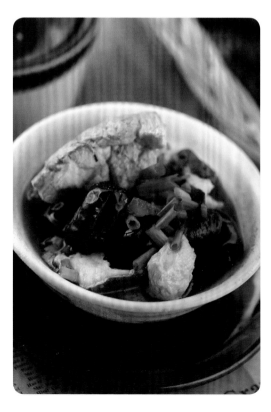

絲瓜蝦仁糙米粥

|食材| 絲瓜20克，蝦皮1小匙，糙米50克。

|調味料| 鹽適量。

|做法|

1. 將糙米洗淨，浸泡1小時；蝦皮洗淨；絲瓜去皮，洗淨，切成丁狀。
2. 將糙米和蝦皮放入鍋中，加入2碗水，用中火煮15分鐘成粥狀。
3. 放入絲瓜丁，稍煮一會兒，加入適量鹽調味即可。

TIPS 糙米富含碳水化合物及鋅，能為青少年身體及大腦發育補充能量。蝦仁和絲瓜，一葷一素，營養全面豐富，可為青少年大腦提供充足的營養。

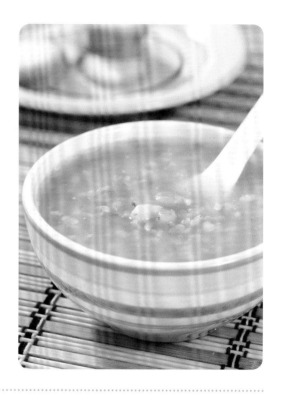

沙丁魚粥

|食材| 白米50克，沙丁魚肉、番茄、洋蔥各10克。

|做法|

1. 將白米淘洗乾淨，浸泡30分鐘，放入鍋中，加入適量水，煮成稀粥。
2. 番茄、洋蔥分別洗淨，切成末；沙丁魚肉洗淨，用熱水迅速汆燙，瀝乾水。
3. 將所有食材放入鍋中，和粥一起加熱至沙丁魚熟透，粥黏稠即可。

TIPS 這道粥含有豐富的牛磺酸、脂肪以及維生素等多種營養素，特別是沙丁魚中所含的DHA和牛磺酸，對青少年大腦發育極為有益。

海帶花生排骨湯

|食材| 海帶50克，生花生100克，豬排骨300克。

|調味料| 鹽適量。

|做法|

1. 排骨洗淨，剁成塊，以熱水汆燙，瀝乾備用；海帶洗淨並切成片或絲；花生剝殼，洗淨備用。
2. 鍋中加適量水，放入排骨，大火煮滾後撈去浮沫，加入海帶、花生，後改用中火，繼續煮40分鐘，直至肉熟易脫骨時加入鹽調味即可。

TIPS 這道湯可以強身健體，補腦益智，有利於促進生長發育，適合青少年食用。

懷孕早期（1～3月）

懷孕早期的孕媽咪受妊娠反應的困擾總是吃不下東西，也因此擔心會影響寶寶的發育，其實只要遵循均衡飲食的原則，孕媽咪即使吃得少也一樣能滿足寶寶生長發育所需的營養。

懷孕早期飲食要點

1. 懷孕早期的孕媽咪每天需補充35～40克優質蛋白質（相當於糧食200克、雞蛋1顆和瘦肉50克）才能維持體內的蛋白質平衡。選擇容易消化、吸收、利用的優質蛋白質，如畜禽肉類、乳類、蛋類、魚類及豆製品等。
2. 為確保碘和鋅的攝取，孕媽咪每週至少應吃一次海產品，如蝦、海帶、紫菜等。
3. 多喝牛奶及乳製品。牛奶不但含有豐富的蛋白質，還含有多種人體必需的胺基酸、鈣、磷等多種微量元素和維生素A、維生素D等。如不喜歡喝牛奶，可用優酪乳或豆漿代替。
4. 多吃含葉酸豐富的食物，如菠菜、番茄、胡蘿蔔、花椰菜、青江菜、扁豆、蘑菇等。
5. 懷孕早期的飲食以簡單、清淡、易消化吸收為原則。為滿足孕媽咪的飲食特點和口味變化，烹調時可用少量酸、辣、甜味來提味，少用油和刺激性強的調味料。

湯粥保健食譜推薦

百合小米粥

| 食材 | 小米100克，乾百合、花生（去殼）各50克，紅棗6顆。

| 調味料 | 冰糖適量。

| 做法 |

1. 將乾百合、紅棗和花生洗淨用清水泡發；花生去掉外皮備用。
2. 將小米沖洗乾淨，放入清水中浸泡30分鐘。
3. 鍋置火上，加入適量水，放入小米和花生攪拌均勻，加蓋大火煮滾後，改小火慢煮40分鐘，期間不斷翻攪，避免小米糊鍋。
4. 煮至小米粥變得濃稠，再將紅棗、百合和冰糖放入小米粥中，加入適量開水稀釋粥底，以小火繼續煮30分鐘即可。

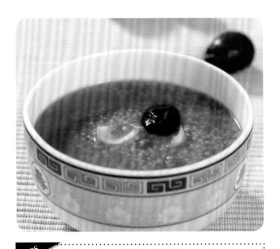

TIPS

百合具有養陰潤肺、清心安神的功效；花生有促進胎兒大腦和視網膜發育的作用；小米具有預防孕吐的功效。三者搭配非常適合懷孕後的孕媽咪食用。

糯米板栗粥

│食材│ 糯米60克，板栗10顆。

│調味料│ 冰糖適量。

│做法│

1. 板栗去殼、去皮，洗淨備用。
2. 糯米用清水浸泡30分鐘。
3. 將糯米和板栗放入鍋中加適量水同煮，大火煮開後小火煮20分鐘，加適量冰糖即可食用。

TIPS

　　這道糯米板栗粥能養胃健脾、補腎強筋骨，很適合懷孕早期全身無力、疲倦虛弱的孕媽咪食用。

西瓜綠豆粥

│食材│ 西瓜250克，糯米250克，綠豆100克。

│調味料│ 白糖適量。

│做法│

1. 將綠豆淘洗乾淨，用清水浸泡約4小時；西瓜切開，取瓤，切成小塊備用。
2. 將糯米淘洗乾淨，與泡好的綠豆一起放到鍋裡，加入適量水，用大火煮開，再用小火煮至米粒開花，綠豆酥爛。
3. 加入西瓜、白糖，攪拌均勻，稍煮即可。

TIPS

　　這道粥色澤鮮豔，甜香適口，還有清熱解毒、消暑利水的作用，特別適合夏天食用。水果的口味還可以讓孕媽咪有更好的食慾。

蘿蔔燉羊肉

│食材│ 羊肉500克，蘿蔔300克，生薑少許，香菜適量。

│調味料│ 鹽、胡椒、醋各適量。

│做法│

1. 將羊肉洗淨，切成2公分的塊狀。
2. 蘿蔔洗淨，切成3公分的塊狀；香菜洗淨、切段。
3. 將羊肉、生薑、鹽放入鍋中，加適量水，大火煮滾後改小火煮1小時，再放入蘿蔔塊煮熟，加入香菜、胡椒和少許醋調味即可。

TIPS

　　羊肉味甘、性溫，能補血益氣、溫中暖腎，營養豐富且味道鮮美，可增強食慾，加入蘿蔔不僅可以去除羊肉的羶味，還能助消化，尤其適合懷孕早期的媽咪食用。

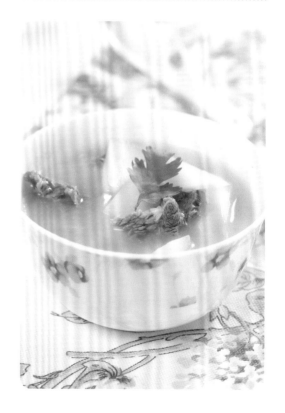

懷孕中期（4~7月）

懷孕中期時胎兒已逐漸長大，孕媽咪的胃口也開始好轉，對營養的需求也越來越大，所以飲食要豐富，營養搭配要合理。

懷孕中期飲食要點

1. 懷孕中期的孕媽咪易出現便祕和燒心等不適症狀，應多吃些富含纖維素的食品，如芹菜、白菜、粗糧等；燒心多是由於攝取的糖分過多，可多吃些蘿蔔，因其含有消化糖的酶類。

2. 補鈣在懷孕中期非常重要，小腿抽筋是缺鈣的信號。衛福部建議，每天鈣的攝取量為1000毫克。孕媽咪一定要多吃富含鈣質的食物，如奶類及乳製品、豆製品、魚、蝦等。

3. 懷孕中期需要補充鐵質來防止貧血。衛福部建議，懷孕中期每天鐵的供給量為15毫克。孕媽咪應當多吃含鐵豐富的食物，如豬血、鴨血、肉類、肝臟、菠菜等。同時，補充維生素C以提高鐵的吸收率。

4. 在主食方面不要單調，應以米麵和雜糧搭配食用。副食要做到全面多樣，葷素搭配，要多吃些富含多種營養素的食物，如豬肝、瘦肉、蛋類、海產品、魚蝦、乳製品、豆製品等，並且要多吃些新鮮黃綠色葉菜類和水果，以保證胎兒的正常生長發育。

EASY 湯粥保健食譜推薦

黃瓜銀耳湯

| 食材 | 嫩黃瓜100克，泡發的銀耳100克，紅棗5顆。

| 調味料 | 鹽1小匙，白糖適量。

| 做法 |
1. 將黃瓜洗淨，去籽，切成薄片；銀耳撕成小朵，洗淨；紅棗用溫水泡透備用。
2. 油鍋燒熱，加適量水，用中火燒開，放入銀耳、紅棗，煮5分鐘。
3. 放入黃瓜片，加入鹽、白糖，煮開即可。

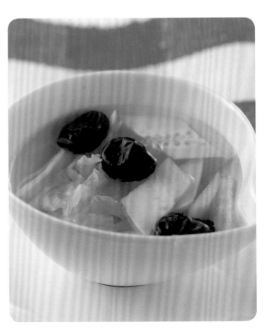

> **TIPS**
> 黃瓜含有豐富的維生素，銀耳具有潤肺、養胃、滋補、安胎的作用，兩者煮湯，不僅營養豐富，還具有美容的效果，愛美的孕媽咪不妨嘗試一下。

木耳豬血湯

| 食材 | 豬血250克，水發木耳50克，青蒜半根。

| 調味料 | 鹽半小匙，香油少許。

| 做法 |

1. 將豬血洗淨，切塊備用；木耳洗淨，撕成小朵備用；青蒜洗淨，切末備用。
2. 鍋置火上，放入豬血和木耳，加適量水，大火燒開，再用小火煮至豬血浮起。
3. 放入青蒜末，加鹽，淋入香油即可。

TIPS
　　木耳中含有豐富的纖維素和一種特殊的植物膠原，能夠促進胃腸蠕動，防止便祕，與含鐵質豐富的豬血搭配食用，可以預防貧血、防治便祕。

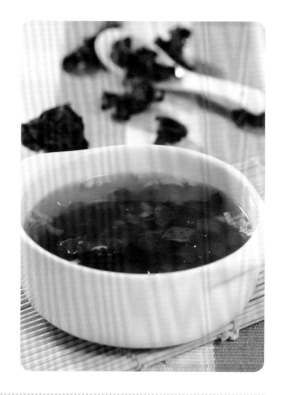

菠菜丸子湯

| 食材 | 菠菜150克，瘦豬肉150克，蔥末3小匙，薑末1小匙。

| 調味料 | 醬油、太白粉各1大匙，香油1小匙，鹽、雞粉各適量。

| 做法 |

1. 菠菜洗淨，切成4公分的段；豬肉洗淨剁成泥，加少許鹽、醬油順同一方向攪動，再加入太白粉、蔥末、薑末、香油攪勻。
2. 鍋置火上，加適量水燒開後改小火，豬肉泥製成小丸子下鍋，煮熟後加適量鹽。
3. 放入菠菜段，開鍋後淋入香油即可。

TIPS
　　豬肉能夠提供血紅素（有機鐵）和促進鐵吸收的半胱胺酸；菠菜富含粗纖維，能促進腸道蠕動，利於排便。有便祕和貧血症狀的孕媽咪可多吃。

山藥蛋黃粥

| 食材 | 山藥30克，熟雞蛋黃3顆、白米50克。

| 做法 |

1. 將山藥去皮，切塊，放到攪拌機裡打碎，加適量涼開水調勻；熟蛋黃搗爛備用；白米淘洗乾淨。
2. 將山藥漿和白米倒入鍋中，用小火煮開，並不斷用筷子攪拌。
3. 沸騰2～3分鐘後，加入蛋黃，煮熟即可。

TIPS
　　山藥是平補脾胃的滋補佳品，不論是脾陽虧還是胃陰虛，都可以食用。用山藥和蛋黃一起煮成的粥，不但營養豐富，還有很好的食療作用，可以改善由脾氣不足引起的腹瀉、乏力等症。

懷孕晚期（8～10月）

懷孕晚期是胎兒快速發育的階段，此時胎兒生長迅速，體重增加較快，對熱量的需求也達到高峰。為了迎接分娩和哺乳，懷孕晚期孕媽咪的飲食營養應較懷孕中期有所增加和調整。

懷孕晚期飲食要點

1. 適當增加豆類蛋白質，如豆腐和豆漿等。
2. 多吃海產品，如海帶、紫菜；多吃動物內臟和堅果類食品，補充維生素A、維生素C及鈣、鐵等。
3. 適當吃些雜糧，如小米、玉米等，補充維生素B群。
4. 多吃鯽魚、鯉魚、蘿蔔和冬瓜等食物，有助於緩解水腫的症狀。
5. 多吃核桃、芝麻和花生等含不飽和脂肪酸豐富的食物，以及雞肉、魚肉等易於消化吸收且含豐富蛋白質的食物。
6. 多選用芹菜和萵苣等含有豐富的維生素和礦物質的食物。
7. 注意控制鹽和水的攝取量，以免發生浮腫，進而引起懷孕中毒症；有水腫的孕媽咪，食鹽量應限制在每天5克以下。

湯粥保健食譜推薦

排骨燉冬瓜

| 食材 | 豬排骨250克，冬瓜150克，蔥白1段，薑3片。

| 調味料 | 料理米酒1大匙，鹽、雞粉各適量。

| 做法 |
1. 排骨洗淨，剁成塊，入熱水中汆燙一下，撈出瀝乾；冬瓜洗淨，切成大塊。
2. 將排骨塊放入砂鍋，加適量水，加入薑片、蔥白段、料理米酒，大火燒開後再用小火煮至排骨八成熟，倒入冬瓜塊，煮熟。
3. 加入鹽、雞粉略煮即可。

TIPS

豬排骨含有豐富的蛋白質和鈣，可以促進胎兒的骨骼生長發育；冬瓜有清熱解毒、利水消腫的作用。這道菜可以預防孕媽咪的妊娠期水腫。

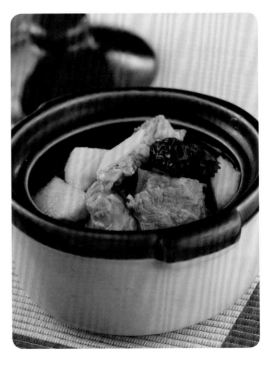

紅豆粥

| 食材 | 紅豆100克，白米100克。

| 調味料 | 白糖適量。

| 做法 |

1. 將紅豆洗淨，浸泡一夜；白米淘洗乾淨備用。
2. 鍋內加適量水，放入紅豆和白米，大火煮開，再改用小火煮至豆熟米爛。
3. 加入白糖調味，即可食用。

> **TIPS**
> 　　紅豆有極強的消腫功效，還能健脾養胃、益氣固腎。懷孕中、晚期腿部浮腫比較明顯的孕媽咪，可以多吃一些紅豆粥來消腫。

紅棗黑豆燉鯉魚

| 食材 | 鯉魚1條（約500克），紅棗10顆，黑豆20克。

| 調味料 | 鹽、雞粉適量。

| 做法 |

1. 鯉魚去鱗、鰓、內臟，洗淨；紅棗去核，洗淨。
2. 黑豆放鍋中炒至豆殼裂開，洗淨。
3. 將鯉魚、黑豆、紅棗放入燉盅裡並加入適量水，蓋好，隔水燉3小時。
4. 加入鹽、雞粉調味即可。

> **TIPS**
> 　　鯉魚有補中益氣、利水消腫的功效，黑豆可治腳氣水腫，紅棗也有治療全身浮腫的作用。此湯對妊娠手足發腫或患有寒冷症、手足冰冷者有效，可預防孕媽咪發生水腫。

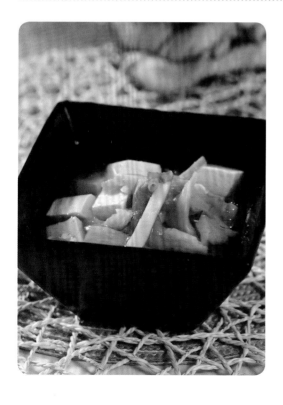

蘑菇燉豆腐

| 食材 | 豆腐200克，鮮蘑菇100克，水發筍片25克。

| 調味料 | 高湯1碗，醬油1大匙，香油、鹽各1小匙，料理米酒適量。

| 做法 |

1. 蘑菇洗淨，撕成小塊；筍片洗淨，切絲。
2. 將豆腐切成小塊，放入冷水鍋中，加入少許料理米酒，用大火煮至豆腐起孔。
3. 將煮豆腐的水倒掉，加入高湯、蘑菇塊、筍絲、醬油，用小火煮20分鐘，加入鹽和香油調味，即可起鍋。

> **TIPS**
> 　　蘑菇可以增強免疫力、降血壓；豆腐能清熱潤燥、清潔腸胃。兩者搭配可以防治便祕和妊娠高血壓。

產後補血

懷孕期間大約有一半的孕媽咪都患有缺鐵性貧血，加上分娩和產後排惡露的過程中，新手媽媽還要失去一部分血。因此，產後婦女的飲食首先應以補血為主，預防貧血。

🌿 產後補血飲食要點

1. 多吃補血食物，如豬肝、紅棗、黑木耳、桂圓、黑豆、胡蘿蔔、金針花等。炒豬肝、豬肝紅棗羹、薑棗黑糖水、山楂桂枝黑糖湯、薑汁薏仁粥、黑木耳紅棗湯等飲食的補血功效都很不錯。

2. 維生素C可以促進人體對鐵質的吸收和利用。多吃維生素C含量豐富的食物，對幫助新手媽媽補血有很大的好處。

3. 出現貧血時，新手媽媽往往食慾不佳或消化不良。因此，在烹調的時候要特別注意食物的色、香、味。色香味俱全的佳餚不僅能促進食慾，還可以刺激胃酸分泌，提高身體對營養的吸收率。

湯粥保健食譜推薦

豆棗烏骨雞湯

| 食材 | 烏骨雞半隻，紅豆50克，紅棗5顆，荸薺5顆，生薑1塊。

| 調味料 | 高湯和鹽各適量，胡椒粉各少許。

| 做法 |

1. 紅豆洗淨，浸泡2～4小時；烏骨雞洗淨剁成塊，以熱水汆燙備用；荸薺去皮切片；生薑去皮切片。

2. 將紅豆、烏骨雞塊、紅棗、荸薺、生薑片放入砂鍋中，加入高湯、胡椒粉，加蓋，用中火煮開，再轉小火煮2小時。

3. 最後加鹽，繼續煲15分鐘即可。

> **TIPS**
> 紅豆不但健脾益胃、利尿消腫，搭配烏骨雞煲湯，是一道補血養虛、調經止帶的最佳食物，非常適合產後惡露不止、身體虛弱的女性食用。

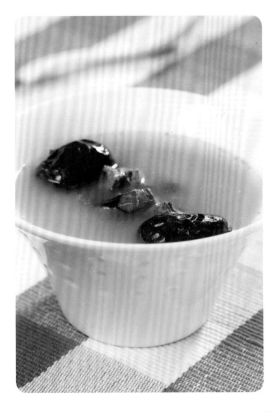

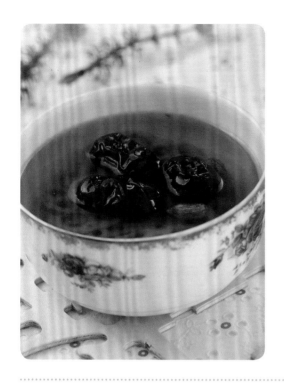

花生紅棗蓮藕湯

▎食材▎豬脊骨200克，蓮藕150克，生花生50克，紅棗10顆，生薑1塊。

▎調味料▎鹽少許。

▎做法▎

1. 將花生洗淨；豬脊骨洗淨，剁成塊，熱水汆燙後備用；蓮藕去皮，切成片；生薑切絲。
2. 將豬骨、蓮藕片、花生、紅棗、薑絲一同放入燉鍋中，加入適量水，加蓋燉約2.5小時，加入鹽即可食用。

TIPS
蓮藕含鐵量高，對缺鐵性貧血有食療作用；紅棗也是補血佳果。這道湯非常適合產後1～2週的產婦食用。

豆漿小米粥

▎食材▎小米200克，黃豆100克。

▎調味料▎蜂蜜適量。

▎做法▎

1. 將黃豆浸泡1天（需不斷換水），洗淨加水打磨成豆漿，過濾去渣，待用。
2. 小米淘洗後，用水泡過，磨成糊狀，過濾去渣。
3. 在鍋中加適量水，煮滾後倒入豆漿，再滾時撈去浮沫，邊下小米糊邊用湯勺向同一個方向攪勻，開鍋後撇沫。
4. 加入蜂蜜，繼續煮4分鐘即可。

TIPS
1. 小米能健脾和中、益腎氣、補虛損，是脾胃虛弱、精血受損、產後虛損等患者的良好康復營養食品。
2. 如果沒有豆漿機，可改用現成的無糖豆漿與小米煮成粥。

豆腐山藥豬血湯

▎食材▎豬血200克，豆腐200克，鮮山藥100克，蔥花、薑末各少許。

▎調味料▎香油或麻油、鹽各適量。

▎做法▎

1. 將鮮山藥去皮洗淨，切成小塊備用；豬血和豆腐切塊備用。
2. 鍋中加適量水，加入山藥、薑末和鹽，用大火煮滾。
3. 煮5分鐘後，加入豆腐塊和豬血塊，用小火煮約20分鐘。
4. 加入蔥花，淋入香油，即可起鍋。

TIPS
山藥具有健脾補肺、固腎益精的功效，對於產婦的身體恢復十分有益。豆腐可以補鈣，而豬血有解毒清腸、補血美容的功效，都是產後媽媽的進補美食。

產後催乳

產後母乳不足困擾著不少新手媽媽的大問題。其實，很多催乳的「功臣」就在食材裡。

產後催乳飲食要點

1. 催乳所用的食材多為豬腳、鯉魚、鯰魚、蝦米、淡菜、雞蛋、紅豆、木瓜和一些中草藥。可以用這些食材做湯或粥食用，如鯽魚湯、黃豆燉豬腳、淡菜豆腐湯、瘦肉湯等，不僅利於體力恢復，而且幫助乳汁分泌，是產後最佳營養品。

2. 產後婦女即使乳汁稀少也應堅持哺餵母乳，同時適量多補充蛋白質豐富的食物，如雞肉、牛肉、羊肉等。

3. 雖然燉魚、燉肉等高蛋白食物有利於產後恢復，但也不能忽略纖維、礦物質、維生素等其他營養素的攝取。建議每天的主食可以吃全穀類4～6碗，低脂牛奶2～3杯，魚肉豆蛋類食物一天4～5份，青菜則至少一天3份，水果則一天3份。

湯粥保健食譜推薦

花生燉豬腳

│食材│ 豬腳1隻，花生60克，紅棗4顆，蔥白適量。

│調味料│ 鹽適量。

│做法│

1. 將豬腳去毛洗淨，剁成小塊；蔥白切段備用；紅棗、花生洗淨。

2. 將豬腳放入鍋中，汆燙撈起瀝乾備用。

3. 鍋中加入適量水，放入豬腳、花生、紅棗、蔥白，先用大火煮滾，再用小火燉1小時。

4. 加入鹽，再煮10分鐘，即可出鍋。

> **TIPS**
> 這道花生燉豬腳可以滋補陰血、化生乳汁，對產後乳汁稀少又想進行母乳餵養的媽媽非常有幫助。

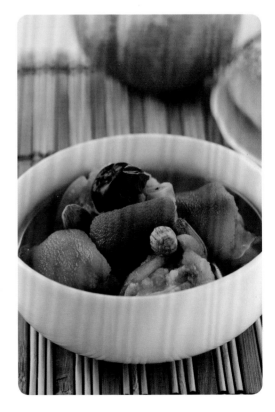

豬骨魚片粥

┃食材┃ 白米、草魚肉100克，豬脊骨200克，腐竹40克。

┃調味料┃ 鹽、薑絲、蔥末、太白粉、香菜、香油或麻油各適量，胡椒粉少許。

┃做法┃

1. 豬脊骨洗淨剁碎，汆燙後備用；腐竹用溫水泡軟；白米淘洗乾淨，浸泡30分鐘；草魚肉洗淨，用斜刀切成大片。

2. 將豬骨、白米、腐竹放入砂鍋，加水1.5公升，大火煮滾後改小火煮1.5小時後，加鹽調味，挑出豬骨。

3. 草魚片用鹽、太白粉、薑絲、蔥末、香油拌勻，放入滾開的粥內輕輕撥散，待粥再滾起，撒入胡椒粉、香菜即可食用。

> **TIPS**
> 這道粥營養豐富，具有健脾益氣、養血壯骨、補氣下乳的作用，適合產後哺乳媽咪做為營養補充。

通草鯽魚湯

┃食材┃ 鮮鯽魚1條，黃豆芽30克，通草3克。

┃調味料┃ 鹽適量。

┃做法┃

1. 將鯽魚洗淨，去鰓、內臟後洗淨瀝乾；黃豆芽洗淨。

2. 鍋置火上，加入適量水，放入鯽魚，用小火燉煮15分鐘。

3. 加入黃豆芽、通草、鹽，魚熟湯成後，去豆芽、通草，即可吃魚喝湯。

> **TIPS**
> 通草有通乳汁的作用，與消腫利水、通乳的鯽魚、豆芽同煮成湯品，具有溫中下氣、利水通乳的作用，對產後婦女乳汁不下及水腫等症有非常好的食療效果。

銀耳木瓜粥

┃食材┃ 糙米200克，青木瓜150克，銀耳（白木耳）50克，枸杞10克。

┃調味料┃ 鹽適量。

┃做法┃

1. 糙米洗淨，浸泡1小時；銀耳以水浸泡至軟，去蒂，以手摘成小朵；青木瓜去皮及籽，切小丁。

2. 糙米入鍋，加水煮滾後改小火，煮10分鐘後加入銀耳及枸杞，再煮5分鐘。

3. 加入木瓜丁，繼續以小火煮15分鐘後，加入鹽調味，加蓋燜10分鐘即可。

> **TIPS**
> 木瓜中含量豐富的木瓜酵素和維生素A，可刺激雌激素分泌，促進通乳，適合產後哺乳媽咪食用。

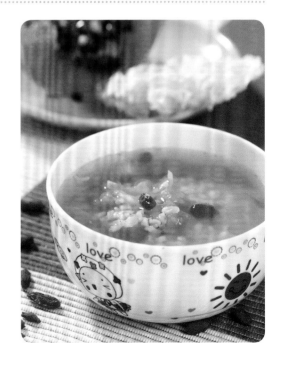

產後減重

懷孕和分娩帶來的激素變化、懷孕和月子初期進補過度等因素造成了不少媽媽產後肥胖。所以，從產後4週開始，體重超標太多的媽媽在諮詢醫生後就可以開始調整飲食，飲食重點為：健康減重。

產後減重飲食指導

1. 每天最少吃150克主食。不吃主食固然可消耗身體脂肪，但會產生過多代謝廢物，對健康不利。主食中最好有一種粗糧，如燕麥、玉米、小米、豆類等。

2. 每天吃250克深綠色蔬菜，如芥藍、花椰花、豌豆苗、小白菜、空心菜等。最好在用餐時先吃這些食物，可以增加熱量消耗。

3. 每天吃300克的水果。 含糖分高的水果，食用過量也容易使人發胖，對減肥不利。另外，水果最好在兩頓飯中間食用。

4. 少吃甜食，包括撒在水果和麥片上的糖，還有蛋糕、餅乾、麵包、水果派等，都會使新手媽媽在無意間攝取過多的糖。

5. 注意進餐順序。用餐前先喝一杯水，再吃蛋白質類食物（肉、魚、蛋、豆類），然後吃脂肪類食物，再來吃蔬菜、水果，最後才吃澱粉主食（米、麵等）。

6. 每天至少喝8杯水（每杯約200毫升），以補充體液、促進代謝、增進健康。少喝加糖或帶有色素的飲料。

EASY 湯粥保健食譜推薦

田七紅棗燉雞

| 食材 | 鮮雞肉200克（去皮），田七5克，紅棗4顆，薑1片。

| 調味料 | 鹽少許。

| 做法 |

1. 雞肉切成大塊，放入熱水中氽燙一下，撈出洗淨，瀝乾；紅棗用水泡軟，洗淨去核；田七切成薄片，稍微沖洗一下。

2. 把所有食材一起放入砂鍋中，倒入適量開水（八成滿即可），大火煮2小時。

3. 最後加鹽調味即可。

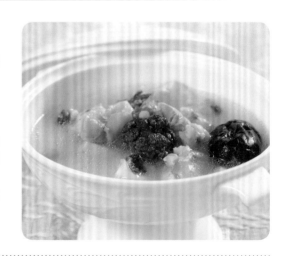

TIPS
田七具有降低膽固醇和三酸甘油脂的功效；雞肉中脂肪含量很低，可以避免產婦體重增加，並且雞肉中含有豐富的優質蛋白質，很容易被人體吸收利用。

菠菜玉米粥

| 食材 | 菠菜100克，玉米粉100克。

| 調味料 | 鹽半小匙，香油少許。

| 做法 |

1. 將菠菜洗淨，汆燙2分鐘，撈出過涼後，瀝乾水分，切成碎末。

2. 鍋置火上，加入適量水，燒開後，放入玉米粉（邊撒邊攪，以防沾連），煮至八成熟時，撒入菠菜末，再煮至粥熟。

TIPS　玉米有利尿作用，並能消除浮腫，且菠菜是養顏佳品，兩者搭配既能減肥瘦身，又不會影響產後媽媽的健康。

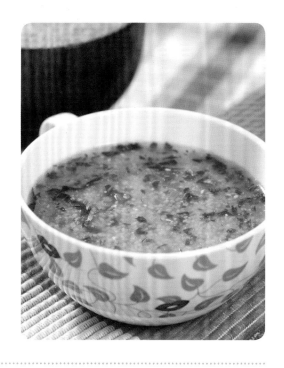

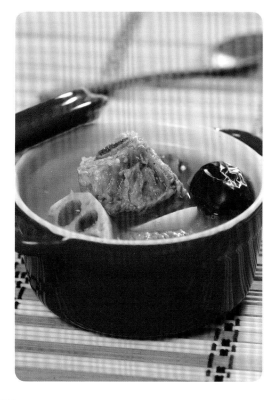

蓮藕燉排骨

| 食材 | 蓮藕200克，排骨150克，紅棗10顆，薑2片。

| 調味料 | 清湯適量，鹽1小匙，白糖少許。

| 做法 |

1. 將蓮藕洗淨，削去皮，切成大塊備用；排骨剁成小塊備用；紅棗洗淨備用。

2. 鍋置火上，加適量水，燒開後放入排骨，用中火汆燙後，撈出來瀝乾。

3. 將蓮藕、排骨、紅棗、生薑一起放進砂鍋，加鹽、白糖，倒入清湯，小火煮2小時即可。

TIPS　蓮藕中含有黏液蛋白和膳食纖維，能與人體內膽酸鹽、食物中的膽固醇及三酸甘油脂結合，使其從糞便中排出，從而減少脂類的吸收，利於減肥。

男性強身健體

男性通常承擔較多的家庭與社會責任，容易透支腦力、體力，需要更大量的營養素補充，再加上外食與應酬多，因此在飲食方面，必須注意降低脂肪、膽固醇攝取，限制飲酒與抽菸等影響健康的不良因素。同時需要增加抗氧化劑、維生素B群、微量元素（尤其是鋅、鎂）及膳食纖維等營養素的攝取。

強身健體飲食要點

1. 多吃富含精胺酸的食物，可以增進免疫機能。含精胺酸豐富的食品有凍豆腐、豆腐乾、豆腐皮、花生、核桃、大豆、芝麻、紫菜、豌豆、鱔魚、章魚、海參、鰻魚等。
2. 多吃一些富含鈣的食物，因含鈣豐富的食物能幫助強健骨骼。含鈣豐富的食物有蝦米、芝麻醬、海帶、牛奶、豆類及蔬菜等。
3. 多吃一些含鎂豐富的食物，鎂有助於調節人的心臟活動、降低血壓、預防心臟病。含鎂較豐富的食物有大豆、馬鈴薯、核桃、燕麥粥、通心粉、葉菜和海產品等。
4. 多吃一些含鋅豐富的食物，如瘦肉、海產品、大豆等。含鋅豐富的食物能提升男性精力。

 湯粥保健食譜推薦

黑豆燉羊肉

| 食材 | 羊肉500克，黑豆50克，枸杞5克，生薑2片。

| 調味料 | 料理米酒、花椒、鹽各適量。

| 做法 |

1. 將羊肉洗淨切塊，放入冷水鍋中煮滾，撈出沖淨；黑豆洗淨，浸泡4～6小時。
2. 鍋置火上，放入羊肉塊、薑片、黑豆、料理米酒、花椒和適量水，大火煮滾後，改用小火煮至八成熟，加枸杞和鹽燉熟即可。

TIPS
這道菜具有溫腎壯陽的效果，可以預防男性陽痿早洩，特別適合由於腎虛引起的腰膝痠軟無力、耳聾、耳鳴者食用。

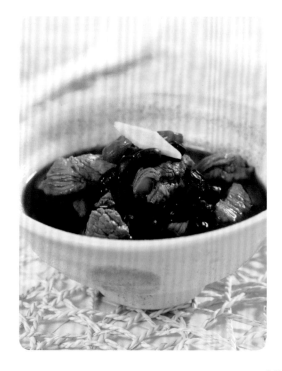

紅棗泥鰍湯

| 食材 | 泥鰍300克，紅棗（去核）10顆，生薑3片。

| 調味料 | 鹽1小匙。

| 做法 |

1. 將泥鰍剖腹洗淨。
2. 將泥鰍放入鍋中，加入紅棗、薑片和適量水，一起煮熟。
3. 加入少許鹽調味，即可喝湯，吃泥鰍、紅棗。

> **TIPS**
> 　　泥鰍味甘、性平，有調中益氣、祛濕解毒、滋陰清熱、補腎壯陽的功效，搭配具有補中益氣、養血安神的紅棗，可用於男性補養氣血，增強體力、精力。

番茄海帶湯

| 食材 | 番茄2顆，海帶50克，檸檬2顆。

| 調味料 | 奶油50克，醬油、鹽各少許，高湯適量。

| 做法 |

1. 將番茄榨汁；檸檬擠汁備用。
2. 將海帶浸泡洗淨，切成絲，放入高湯中煮4分鐘。
3. 在高湯中放入奶油、醬油、鹽、檸檬汁、番茄汁，煮開，倒入湯碗內即可。

> **TIPS**
> 　　海帶含有豐富的碘，能預防男性性功能衰退或性慾降低。番茄有助於提高精子濃度和活力，並可預防前列腺疾病。

蝦仁韭菜粥

| 食材 | 鮮蝦、韭菜各30克，白米110克，薑末少許。

| 調味料 | 鹽適量。

| 做法 |

1. 將鮮蝦去腸泥洗淨，切成碎末，待用；韭菜乾淨，切成小段，待用。
2. 將白米淘洗乾淨，浸泡30分鐘，放入鍋內，加適量水，置大火上煮滾，加入蝦末，待粥將熟時，放入薑末、韭菜段、鹽，再煮5～10分鐘即可。

> **TIPS**
> 　　蝦有益腎、補精的功效，韭菜是有名的壯陽食物，兩者合用，其補腎壯陽功效倍增。

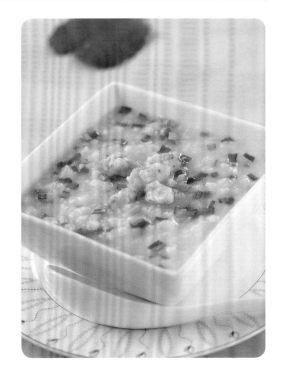

老年人延年益壽

老年時期，消化吸收功能減退，內分泌功能失調，新陳代謝變差，身體抵抗力降低，免疫功能減弱等，這些都是人體走向衰老的必然結果。因此老年人要注意飲食方法，對延年益壽會很有助益。

延年益壽飲食要點

1. 多吃有益老年人健康的食物，如茯苓、枸杞、黑豆、紅棗、奇異果、芝麻、核桃、葡萄、蓮子、蜂蜜等。這些食物都具有增強抗病能力、強壯機體、降低血糖、調節內分泌、促進細胞再生，以及抗腫瘤等功效。

2. 多吃具有延年益壽效果的食物，如芡實、山藥、刺五加、龍眼、桑椹、柏子仁、鹿茸、優酪乳、牡蠣等。這些食物能補氣益血、調補內臟。

3. 老年人用餐應定時、定量，忌暴飲暴食。高齡老人應少量多餐，防止肥胖症的發生。

4. 老年人飲食要注意食物多樣化、營養均衡，同時要清淡。老年人攝取過多的鹽容易造成高血壓，並影響心、腎功能。除了少吃鹽之外，食物的烹調方式應多採用清蒸、燉煮等方法，少用煎炒、油炸等加工方法。

 湯粥保健食譜推薦

黃豆海帶魚頭湯

| 食材 | 魚頭1個，水發海帶50克，泡發的黃豆適量，枸杞少許，蔥1根，薑1小塊。

| 調味料 | 高湯適量，鹽適量，胡椒粉、料理米酒各少許。

| 做法 |

1. 海帶洗淨切絲；魚頭去鰓洗淨；蔥洗淨切段；生薑洗淨，去皮切片。

2. 油鍋燒熱，放入魚頭，用中火煎至表面稍黃，盛出待用。

3. 把魚頭、海帶絲、黃豆、枸杞、生薑片、蔥放入瓦煲內，加入高湯、料理米酒、胡椒粉，加蓋，用小火煮50分鐘。

4. 去掉湯中的蔥段，加鹽，再煮10分鐘即可。

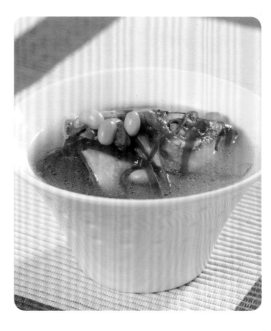

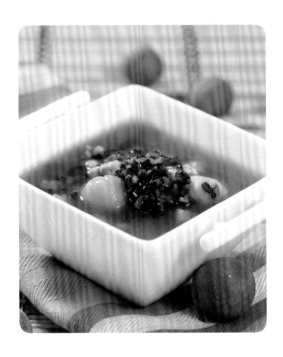

桂圓雞丁紫米粥

| 食材 | 桂圓肉10克，雞胸肉50克，紫糯米100克，雞湯2碗。

| 調味料 | 鹽適量。

| 做法 |

1. 雞胸肉洗淨後切丁；紫糯米洗淨後，用水浸泡2小時。
2. 鍋置火上，放入雞湯與紫糯米，大火煮開後轉小火，放入桂圓，小火熬30分鐘。
3. 放入雞肉丁、鹽，繼續熬煮20分鐘即可。

TIPS
　　這道桂圓雞丁紫米粥可益心脾、補氣血、利五臟，還有安神、強體健身、延年益壽的功效，適合老年人體力衰退、體弱、失眠者做為食療。

鯽魚豆腐湯

| 食材 | 嫩豆腐1大塊，鯽魚1條（約200克），罐頭玉米粒2大匙，雞蛋1顆，薑絲2大匙，香菜少許。

| 調味料 | 鹽1/2小匙。

| 做法 |

1. 鯽魚剖開洗淨；雞蛋打成液；豆腐切小塊；香菜洗淨，切小段。
2. 油鍋燒熱，放入鯽魚煎至兩面微黃，把魚放入燉鍋，加入適量水，以大火煮滾後加豆腐塊、玉米，燉煮半小時至熟透。
3. 最後淋上蛋液攪散，撒上薑絲及香菜加入鹽調味即可。

TIPS
　　豆腐配鯽魚可以補充蛋白質、鈣質，具有降低膽固醇、滋養肌膚、強身健體的功效，特別適合老年人食用。

何首烏豬肝粥

| 食材 | 白米200克，鮮豬肝50克，乾木耳25克，何首烏、青菜少許，蔥絲、薑絲各適量。

| 調味料 | 鹽、高湯各適量。

| 做法 |

1. 何首烏洗淨，放入鍋中，加入適量水，煎約半小時後取汁約半碗。
2. 豬肝洗淨剔筋剁成末；木耳泡軟，去蒂洗淨切碎；青菜洗淨切碎。
3. 將白米洗淨浸泡30分鐘，放入鍋中，加入高湯、豬肝末，以及何首烏汁，以大火煮滾後，放入木耳、青菜末轉小火。
4. 待粥黏稠時，放入鹽攪拌均勻，撒上蔥絲、薑絲即可。

TIPS
　　何首烏既能保肝，又可降脂、降壓；木耳能通利血脈。老年人多喝這道粥能補肝腎、益精血、烏髮明目，還能預防心血管疾病、高膽固醇、高血脂等疾病。

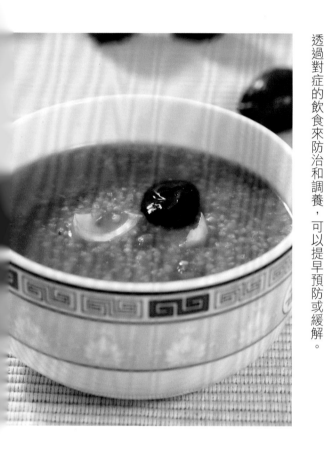

趕走不適：
緩解症狀的保健湯粥

很多人都有這樣的經驗，
明明感覺頭暈、頭痛、心悸、胸悶、失眠等，
去看醫生或做體檢，結果卻是各項檢查數據都正常。
這些不適的現象，可能是不良生活習慣或失衡的飲食所引起，
也有可能是慢性疾病的徵兆。
透過對症的飲食來防治和調養，可以提早預防或緩解。

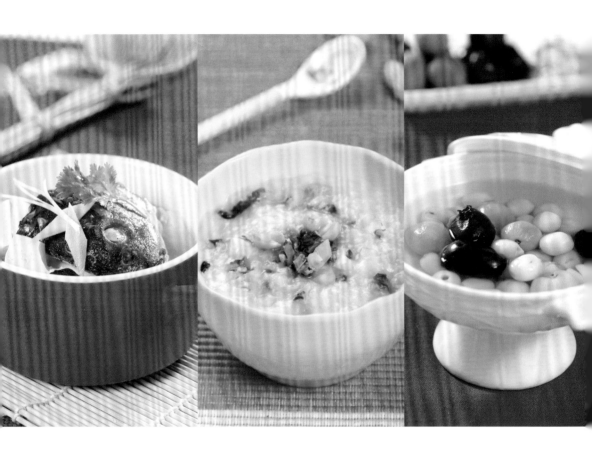

頭痛

頭痛分為很多種，其中最常見的是偏頭痛。偏頭痛大多與飲食、睡眠、精神與疾病有關，如過度攝取含咖啡因或刺激性的食物、睡眠不足、精神過於緊張焦慮，或因為眼、耳、鼻及鼻竇、牙齒、頸部等病變，這些原因都會誘發偏頭痛。

對症飲食要點

✔ 適宜

- 發作期應少量多餐，並以清淡飲食為主。
- 多吃蔬菜，特別是深綠色蔬菜（如芹菜、菠菜、綠花椰菜等）。
- 補充維生素B群、維生素C、維生素E、鈣、鎂、鋅、鐵等營養素，尤其是維生素B群和鎂。

✘ 不宜

- 辛辣、重口味的食物（濃味食物）。
- 容易誘發頭痛的食物，如含咖啡因食物（咖啡、巧克力、可樂、茶）、酒精、發酵食品（乳酪等奶製品）、味精、海鮮類食品、煙燻食物（熱狗、香腸、火腿）。

EASY 湯粥保健食譜推薦

天麻川芎魚頭湯

|食材| 草魚頭1個，豆腐1塊，黑木耳（乾）10克，薑片3片。

|中藥材| 天麻、川芎、黃耆、白芷各5克。

|調味料| 鹽、料理米酒、醬油各適量。

|做法|

1. 將草魚頭用料理米酒、鹽、少許醬油和薑片醃半小時，去除腥味；木耳泡軟，去蒂，洗淨，切片狀；豆腐切塊。
2. 將中藥材用紗布袋裝好紮口，放入鍋中，加足量的水，大火煮滾轉小火煮30分鐘，取出中藥包，留藥汁備用。
3. 油鍋燒熱，將薑片爆香，再放入魚頭，兩面各煎1分鐘。
4. 將煎好的魚頭放入砂鍋，放入豆腐、木耳，中火燉20分鐘，最後再加入少許料理米酒和鹽調味即可。

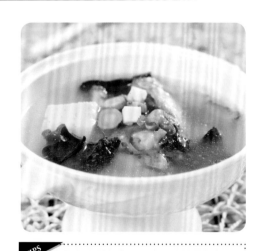

TIPS 天麻專治神經衰弱、暈眩頭痛，川芎能祛風止頭痛，兩者搭配富含蛋白質的草魚頭與豆腐，是治療頭痛或偏頭痛的首選食療料理。

菊花粥

| 食材 |　白米50克，乾菊花10克。

| 調味料 |　冰糖30克。

| 做法 |

1. 將白米淘洗乾淨，浸泡30分鐘，放入鍋中，加入冰糖和500毫升清水，煮成粥。
2. 待粥煮至米開湯稠時，加入菊花，改用小火煮5分鐘，關火，蓋緊燜煮5分鐘即可。

TIPS
1. 中醫認為菊花具有散風清熱、平肝明目的功效，可用於風熱感冒、頭痛暈眩、目赤腫痛、眼目昏花等症。每天2次，溫食。
2. 選用白色小菊花者為佳。

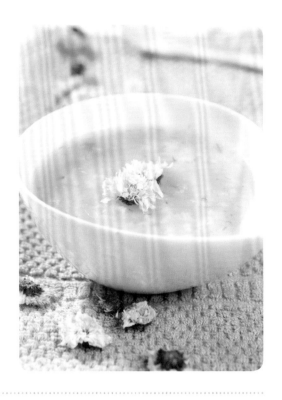

玫瑰香附白芷粥

| 食材 |　白米100克。

| 中藥材 |　香附9克，玫瑰花3克，白芷6克。

| 調味料 |　白糖適量。

| 做法 |

1. 將香附、白芷放入鍋中，加適量水，煎約半小時，去渣取汁。
2. 白米淘洗乾淨，浸泡30分鐘，放入鍋中，加入藥汁和適量水，大火煮滾，轉小火煮至粥成。
3. 放入洗淨的玫瑰花，小火慢熬3～5分鐘即可加入白糖。

TIPS
這道粥具有疏肝解鬱、理氣止痛的功效，能防治偏頭痛，經常食用能明顯減少偏頭痛的發作次數。

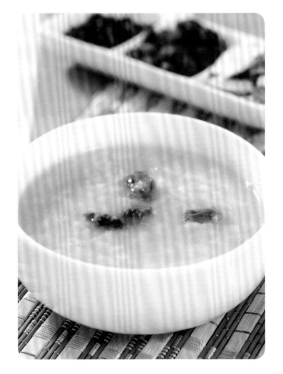

頭暈

　　頭暈可分為兩類：一為旋轉性暈眩，多由前庭神經系統及小腦的功能障礙所致，以傾倒的感覺為主，感到自身晃動或景物旋轉，常合併噁心、嘔吐；二為一般性頭暈，多由某些全身性疾病引起，最常見的原因包括焦慮、神經衰弱症、貧血、或其他的慢性疾病，以頭昏的感覺為主，感到頭重腳輕。

對症飲食要點

✓ 適宜

- 應少量多餐，飲食搭配注意葷素比例均衡，每天都要攝取六大類營養素。
- 多補充蛋白質、鐵、銅、葉酸、維生素B_{12}、維生素C等有助於造血功能的營養素，可預防貧血引起頭暈，如豬肝、蛋黃、瘦肉、牛奶、魚蝦、貝類、大豆、豆腐、黑糖及新鮮蔬菜、水果。
- 多吃具有養心益血、健脾補腦的食物，如蓮子、桂圓、紅棗、桑椹。

✗ 不宜

- 油膩食品。
- 辛辣、重口味的食物。

EASY 湯粥保健食譜推薦

雞肉粥

│食材│ 白米100克，雞胸肉50克，雞湯400毫升。

│調味料│ 鹽少許。

│做法│

1. 將雞胸肉洗淨，放入鍋中汆燙後取出切成丁；白米淘洗乾淨，浸泡1小時。
2. 鍋中放入適量水，加入白米、雞肉丁、雞湯，煮成粥，最後加少許鹽調味即可。

TIPS
　　雞肉具有溫中益氣、補精填髓、益五臟、補虛損的功效，可治療由身體虛弱而引起的倦怠乏力和頭暈等症狀。

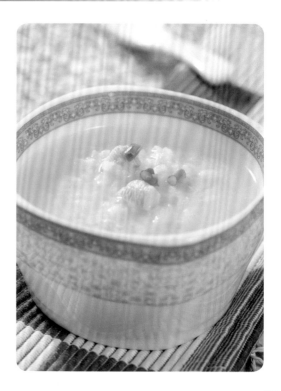

鳳爪枸杞煲豬腦

| 食材 | 豬腦1副，雞腳150克，蔥1根，生薑1塊。

| 中藥材 | 枸杞10克，天麻5克。

| 調味料 | 高湯、鹽各適量，料理米酒、胡椒粉各少許。

| 做法 |

1. 雞腳洗淨去爪甲，剁成二段；豬腦洗淨，以牙籤挑去血絲與薄膜；枸杞洗淨；蔥切段；生薑去皮切片。
2. 鍋內加水，放入雞爪汆燙，撈起瀝乾備用。
3. 砂鍋內加入雞腳、豬腦、天麻、枸杞、生薑、蔥，倒入高湯、料理米酒、胡椒粉。
4. 用小火煮1小時後，加鹽繼續煲30分鐘即可。

註：可用電鍋燉，外鍋加1.5杯水燉熟，再燜15～20分鐘即可。

> **TIPS**　此湯有益於神經衰弱、頭暈目眩、失眠健忘、記憶力降低的人做為食療方。

八寶鮮雞湯

| 食材 | 母雞500克，豬肉100克，豬排骨50克，蔥5根，生薑1塊。

| 中藥材 | 熟地、當歸、黨參、茯苓、白朮、白芍、甘草、川芎各5克。

| 調味料 | 鹽適量。

| 做法 |

1. 將中藥材用紗布袋裝好紮口。
2. 將豬肉、雞肉分別沖洗乾淨，切成適當大小；豬排骨洗淨剁成塊；生薑洗淨拍破；蔥洗淨切段。
3. 將豬肉、雞肉、豬排骨分別放入鍋中汆燙，撈起備用。
4. 鍋中加適量水，放入排骨、雞肉、豬肉及中藥包、蔥、薑，先以大火煮滾，轉小火煮至肉熟透。
5. 將湯中藥包、生薑、蔥撈出不用，加鹽調味即可。

> **TIPS**　八寶雞湯以中藥八珍湯為主要原料，是氣血雙補的最佳保健湯品。

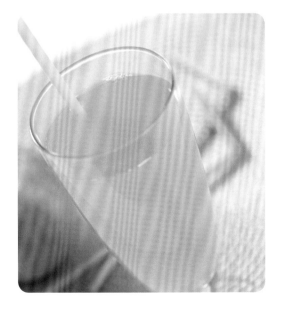

蘋果汁

| 食材 | 蘋果1顆，冷開水半杯。

| 調味料 | 蜂蜜1小匙。

| 做法 |

1. 蘋果洗淨去皮，切成小丁。
2. 將蘋果丁放入果汁機，加入冷開水和蜂蜜，啟動機器約1分鐘，蘋果汁和蜂蜜充分混合即可。

> **TIPS**　蘋果能降低血液中膽固醇的濃度，還具有防止脂肪堆積的作用。多吃蘋果可以防止腦血管硬化、血液黏度增高、大腦局部血氧缺少，進而防治頭暈、頭痛等症狀。

掉髮

　　如果在短時間內有大量頭髮脫落，其原因可能是心理壓力過大、飲食方式不當、體力和精神過度疲勞等，也可能是某些疾病或先天性疾病所致，皮脂腺分泌過多或皮脂腺分泌性質改變都可能引起掉髮。

對症飲食要點

✔ 適宜

- 飲食可適量增加有助於生髮的食物，如黑芝麻、大豆、核桃、雞蛋等。
- 多吃富含維生素B$_1$、維生素B$_6$、維生素E、鐵的食物及富含蛋白質的食物，如瘦肉、禽蛋、牛奶、蜂蜜、豆製品、新鮮蔬菜、水果等。

✘ 不宜

- 避免菸、酒及辛辣刺激食物，如蔥、蒜、韭菜、薑、花椒、辣椒、桂皮等。忌油膩、燥熱食物（肥肉、油炸食品）；忌吃過甜和脂肪豐富的食物，如肝類、肉類、洋蔥等酸性食物。

湯粥保健食譜推薦

桂圓人參燉瘦肉

| 食材 | 桂圓20克，人參6克，枸杞15克，瘦豬肉150克。

| 調味料 | 鹽少許。

| 做法 |

1. 將瘦豬肉洗淨，切塊。
2. 桂圓、枸杞洗淨。
3. 人參浸潤後切薄片。
4. 將全部食材一同放入燉盅內，加入適量水，用小火隔水煮至肉熟。
5. 最後加入少許鹽調味即可，也可不加，清淡食用。

TIPS　　人參具有大補元氣、養血生髮的功效，與瘦肉燉煮能去除其苦味，且非常適合氣血虧虛而引起掉髮者食用。

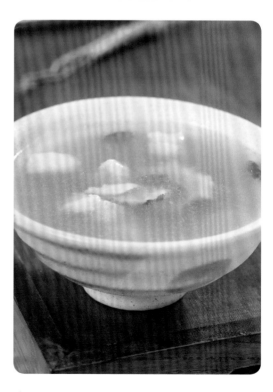

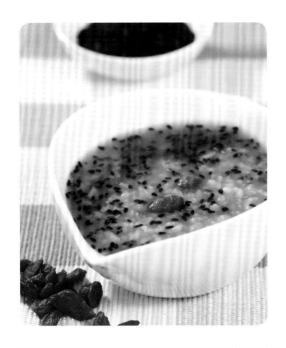

枸杞黑芝麻粥

| 食材 | 黑芝麻30克，粳米100克，枸杞10克。

| 做法 |

1. 將黑芝麻、粳米、枸杞洗淨。
2. 將三種食材一同放入鍋中，加入適量水，煮成粥。

TIPS
　　黑芝麻具有補肝腎、益氣力等功效，可用於治療肝腎精血不足所致的眩暈、鬚髮早白、掉髮、腰膝痠軟、四肢乏力、皮燥髮枯等病症。

黑豆蓮藕燉雞

| 食材 | 老母雞1隻，黑豆100克，蓮藕250克，紅棗4顆，薑5克。

| 調味料 | 鹽適量。

| 做法 |

1. 將黑豆放入鐵鍋中乾炒至豆衣裂開，再用清水洗淨，晾乾備用。
2. 將母雞去毛、內臟及肥油，洗淨備用；蓮藕、紅棗、薑分別洗淨，蓮藕切成塊，紅棗去核，薑去皮切片。
3. 將黑豆、蓮藕、老母雞、紅棗和薑一同放入鍋中，加入適量水，用大火煮滾後，改用中火燉3小時，加入鹽調味即可。

TIPS
　　黑豆具有益肝補血、烏鬚黑髮的功效；蓮藕煮熟後滋補效果也很不錯，與雞燉煮可治鬚髮早白、掉髮、頭暈目眩、耳鳴等症。

何首烏豬腦湯

| 食材 | 豬腦1副，何首烏300克，核桃30克。

| 調味料 | 鹽少許。

| 做法 |

1. 將豬腦洗淨；何首烏洗淨。
2. 將何首烏放入砂鍋中，加適量水，煎約半小時，去渣取汁。
3. 將核桃與豬腦一同放入裝有何首烏汁的鍋中，用小火煮至豬腦熟透，最後加入少許鹽調味。

TIPS
　　何首烏不寒不燥，能養血益肝、固精益腎、烏髮，是滋補的良藥。此湯適用於腎虛脫髮的患者，可每天食用1次，直至長出新髮。

耳鳴

　　耳鳴的症狀表現為自己感覺耳內有蟬鳴聲、嗡嗡聲、嘶嘶聲等單調或混雜的響聲，實際上周圍環境中並無相應的聲音。耳鳴有短暫和持續性兩種，如果是短暫的耳鳴，一般是生理現象，不必過分緊張；如果是持續性耳鳴，尤其是伴有耳聾、暈眩、頭痛等其他症狀，則可能是由其他疾病所引起的，需要提高警惕，儘早就醫。

🍵 對症飲食要點

✅ 適宜

- 多吃富含維生素Ａ（有助於提高聽力）、維生素B$_{12}$（保護耳神經）、鐵（防止聽力下降）、鋅（維持耳蝸正常功能）等營養素的食物。這類食物主要有瘦肉、豆類、木耳、蘑菇、各種綠葉蔬菜、蘿蔔、番茄、大蒜、牡蠣等。
- 多吃具有活血化瘀作用的食物，能降低血液黏稠度，有利於耳部小血管微循環暢通，防治耳鳴。這類食物有黑木耳、韭菜、紅葡萄酒、黃酒等。

❌ 不宜

- 含脂肪豐富的食物，如動物內臟、肥肉、奶油、蛋黃、魚子、油炸食物。
- 辛辣、燥熱的食物，如辣椒、蔥、蒜、洋蔥、羊肉。

🍲 EASY 湯粥保健食譜推薦

山藥枸杞雞湯

┃食材┃ 母雞1隻，鮮香菇50克，火腿50克，冬筍50克。

┃中藥材┃ 山藥40克，枸杞40克。

┃調味料┃ 料理米酒15克，鹽5克。

┃做法┃

1. 將母雞洗淨，切塊，放入熱水中汆燙，撈出瀝乾備用；香菇、冬筍分別洗淨，切成片狀。
2. 將所有食材放入鍋中，加入適量水、料理米酒、鹽，大火煮滾後改小火煮至雞肉熟透即可。

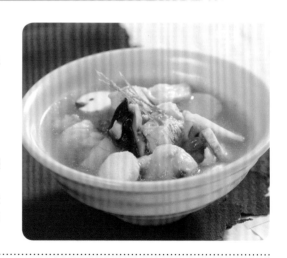

TIPS　　山藥和枸杞都有補肝益腎的功效，再加上一些含維生素和礦物質豐富的香菇、冬筍等，非常適合因為肝腎不足引起頭暈眼花、耳鳴耳聾、乏力倦怠、腰膝痠軟等症狀的人食用。

皮蛋干貝粥

| 食材 | 白米50克，皮蛋2～3顆，干貝50克。

| 調味料 | 鹽、香油〔麻油〕、料理米酒各適量。

| 做法 |

1. 將干貝用熱水泡軟後洗淨，放入碗內，加料理米酒，放入籠蒸至熟。
2. 皮蛋去殼，切碎；白米淘洗乾淨，浸泡半小時，撈出，瀝乾水分。
3. 白米入鍋，加1公升水，大火煮滾後改小火熬煮，待粥將成時放入干貝、皮蛋、鹽，熬至粥熟，加香油拌勻即可。

> **TIPS**
> 皮蛋富含鐵和維生素D。維生素D能改善耳部血液循環，防治耳鳴；鐵能防止聽力下降。干貝能夠補肝腎、益精血。兩者煮粥對高血壓、耳鳴、暈眩等症有一定的食療效果。

小麥紅棗豬腦湯

| 食材 | 豬腦100克，小麥30克，紅棗（去核）20克。

| 調味料 | 白糖20克，黃酒5克。

| 做法 |

1. 小麥洗淨，濾乾；豬腦挑去血筋，洗淨。
2. 將小麥倒入鍋中，加入約2碗半清水，以小火先煮半小時，再放入豬腦、紅棗。
3. 待煮滾後，加白糖、黃酒，繼續慢燉40分鐘即可。

> **TIPS**
> 豬腦能益腎補腦，用於腎虛、髓海（腦）不足所致的暈眩、耳鳴、健忘。這道湯既能補腦補血，又能養心除煩，適用於煩躁、頭暈耳鳴、失眠等症。

何首烏燉排骨

| 食材 | 豬排骨500克，黑豆50克，蔥適量。

| 中藥材 | 何首烏50克。

| 調味料 | 料理米酒、鹽各適量。

| 做法 |

1. 將豬排骨切成小段，放入熱水中汆燙一下備用。
2. 黑豆洗淨，浸泡1小時；蔥洗淨切花。
3. 將何首烏、黑豆、排骨、蔥花、料理米酒一同放入砂鍋中，用大火煮滾，改用小火煮至排骨熟透，加鹽調味即可。

> **TIPS**
> 何首烏燉排骨適用於肝腎虧虛造成的頭髮早白、頭昏耳鳴、健忘、失眠等症。

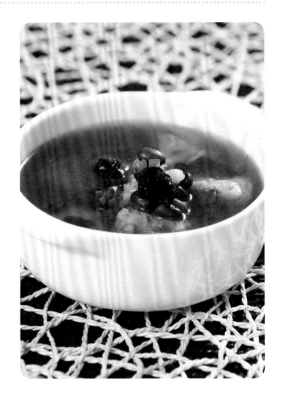

眼睛乾澀

現代人與電視、電腦接觸得越來越多。長時間面對螢幕，眨眼次數少，眼睛缺乏休息，雙眼的淚液分泌不足，或長期使用眼藥水，導致乾眼症患者越來越多，除了找醫師治療，平時也要注意飲食哦！

對症飲食要點

✔ 適宜

- 多吃富含維生素A的食物，可以預防角膜乾燥、眼睛乾澀、視力下降。這類食物有豆製品、魚、牛奶、核桃、大白菜、空心菜、番茄及新鮮水果等。

- 多吃能補益眼睛的食物，如枸杞、決明子、芝麻等，能緩解眼睛疲勞、防止眼睛乾澀。

✘ 不宜

- 辛辣、刺激性食物，如辣椒、胡椒、酒類等。

湯粥保健食譜推薦

菊花紅棗湯

│食材│ 菊花10克，紅棗（去核）15顆。

│調味料│ 冰糖少許。

│做法│

1. 紅棗加適量水，大火煮滾後轉小火煮15分鐘。
2. 菊花放在茶杯或湯碗裡，用紅棗藥汁沖泡，等5分鐘，加入冰糖調味即可飲用。

> **TIPS**
> 菊花富含維生素A，是維護眼睛健康的重要物質。這道湯品可用於整天與電腦接觸的人，可改善視力模糊、眼睛乾澀、流眼淚等不適症狀。

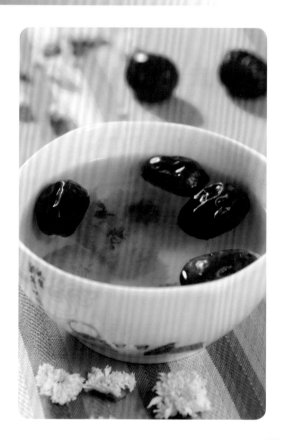

黑豆桂圓粥

| 食材 | 白米100克，桂圓肉、生薑各50克，黑豆20克。

| 調味料 | 蜂蜜1大匙。

| 做法 |

1. 白米淘洗乾淨，浸泡1小時；黑豆洗淨，浸泡2小時；生薑洗淨，磨成薑汁備用。

2. 鍋中加入適量水，放入白米、黑豆，以大火煮滾，轉小火，加入桂圓肉，煮至黑豆軟透，加入薑汁、蜂蜜調勻即可。

TIPS
　　黑豆富含維生素，常吃可預防眼睛疲勞，緩解眼睛乾澀症狀。黑豆還有補脾腎的功效，能潤澤肌膚、烏髮、明目。

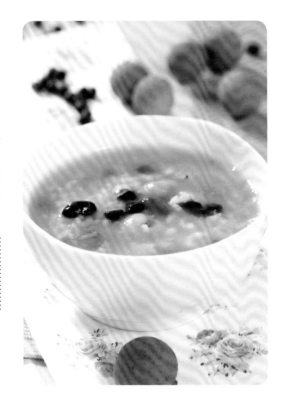

枸杞雜糧粥

| 食材 | 糙米、小米、燕麥、黑糯米、蕎麥各50克，枸杞20克。

| 調味料 | 鹽適量。

| 做法 |

1. 將雜糧分別洗淨，糙米、小米、燕麥浸泡30分鐘，黑糯米浸泡2小時，蕎麥浸泡約4小時。

2. 鍋內放入浸泡過的雜糧與適量水，大火煮滾，轉小火加入枸杞，煮至粥成，加少許鹽調味即可。

TIPS
　　枸杞能清肝明目，是保護眼睛的最佳營養食材，與雜糧一起煮粥，能健脾胃、補肝腎，預防眼睛乾澀。

黑芝麻泥鰍湯

| 食材 | 泥鰍250克，黑芝麻30克。

| 調味料 | 鹽適量。

| 做法 |

1. 泥鰍洗淨，以熱水汆燙，撈出瀝乾。

2. 鍋內加入適量油，將泥鰍煎黃。

3. 再加入適量水，放入黑芝麻，大火煮滾，轉小火煮至泥鰍熟透，加入鹽調味即可。

TIPS
　　黑芝麻富含維生素D、鈣質，泥鰍富含蛋白質、維生素A，兩者一起燉湯，可以滋補脾胃、預防眼睛乾澀及疲勞，還能防治骨質疏鬆。

牙痛

　　牙痛是口腔科牙齒疾病最常見的症狀之一，大多由齲齒、急慢性牙髓炎、牙周炎、牙齦炎等疾病導致牙髓（牙神經）感染所引起，其表現為：牙齦紅腫、遇冷或熱刺激疼痛加劇、面頰腫脹等。若牙痛難忍，牙齦、面頰紅腫，建議尋求專業牙科醫生的協助。

對症飲食要點

✓ 適宜

- 平日多吃些含蛋白質、鈣、維生素豐富的食物，如豆製品和新鮮蔬菜、水果等，補充牙齒生長所需的營養素，增強牙齒的強健度。
- 中醫認為牙痛多由體內火毒引起，所以經常牙痛的人應常吃一些清熱降火、解毒殺菌之類的食物，如豆腐、黃瓜、絲瓜、綠豆、西瓜、苦瓜、綠茶、菊花、薄荷。

✗ 不宜

- 辛辣、刺激性食物，如辣椒、洋蔥、大蔥、蒜、酒等。
- 粗糙、堅硬、煎炸以及酸性食物，會損傷牙齒，刺激牙髓。
- 含糖飲料、碳酸飲料。

EASY 湯粥保健食譜推薦

皮蛋青菜豆腐湯

| 食材 | 皮蛋1個，豆腐半塊，小白菜1小把，薑1小塊。

| 調味料 | 鹽、胡椒粉、香油或麻油各適量。

| 做法 |

1. 豆腐切小塊；皮蛋切小塊；薑切細絲；小白菜洗淨切段，備用。
2. 湯鍋中加適量水煮至沸騰，放入小白菜、薑絲、皮蛋和豆腐，加入適量鹽，中火煮至食材熟透。
3. 加入適量胡椒粉，滴點香油即可。

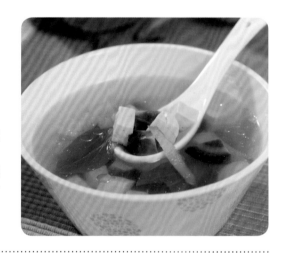

TIPS　　皮蛋和豆腐都有清熱去火的功效，且豆腐含有豐富的蛋白質，加上小白菜富含維生素，非常適合牙痛患者食用，尤其是虛火引起齲齒疼痛者。

絲瓜薑湯

| 食材 | 絲瓜300克，嫩薑60克。

| 調味料 | 鹽適量。

| 做法 |

1.將絲瓜洗淨，去皮切厚片；嫩薑洗淨切片。
2.將絲瓜和薑片一同放入鍋中，加適量水，煮至絲瓜熟透，加鹽調味，每天一次。

> **TIPS**　絲瓜具有清涼、利尿、活血、通經、解毒的功效；生薑具有消炎、止痛的作用。兩者煮湯可用於治療風熱型牙痛、牙齦紅腫或溢膿。

鹹蛋蠔豉粥

| 食材 | 鹹鴨蛋2顆，蠔豉（蠔乾、牡蠣乾）100克，白米適量。

| 做法 |

1.將鹹鴨蛋搗散；白米淘洗乾淨，浸泡1小時。
2.將白米、鹹鴨蛋、蠔豉一同放入鍋中，加入適量水，煮成粥，連吃2～3天。

> **TIPS**　鴨蛋滋陰清肺，治膈熱、齒痛。民間常用鹹鴨蛋蠔豉粥治療虛火上升引起的牙痛、咽痛、神經衰弱、失眠等症。

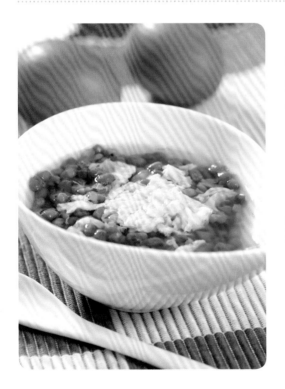

綠豆雞蛋湯

| 食材 | 綠豆100克，雞蛋1顆。

| 調味料 | 冰糖適量。

| 做法 |

1.將綠豆洗淨後用清水浸泡1～2小時，再將綠豆連同浸泡綠豆的水一同倒入鍋中，鍋置火上，加入適量冰糖，大火煮至綠豆開花，熟透。
2.雞蛋打入碗中，攪打成液，等綠豆煮好後倒入雞蛋液攪勻，稍涼後一次吃完，連吃2～3天。

> **TIPS**　綠豆具有清熱解毒的功效，雞蛋含豐富的蛋白質，兩者煮湯，既營養美味，又能清熱去火，非常適合風熱牙痛、牙齦紅腫熱痛的人食用。

口腔潰瘍

　　口腔潰瘍一般分為良性和惡性，良性口腔潰瘍通常與不良飲食習慣有關，如偏食導致維生素A_1的缺乏，或食用過多辛辣、刺激性食物，這種口腔潰瘍經過治療及飲食、生活習慣改善，通常數天就會癒合；而惡性口腔潰瘍，經過專業醫師的治療及飲食、生活習慣的改善，仍然可能遷延數週甚至數月不癒合，這種口腔潰瘍比較容易發生癌變，千萬不可忽視。

對症飲食要點

✓ 適宜

- 多吃富含維生素（特別是維生素B_2、維生素B_6），如蘋果、梨、橘子、檸檬、番茄、白菜、紅蘿蔔、蔥白、山楂、花生等，可以去除誘發因素，減少口腔潰瘍的復發。

- 多吃新鮮蔬菜、水果，口腔潰瘍初期可將蔬果榨汁或煮成蔬菜湯飲用。

✗ 不宜

- 辛辣、口味重的刺激性食物。
- 抽菸、喝酒、吃檳榔。

EASY
湯粥保健食譜推薦

豆芽肉醬蒸蛋

| 食材 | 綠豆芽100克，雞蛋3顆，豬瘦肉100克。

| 調味料 | 醬油1大匙，太白粉1大匙。

| 做法 |

1. 綠豆芽洗淨，切碎；豬瘦肉洗淨，剁成碎末。
2. 雞蛋打散，加適量水，入蒸鍋，蒸15分鐘。
3. 油鍋燒熱，放入切好的綠豆芽、瘦豬肉末，炒出香味，加入適量水，煮開，加入醬油，用太白粉加水勾芡至濃稠的糊狀。
4. 起鍋，淋在蒸好的雞蛋上即可。

> **TIPS**
> 　　雞蛋中含有很完美的營養比例，可以提高人體的免疫力，對防治口腔潰瘍十分有好處，且蒸蛋柔順滑口，適合口腔潰瘍的人食用。

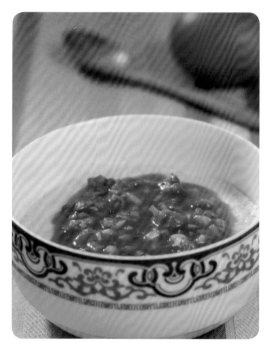

香菇青江菜湯

| 食材 | 青江菜200克，香菇50克，火腿絲50克。

| 調味料 | 蠔油、鹽、料理米酒、香菇高湯各適量。

| 做法 |

1. 青江菜挑洗乾淨，切半；香菇洗淨，泡軟去蒂，切片狀；火腿絲放入微波爐中烤脆或平底鍋乾煎後備用。
2. 鍋中加入香菇高湯煮滾，放入香菇、蠔油、料理米酒煮至香菇熟軟，再放入青江菜煮至翠綠，加鹽，撒上火腿絲攪勻即可。

> **TIPS**　香菇中的維生素A₁比較多，對於口腔炎症的恢復和預防有較好的作用；青江菜可以增強身體的免疫力。這道香菇青江菜湯對預防口腔潰瘍和便祕都很有效。

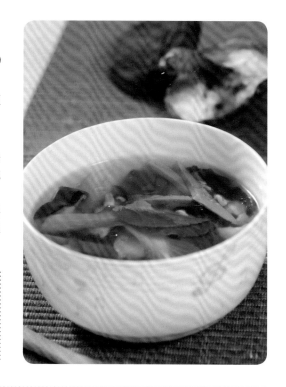

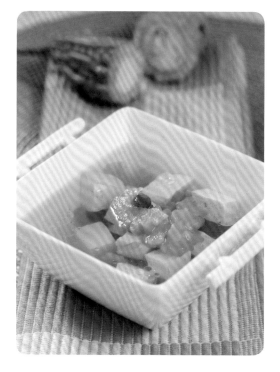

苦瓜豆腐湯

| 食材 | 苦瓜1條，嫩豆腐400克。

| 調味料 | 料理米酒、大白粉1小匙，醬油1大匙，鹽、香油或麻油各適量。

| 做法 |

1. 苦瓜對半剖開，去籽，洗淨，切成片；豆腐切成塊。
2. 油鍋燒熱，加入苦瓜片，翻炒片刻，倒入適量熱水，放入豆腐塊。
3. 加入料理米酒、醬油、鹽，煮滾，用太白粉加水勾芡，淋上香油即可。

> **TIPS**　苦瓜具有清熱去火的功效，不僅對身體排毒有神奇的作用，也可以幫助預防口腔潰瘍發作。

咳嗽

咳嗽常見於急慢性呼吸道感染，如氣管炎、支氣管炎、肺炎等，而氣喘、胃酸逆流、心臟病等疾病也可能引起咳嗽。一般來說，3週以內稱為急性咳嗽，如果超過8週則屬於慢性咳嗽。咳嗽通常會伴隨咳痰、頭痛、食慾不振、噁心、嘔吐等症狀，可根據咳痰狀況做適當飲食調理，改善咳嗽現象。

 對症飲食要點

✅ 適宜

- 咳嗽帶點痰，有黏液難清除時，可吃梨、蘿蔔、蜂蜜、白木耳、百合及枇杷葉等食物。
- 濕性咳嗽且帶痰的情況，則適合吃陳皮或柚子。
- 熱咳（身體發熱、痰呈黃綠色）時，可吃蘿蔔、冬瓜、梨、海藻類、枇杷葉及柿子等具冷卻作用的食物。

- 若是身體冰冷，時而畏寒，痰呈透明狀，則屬於風寒咳嗽，適合吃些如大蒜、生薑、蔥、陳皮、銀杏、核桃等溫熱性食物。

❌ 不宜

- 生冷或冰冷食物。
- 過於油膩、甜膩的食物。
- 油炸及刺激性食物。
- 抽菸及喝酒。

🥣 EASY 湯粥保健食譜推薦

冰糖銀耳羹

| 食材 | 銀耳（白木耳）20克。

| 調味料 | 冰糖適量。

| 做法 |
1. 將銀耳洗淨，泡軟，去蒂。
2. 把銀耳放入燉鍋內，加適量水，大火煮滾後，轉小火煮至熟透，加適量冰糖稍煮片刻即可。

> **TIPS**
> 銀耳具有滋陰潤肺、養胃生津的功效，銀耳燉冰糖，非常適合肺熱、肺燥或虛勞造成乾咳、少痰或痰中帶血絲、口燥咽乾的人食用。若夏季容易出汗或低熱者，宜在冬季食用。

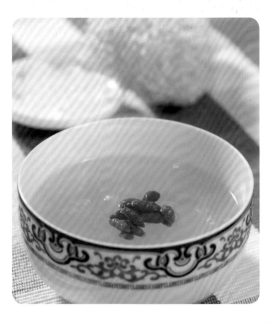

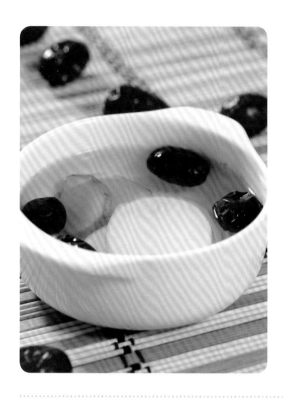

蘿蔔蜂蜜飲

| 食材 | 白蘿蔔5片，生薑3片，紅棗（去核）3顆。

| 調味料 | 蜂蜜30克。

| 做法 |

1. 將蘿蔔片、生薑片、紅棗一同放入鍋中，加適量水，中火煮滾約30分鐘。
2. 去渣，加蜂蜜調味即可。

TIPS

　　蘿蔔有涼血止血、化痰止咳等作用；生薑是散風寒、止嘔下氣的常用藥；蜂蜜潤燥止咳。此飲有祛寒宣肺、祛風止咳的作用，適用於風寒感冒的咳嗽症狀。溫熱飲用，每天1～2次。

杏仁豬肺湯

| 食材 | 豬肺500克，杏仁30克。

| 調味料 | 鹽適量。

| 做法 |

1. 將豬肺洗淨，切成片狀，以熱水汆燙，撈起瀝乾。
2. 杏仁洗淨和豬肺一起放入鍋內加水煲煮。
3. 待豬肺煮至熟透，加適量的鹽調味即可。

TIPS

　　杏仁含有苦杏仁苷、扁豆苷和杏仁油等，是滋養潤肺止咳之物；豬肺能治肺虛咳嗽、咯血。這道湯適合乾咳無痰，喉嚨乾燥者食用。

百合燉雪梨

| 食材 | 雪梨2顆，百合（乾）20克。

| 調味料 | 冰糖適量。

| 做法 |

1. 百合浸泡30分鐘，在熱水中煮3分鐘，取出瀝乾；雪梨去梨核，洗淨連皮切片。
2. 把雪梨片、百合放入鍋中，加適量水用小火燉煮1小時，加入冰糖稍煮片刻即可。

TIPS

　　百合具有養陰、潤肺止咳、清心安神的功效，適用於肺陰虛引起的燥熱咳嗽及虛勞久咳、痰中帶血等症。梨所含的配醣體及鞣酸等成分，能祛痰止咳，兩者搭配，非常適合久咳不癒的人食用。

打嗝

　　打嗝，中醫又稱為「呃逆」，是一種常見的生理現象，常常發生在飲食過飽後。引起打嗝的原因有很多種，主要由於不良飲食習慣引起，如進食、飲水過急，吞嚥動作過多，也可能因為外界刺激等引起，例如進入胃內的空氣過多而自口腔溢出。如果是疾病引起的打嗝，發病率較頻繁且治療時不易改善。

對症飲食要點

✓ 適宜

- 吃富含維生素（特別是維生素B$_2$、維生進食清淡容易消化的食物，可適當進食湯汁類食物。
- 進食應細嚼慢嚥，不可邊吃邊說話，以免吃進過多氣體。
- 多吃富含纖維素的食物，如木耳、香蕉、芝麻、蜂蜜等，幫助保持消化道通暢，防止氣逆。

✗ 不宜

- 生冷食物，如冷水、冷飲、生拌涼菜、冷粥等，易寒滯於胃，使氣逆上沖。
- 乾硬、黏稠的食物會刺激食管或胃腸道，導致打嗝。
- 同時進食冷飲和熱食，例如熱茶或熱咖啡後，又食用冷飲及西瓜、梨等涼性瓜果；或飲酒後以冷水解渴等，這些情況皆可導致冷熱之氣相攻相激而使氣上逆打嗝。

湯粥保健食譜推薦

百合麥冬湯

| 食材 | 鮮百合1顆，豬瘦肉50克，蔥花少許。

| 中藥材 | 麥冬15克。

| 調味料 | 鹽適量。

| 做法 |

1. 將百合撕成瓣洗淨；豬瘦肉洗淨切小塊。
2. 鍋置火上，加入適量水，放入百合、麥冬、豬瘦肉塊，用小火煮至熟透。
3. 加適量鹽調味，撒上蔥花。

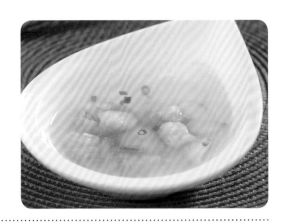

TIPS　　百合、麥冬均可潤燥斂火；豬瘦肉可養血厚胃。此湯能滋陰降火，適用於胃陰不足、胃氣上逆所致的打嗝。

生薑鯽魚湯

| 食材 | 鯽魚1條，生薑10克。

| 調味料 | 料理米酒、鹽各適量。

| 做法 |

1. 將鯽魚去鱗、去鰓、去內臟，洗淨。
2. 鍋置火上，加入適量水，放入鯽魚、生薑、料理米酒、鹽，大火煮滾後，轉小火煮至湯成乳白色為止。

TIPS
　　鯽魚含豐富的蛋白質、脂肪、維生素和礦物質，其味甘，性平，微溫，有溫胃進食、溫中下氣的功效；生薑，散寒解表、降逆止吐。此湯適用於胃寒所致的打嗝。食用時，要喝湯及吃魚肉。

豆腐苦瓜湯

| 食材 | 板豆腐2塊，苦瓜50克。

| 調味料 | 鹽適量。

| 做法 |

1. 將豆腐切成小塊；苦瓜洗淨，去籽，切成薄片，用鹽水醃一下，擠去鹽水。
2. 鍋中加清水適量，放入豆腐塊、苦瓜片，用小火煮至瓜軟、豆腐熟。
3. 最後加鹽調味即可。

TIPS
　　豆腐，甘寒，能降逆；苦瓜，苦寒，能清火。兩者搭配，清胃降火，適合胃火上攻、打嗝不止，伴有大便乾燥便祕者。

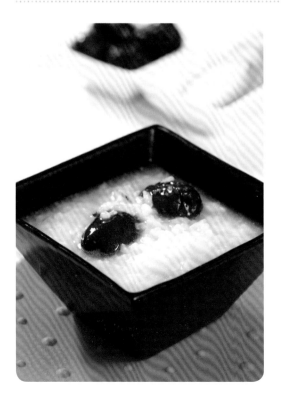

生薑紅棗粥

| 食材 | 白米50克，生薑4克，紅棗（去核）3顆。

| 調味料 | 鹽少許。

| 做法 |

1. 將生薑洗淨，切成薄片或細粒；白米淘洗乾淨，浸泡30分鐘。
2. 鍋置火上，放入適量水，放入白米，大火煮滾後，改用小火煮。
3. 待粥快好時加入紅棗、生薑，煮至粥稠，加少許鹽調味即可。

TIPS
　　白米，養脾胃；紅棗，補脾營、益氣血；生薑，溫中散寒。此粥有散風寒、暖脾胃的功效，適合脾胃虛寒、反胃打嗝者。

嘔吐

引起嘔吐的原因很多，但無論哪種原因引起的嘔吐，都會使人流失大量的水分和電解質，嚴重時甚至會出現脫水現象。首先要找出真正致病的原因，對症治療。如果嚴重嘔吐，應立即靜脈注射，補充水分和鹽分，以維持身體電解質和酸鹼的平衡，防止因缺鈉、缺鉀引起心律失常甚至虛脫昏迷。

對症飲食要點

✓ 適宜

- 飲食宜清淡而易於消化，最初食用流質米湯、菜湯、果汁等，以後逐漸增加稀粥、麵食等。
- 多吃維生素含量豐富的新鮮蔬菜、水果，如蘆筍、海藻、蘑菇、番茄、紅蘿蔔、萵苣、草莓、香蕉、蘋果、奇異果等。
- 健脾開胃食品，如生薑、烏梅、小米、山楂、白扁豆、蘿蔔、香菇、陳皮等。

✗ 不宜

- 過於油膩、油炸、味道過重的食物，以免造成噁心反胃，加重嘔吐的症狀。

湯粥保健食譜推薦

參薑豬肚小米粥

| 食材 | 小米100克，豬肚50克，黑木耳（乾）10克，生薑10克，香菜段少許。

| 中藥材 | 人參10克。

| 調味料 | 鹽適量。

| 做法 |

1. 將生薑洗淨切絲；木耳泡軟後，去蒂洗淨切絲。
2. 豬肚以鹽搓洗乾淨，用熱水汆燙，撈出瀝乾，切成條狀。
3. 小米淘洗乾淨，浸泡30分鐘，放入鍋中，放入豬肚、人參和生薑絲，加適量水，同煮成稀粥，最後加鹽調味，並撒入香菜段即可。

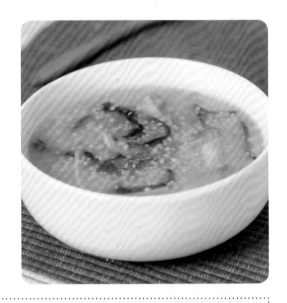

TIPS　　生薑主治胃寒嘔吐；小米、豬肚益氣健脾；再加上補氣血的人參，三者合用，適用於脾虛氣弱、嘔吐、不思食、全身乏力等症。

酸梅湯

| 食材 | 烏梅30克。

| 調味料 | 白糖適量。

| 做法 |

1. 將烏梅放入鍋，加入適量水，煮約半小時，去核、渣，取汁。
2. 加入白糖和涼開水500毫升調勻即可。
3. 夏天可放置冰箱鎮涼，效果更好。

> **TIPS** 酸梅湯以烏梅為主料，味酸、性溫，具有斂肺、澀腸、生津、開胃、增進食慾等功效，適合久咳、虛熱煩渴、久瀉、痢疾、便血、血崩、腹痛、嘔吐等症。

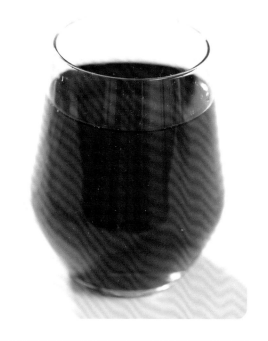

香菇肚絲湯

| 食材 | 豬肚400克，冬筍20克，香菇（乾）20克，木耳（乾）20克，香菜10克。

| 調味料 | 薑和鹽各適量。

| 做法 |

1. 冬筍、香菇、木耳泡發洗淨，切成絲；香菜洗淨切成末。
2. 豬肚以鹽搓洗乾淨，用熱水汆燙，撈出瀝乾，切成條狀，放入鍋中，加入適量水，用大火煮滾後轉小火燉煮。
3. 待湯汁呈乳白色時，加鹽、薑、冬筍絲、香菇絲、木耳絲，再煮滾時，撒上香菜末即可。

> **TIPS** 這道湯中有健脾胃的豬肚，維生素豐富的冬筍、香菇和木耳，非常適合虛勞瘦弱、消化不良、嘔吐、下痢等患者食用。

生薑茶

| 食材 | 紅茶5克，乾薑1克。

| 調味料 | 黑糖20克。

| 做法 |

1. 將紅茶、乾薑放入鍋中，加入適量的水，用大火煮至沸騰，轉小火煮20～30分鐘。
2. 再放入適量黑糖煮3～5分鐘即可。

> **TIPS** 生薑為芳香性辛辣健胃藥，有溫暖、興奮、發汗、止嘔、解毒等作用，適用於外感風寒、頭痛、痰飲、咳嗽、胃寒嘔吐。

腹瀉

　　腹瀉是指排便次數明顯超過平日習慣的頻率，大便稀薄、不成形，水分增加，每天排便量超過200克，或糞便含未消化的食物或膿血、黏液。大部分輕至中度的急性腹瀉會在12～24小時慢慢緩解，通常是細菌、病毒感染以及食物中毒所造成；腹瀉超過3週就屬於慢性腹瀉，可能原因有慢性胰臟炎、阿米巴痢疾、腸炎、腫瘤等，必須就醫確診，以免演變成重大疾病。

 對症飲食要點

✓ 適宜

- 急性腹瀉期需要暫時禁食。待排便次數減少，可進食清淡容易消化的流質食物，如米湯、蔬菜湯等。腹瀉停止後，可進食少油、少渣的半流質飲食，如粥類。若腹瀉未復發，則可逐漸恢復正常飲食，食物應以細、軟、爛、少渣、易消化為宜，且應少量多餐。

- 多吃蔬菜，特別是深綠色蔬菜（如芹菜、菠菜、花椰菜、甘藍菜等）。

✗ 不宜

- 過度油膩的食物。
- 辛辣、刺激性食物。
- 纖維過粗或不易消化的食物。
- 甜食及發酵食物。

🍵 湯粥保健食譜推薦

紅蘿蔔肉丸白米粥

| 食材 | 白米200克，紅蘿蔔200克，豬絞肉50克。

| 調味料 | 胡椒粉少許，鹽適量。

| 做法 |

1. 白米淘淨，用水浸泡30分鐘；紅蘿蔔洗淨削皮，切細絲。
2. 豬絞肉加少許胡椒粉和1小匙鹽抓勻，擠成丸狀。
3. 起鍋加水，放入白米，以大火煮滾，轉小火，加入紅蘿蔔絲。
4. 待米粒熟軟，紅蘿蔔絲軟透，放入肉丸，以中火煮至丸子熟透加鹽調味即可。

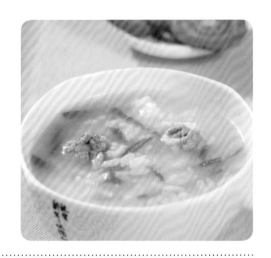

TIPS　　紅蘿蔔所含的β-紅蘿蔔素，在體內可轉化成維生素A，還含有果膠，有促進大便成形及吸附腸黏膜細菌和毒素的作用。這道粥非常適合經常腹瀉的人食用。

茯苓紅豆粥

| 食材 | 白茯苓粉20克，紅豆、薏仁各50克。

| 調味料 | 白糖少許。

| 做法 |

1. 將紅豆洗淨，浸泡4～6小時。
2. 將薏仁洗淨，瀝乾水分，放入乾淨炒鍋中，用小火略炒。
3. 將泡好的紅豆和炒好的薏仁一同放入鍋中，加適量水，煮成粥。
4. 待紅豆、薏仁熟透後，加入白茯苓粉煮熟，食用時加入少許白糖即可。

TIPS
白茯苓含有蛋白質、卵磷脂、脂肪及酶等物質，具有利尿、消腫、鎮靜、抗腫瘤等作用，也可輔助治療腹瀉等症，尤其適合改善嬰幼兒秋季腹瀉。炒過的薏仁與茯苓同用，可以改善因為脾胃虛弱引起的腹脹、食慾不振、腹瀉等症。

蓮子湯

| 食材 | 蓮子300克。

| 調味料 | 白糖適量。

| 做法 |

1. 先將蓮子用清水泡漲，去衣去心，放入大碗裡，加水淹沒。
2. 蓮子用大火蒸1小時，至蓮子酥爛即可。
3. 另取一鍋，加適量水，放入白糖和蒸好的蓮子，中火煮，邊煮邊攪至沸騰。
4. 食用時加入白糖調勻即可。

TIPS
蓮子湯以蓮子為主料，配以白糖，具有健脾澀腸、養心益腎、清熱解暑等功效，適合脾虛瀉痢、崩漏帶下、夜寐多夢、遺精淋濁者食用。

糯米栗子粥

| 食材 | 糯米100克，生栗子50克。

| 調味料 | 冰糖適量。

| 做法 |

1. 糯米洗淨泡水1小時，板栗去殼。
2. 碗中放入栗子及少許水蒸熟備用。
3. 鍋內放入糯米及適量水，煮至米粒黏稠時，加入蒸熟的栗子。

TIPS
栗子味甘性溫，無毒，有益氣補脾、厚腸胃、補腎強筋，活血止血的作用。這道粥有治療因脾胃虛寒引起的慢性腹瀉、腰腿軟弱無力、小便頻數、反胃、便血等。

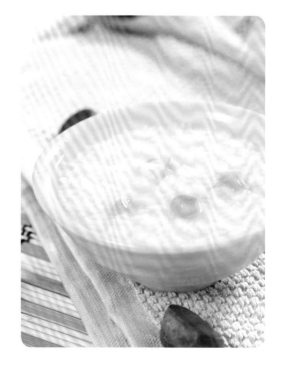

便祕

便祕是指排便次數明顯減少，每2～3天或更長時間一次，無規律性，糞便乾硬，常伴有排便困難的現象。有些正常人數天才排便一次，但無不適感，這種情況不屬便祕。便祕多因不良的飲食和生活習慣所致，例如食物吃得過精細或過少，膳食纖維攝取不足，水喝得不夠，吃太多高蛋白、高脂肪或辛辣、刺激性食物，以及平常運動量不足等。

對症飲食要點

✅ 適宜

- 多吃含纖維素較多的食物，如五穀雜糧、蔬菜（芹菜、蘿蔔、韭菜、生蒜等）、水果（蘋果、紅棗、香蕉、梨、奇異果、西瓜、柳丁、柚子、紅棗、桑椹等）。

- 多吃具有潤腸通便功效的食物，如香蕉、蘋果、地瓜、優酪乳、芝麻等。
- 多喝水，每天至少需要6～8杯（每杯約240cc）的溫開水。

❌ 不宜

- 高蛋白、高脂肪等油膩食物。
- 辛辣、刺激性食物。

🫖EASY 湯粥保健食譜推薦

蘿蔔湯

| 食材 | 白蘿蔔1根、高湯4碗、香菜少許。
| 調味料 | 鹽少許。
| 做法 |
1. 蘿蔔洗淨去皮切塊；香菜洗淨切小段。
2. 將蘿蔔放入鍋中，加入適量高湯，大火煮開後轉小火，煮至筷子可穿透蘿蔔即可，最後加少許鹽調味，撒上香菜即可。

> **TIPS**
> 中醫認為白蘿蔔性涼，味甘、辛，具有順氣消食、止咳化痰、除燥生津、通腸利便等作用。便祕患者每天喝兩次（上午一次，下午一次），連湯帶白蘿蔔一起吃，能有效改善便祕。

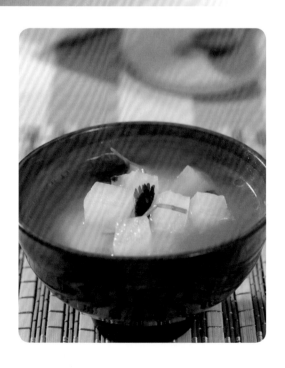

芝麻杏仁粥

| 食材 | 白米50克，黑芝麻20克，杏仁粉10克。

| 調味料 | 冰糖適量。

| 做法 |

1. 將米淘洗乾淨，浸泡30分鐘。
2. 把米放入鍋中，加入適量水，以大火煮滾，轉小火煮熟成粥，加入黑芝麻、杏仁粉、冰糖攪勻後即可食用。

> **TIPS**
> 　　黑芝麻與杏仁都有潤腸通便的功效，適合腸燥便祕、氣虛便祕（有便意卻無力解便）者食用。

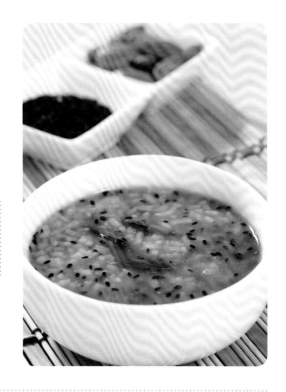

地瓜粥

| 食材 | 地瓜1個，白米100克。

| 調味料 | 白糖適量。

| 做法 |

1. 將新鮮地瓜洗淨，連皮切成小塊。
2. 白米淘洗乾淨，浸泡半小時。
3. 將地瓜塊和白米一同放入鍋內，加入約1公升冷水煮至粥稠及地瓜熟軟，依個人口味酌量加入白糖，再煮滾即可。

> **TIPS**
> 　　地瓜含有豐富的膳食纖維，能刺激腸道，增強蠕動，通便排毒。地瓜煮粥，美味香甜，不僅能防治便祕，還是結腸癌、直腸癌等病人的食療首選。

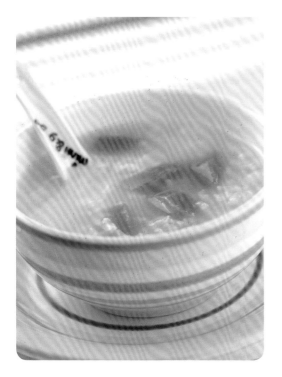

消化不良

消化不良是一種由胃部動力障礙所引起的疾病，也包括胃蠕動不好的胃輕癱和食道逆流，主要是由於不良飲食習慣所導致的。其症狀包括脹氣、腹痛、打嗝、噁心、嘔吐、進食後有燒灼感，甚至還有肛門排氣。

對症飲食要點

✅ 適宜

- 富含纖維素的食物，例如新鮮水果、蔬菜及全麥等穀類。
- 多吃有利於消化的食物，如優酪乳、蔬菜湯、果菜汁及粥品。
- 每餐食量適度，每日三餐定時，到了用餐時間，不管肚子餓不餓，都應主動進食，避免過饑或過飽。
- 吃飯時細嚼慢嚥，避免吃飯時一邊吃飯一邊聊天。

❌ 不宜

- 過量食用精製的糖類、麵包、蛋糕、通心粉、洋芋片、橙類水果、番茄、青椒、油炸食物、辛辣食物、紅肉、豆類、乳製品、碳酸飲料及含咖啡因食物等，因為這些食物容易導致蛋白質消化不良。
- 生冷食物、刺激性食物。因生冷和刺激性強的食物對消化道黏膜具有較強的刺激作用，容易引起腹瀉或消化道炎症。

EASY 湯粥保健食譜推薦

山楂紅棗飲

| 食材 | 鮮山楂50克，紅棗（去核）15顆。

| 調味料 | 白糖適量。

| 做法 |

1. 山楂洗淨、去核，切絲。
2. 鍋中加入適量水，將山楂和紅棗一同放入鍋中。
3. 大火煮滾後，可依個人口味加入少許白糖，改用小火煮10～15分鐘。

TIPS
山楂有消食健胃、收斂止痢的功效；紅棗有補益脾胃、補血安神的功效。兩者搭配食用，既營養又美味，對消化不良、身體虛弱的人來說非常適合。

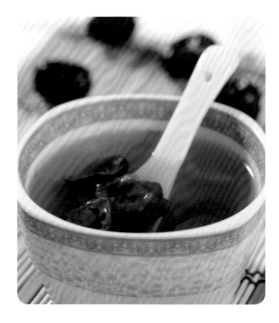

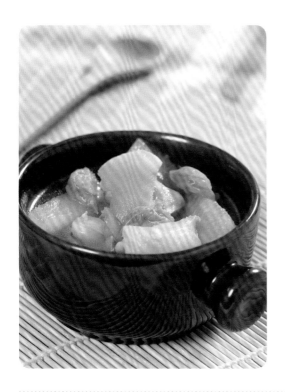

冬瓜豬腳煲

| 食材 | 豬腳1隻，冬瓜200克，老薑少許。
紅棗4顆，薑5克。

| 調味料 | 鹽少許。

| 做法 |

1. 將豬腳洗淨並切塊，入熱水汆燙後瀝乾；冬瓜連皮洗淨，切塊。
2. 將豬腳放入砂鍋中，加適量水，用大火煮滾後，放入冬瓜、老薑。
3. 轉小火煮2小時後加鹽，即可食用。

TIPS 冬瓜煲豬腳有清熱利尿、健脾澀腸的作用，這道煲湯對於腸胃不適、消化不良等現象，有很好的緩解作用。

紅棗西米蛋粥

| 食材 | 西谷米100克，紅棗（去核）50克，雞蛋1顆。

| 調味料 | 桂花醬1大匙，黑糖3大匙。

| 做法 |

1. 西谷米淘洗乾淨，浸泡30分鐘；雞蛋打散攪勻。
2. 鍋置火上，加入適量水，放入紅棗、黑糖、西谷米，大火煮成粥。
3. 倒入蛋液，攪勻，加入桂花醬即可。

TIPS 西谷米又叫西米，是一種加工米，主要成分是澱粉，能溫中健脾，有改善脾胃虛弱和消化不良的功效。

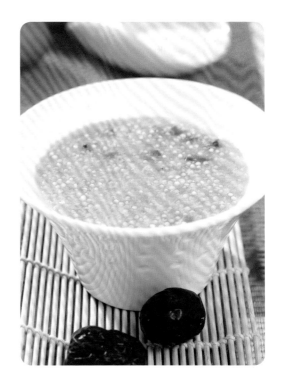

食慾不振

　　食慾不振可分為生理性和病理性兩種。生理性食慾不振通常是由情緒不佳、睡眠不足、疲倦、飲食失調等引起的，大多持續時間短，恢復快。病理性食慾不振經常是重大疾病或慢性病的早期信號，比如貧血、腸胃炎、肝炎、心臟衰竭、肺結核、肝硬化等，這類的食慾不振一般持續時間較長，不易恢復，同時還伴有其他的症狀，如噁心、嘔吐、盜汗、消瘦、四肢乏力等。

對症飲食要點

✅ 適宜

- 多吃些開胃、促進消化的食物，如藕粉、山楂、魚肉等。此外，酪梨、香蕉、優酪乳、全麥麵包等食物也易於消化吸收，可增加食慾、改善味覺。
- 多吃含維生素B群的食物，如麥片、燕麥、玉米等五穀雜糧，以及綠葉蔬菜（如菠菜）等，可增強食慾。
- 選用合適的烹調方法，確保飯菜的色、香、味以促進食慾，有利於食物的消化吸收，如做成汁、羹、飯等。

❌ 不宜

- 高肥膩不易消化的食物。
- 偏食、挑食。

🍵 EASY 湯粥保健食譜推薦

鳳梨山楂湯

| 食材 | 鳳梨半顆，鮮山楂20克。

| 調味料 | 冰糖適量。

| 做法 |

1. 鳳梨去皮，洗淨，用鹽水浸泡後撈出切成片；山楂洗淨，去核切片。
2. 鍋內放入清水、冰糖、山楂、鳳梨片，大火煮沸，轉小火煮半小時即可。

TIPS
　　滋味酸甜的鳳梨有生津止渴、幫助消化、止瀉、利尿等功效，可幫助減輕煩渴、頭暈、倦怠、腹部悶脹、食慾不振等症狀，與開胃消食的山楂搭配，功效更顯著。

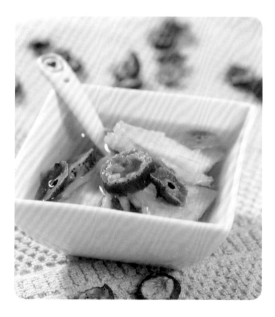

歐式香芹濃湯

| 食材 | 芹菜150克，牛奶150毫升，奶油50克。

| 調味料 | 麵粉2小匙，鹽1小匙。

| 做法 |

1. 將芹菜摘洗乾淨，切末備用；將牛奶倒入碗中，加鹽、奶油及麵粉，調勻。
2. 鍋內加入1杯清水煮開，倒入芹菜末煮熟。
3. 將調好的牛奶麵糊倒入芹菜湯中，煮滾即可。

> **TIPS**　芹菜中含有豐富的植物纖維，可以促進腸胃蠕動，有效預防便祕，其中所含的芳香油還能增進食慾。

薑橘鯽魚湯

| 食材 | 鯽魚2條，生薑片30克，陳皮10克。

| 調味料 | 胡椒粉5克，鹽適量。

| 做法 |

1. 鯽魚去鰓、去鱗洗淨；陳皮洗淨，切絲。
2. 將生薑片、陳皮一併裝入紗布袋紮口後塞入鯽魚肚內。
3. 將處理好的鯽魚放入鍋中，加適量水，大火煮滾後，加少許鹽、胡椒粉，轉小火煨熟即可。

> **TIPS**　陳皮具有溫胃散寒、理氣健脾的功效，適合胃部脹滿、消化不良、食慾不振者食用。

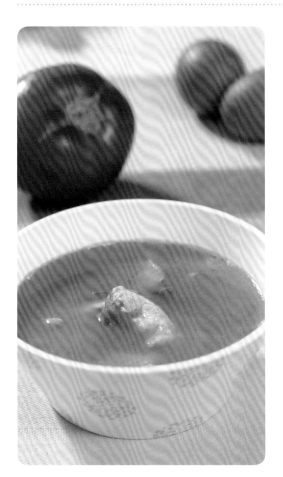

番茄雞蛋湯

| 食材 | 大番茄1顆，雞蛋2顆。

| 調味料 | 蔥、鹽各適量。

| 做法 |

1. 番茄洗淨、切成片；蔥切成蔥花；雞蛋打入碗中，攪打成蛋液。
2. 鍋內加入適量油，將番茄略微翻炒，加入適量水，大火煮滾，轉小火煮5分鐘，加入蛋液，攪勻，再加入蔥、鹽調味即可。

> **TIPS**　番茄有清熱生津、健胃消食的作用，與雞蛋搭配做湯，非常美味營養，對食慾不振的人來説，具有開胃作用。

肥胖

一個人肥胖與否可根據國際通用的公式計算得出：

BMI=體重（千克）÷身高（公尺）的平方。

BMI指數在18～25之間是正常體重；BMI指數大於25為超重；BMI指數大於28為肥胖。

 對症飲食要點

✔ 適宜

- 多吃能幫助減少多餘脂肪的食物，像富含纖維素和含脂肪量低的食物，如蘋果、豆芽、冬瓜、白蘿蔔、黃瓜等。
- 如果屬於水腫性肥胖，應多吃利尿消腫的食物，如冬瓜片、南瓜、西瓜、梨、山藥、黃瓜、荸薺等。

✘ 不宜

- 含脂肪過多的高熱量食物，如花生、核桃、芝麻以及各種植物油、動物油、奶油、油炸品和油酥點心等。
- 零食、含果糖和熱量較高的食物，如香蕉、柿子、桂圓子、紅棗，以及水果罐頭等。

EASY 湯粥保健食譜推薦

冬瓜鯉魚湯

| 食材 | 鯉魚200克，冬瓜150克，青江菜50克，生薑適量。

| 調味料 | 鹽適量。

| 做法 |

1. 鯉魚剖洗乾淨，切塊；青江菜洗淨。
2. 冬瓜、生薑洗淨，切成片狀。
3. 鍋置火上，加入適量水，煮滾後放入鯉魚、生薑，等滾後撈去浮沫，放入冬瓜片，用中火續煮10分鐘。
4. 加鹽，放入青江菜煮2分鐘即可。

TIPS
冬瓜具有利尿的功效，能排出水分，減輕體重。此外，冬瓜富含維生素，且熱量較低。

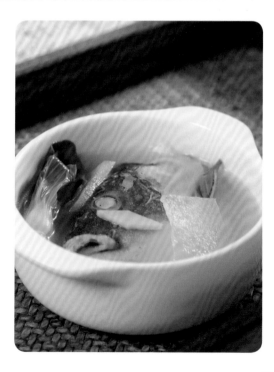

蕉蘋奇異果汁

|食材| 香蕉、蘋果各80克、奇異果30克。

|做法|

1. 香蕉去皮，再切成小塊。
2. 蘋果、奇異果洗淨後去皮、去籽，切成小塊。
3. 將所有食材一起放入榨汁機中榨成汁即可。

TIPS 此道果汁富含維生素B、維生素C、纖維素等營養素，不但能潤澤肌膚，又有飽足感。另外，果汁加入香蕉後，整體口感更加濃稠，水量可依個人喜好調整比例。

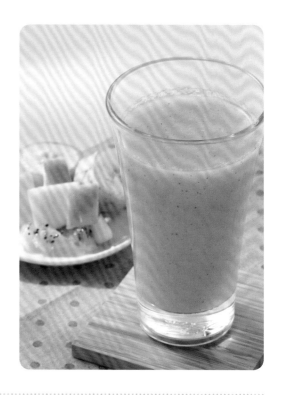

蝦米蘿蔔紫菜湯

|食材| 白蘿蔔150克，紫菜50克，蝦米2大匙，蔥、薑各適量。

|調味料| 料理米酒、香油、鹽、雞粉各適量。

|做法|

1. 白蘿蔔洗淨切絲；蔥、薑洗淨切碎；蝦米泡軟。
2. 油鍋燒熱，放入蔥、薑爆香，再放入蝦米，加料理米酒和水煮開。
3. 煮滾後放入白蘿蔔絲煮熟，最後放入紫菜，加鹽、雞粉，淋上香油即可。

TIPS 白蘿蔔中所含熱量特別低，還含有一種能促使脂肪進行新陳代謝的酶類物質，可以防止和減少脂肪在皮下堆積。

豆芽瓜芒湯

|食材| 豆芽150克，芒果1顆，黃瓜1條，薑1塊。

|調味料| 鹽少許。

|做法|

1. 豆芽洗淨，瀝乾；芒果洗淨去皮、去核，再將果肉切成條狀備用。
2. 黃瓜用清水洗淨，切開邊，去瓜瓤、瓜仁，切成片狀；生薑洗淨，切片備用。
3. 鍋置火上，加入適量水，煮滾後放入豆芽、黃瓜片和生薑片，等再滾時，放入芒果肉，稍滾，加鹽調味即可。

TIPS 黃瓜內含內醇二酸，可抑制糖類食物轉化為脂肪。黃瓜還含有豐富的纖維素，能加強胃腸蠕動，通暢大便，且熱量含量也較低，適合減肥者食用。

失眠

　　睡眠是人體的基本生理需要，也是維持身體健康的必要條件。有些人經常夜不成寐，或難以入睡，或睡而易醒，往往伴有頭昏、頭暈、健忘、倦怠等症狀，嚴重影響工作與學習。影響睡眠的原因有情緒因素、飲食因素、生活壓力或疾病。除了要有規律的作息、正確飲食習慣，保持心情愉快也是很重要的，適當的食療有助維持睡眠品質。

對症飲食要點

✅ 適宜

- 多吃富含色胺酸和維生素B群的食物，如牛、羊、豬肉及堅果類，可預防因作息大亂而導致可能出現的失眠、情緒不佳等情況。
- 安神助眠以補益的方法為主，常用的食物有牛奶、核桃、蓮子、紅棗、酸棗、百合、桂圓、葵瓜籽、山藥、小米、牡蠣、黃花魚等。
- 晚餐食物應清淡易消化。

❌ 不宜

- 晚餐不宜過飽、過油，且應在睡前三小時吃完。
- 不宜吃宵夜，胃中有未消化完的食物會影響睡眠。
- 睡前不宜喝太多水，以及含咖啡因食物（如咖啡、濃茶、巧克力等）。

EASY 湯粥保健食譜推薦

紅棗蓮子桂圓湯

| 食材 | 紅棗（去核）10顆，蓮子（去心）15顆，桂圓肉10克。

| 調味料 | 冰糖適量。

| 做法 |

1. 先將蓮子用清水浸泡1～2小時。
2. 把蓮子與紅棗一同放入鍋內加適量水煎煮，再放入桂圓肉。
3. 煮至蓮子軟透時，加適量冰糖調味即可。

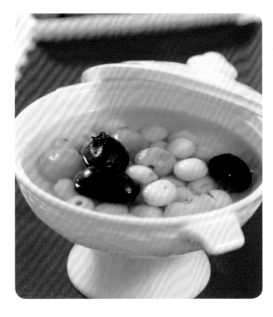

> **TIPS**
> 　　桂圓含有大量的鐵、鉀等元素，能促進血紅素的再生，可治療因貧血造成的心悸、心慌、失眠、健忘。睡前30分鐘喝一碗紅棗蓮子桂圓湯，對睡眠很有幫助。

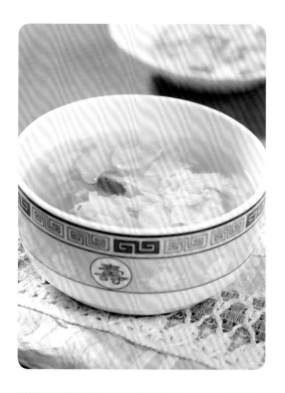

百合冰糖蛋羹

│食材│ 雞蛋2顆，鮮百合30克。

│調味料│ 冰糖適量。

│做法│

1. 百合撕成一瓣一瓣，用清水沖洗乾淨，瀝乾水分備用。
2. 雞蛋打散，攪勻待用。
3. 百合放入鍋中煮至熟透後放入冰糖，倒入蛋液，調勻即可。

TIPS
　　中醫認為百合能清心、安神，百合中含有的百合苷，有鎮靜和催眠的作用。

水果蓮子甜湯

│食材│ 荔枝100克，蓮子50克，水蜜桃1顆，鳳梨3片。

│調味料│ 冰糖適量。

│做法│

1. 蓮子不去蓮心，洗淨後浸泡1～2小時，加適量水煮至熟透。
2. 其他水果切丁，加入蓮子湯中煮滾後，加適量冰糖即可。

TIPS
1. 荔枝含豐富的葡萄糖、蔗糖、維生素A、C及B群，以及檸檬酸、葉酸、蘋果酸等，與蓮子等搭配做湯品，是思慮過度、健忘失眠者最佳的安神水果。
2. 將煮好的蓮子水果湯放入冰箱，冷藏後食用味道更好。

鮮奶燉蛤蜊

│食材│ 蛤蜊100克，鮮奶500毫升。

│調味料│ 冰糖或鹽適量。

│做法│

1. 蛤蜊用水浸泡吐沙，洗淨待用。
2. 鮮奶倒入燉盅內，加入蛤蜊，蓋上盅蓋。
3. 隔水燉煮1小時，依個人喜好酌加鹽或冰糖調味即可。

TIPS
　　牛奶中含有豐富的色胺酸，它能使人腦分泌催眠血清素，鬆弛神經，達到安神助眠的效果；蛤蜊中所含的硒則可以調節神經、穩定情緒。

健忘

健忘是指記性變差、容易忘東忘西的症狀。持續的壓力和緊張也會使腦細胞產生疲勞，使健忘的程度惡化；過度吸菸、飲酒、缺乏維生素等也會引起暫時性的記憶力減退。另外，許多健忘症患者常會有憂鬱症的傾向。一旦罹患上憂鬱症，就會導致大腦活力降低，而誘發健忘症狀。

 對症飲食要點

✓ 適宜

- 多吃含維生素、礦物質、纖維質的新鮮蔬菜水果，可以提高記憶力。
- 多吃豆類及豆製品。
- 多吃堅果類食物，如南瓜籽、核桃、松子等。

✗ 不宜

- 辛辣、燥熱食物。
- 過甜、過鹹的食物。
- 過量抽菸、飲酒。

EASY 湯粥保健食譜推薦

銀杏粥

| 食材 | 白米100克，鮮白果（銀杏）50克。

| 調味料 | 冰糖適量。

| 做法 |

1. 白米淘洗乾淨，浸泡30分鐘。
2. 白果、白米一同入鍋，大火煮滾後轉小火熬成稠粥。
3. 加冰糖適量，調味即可。

TIPS
　　此粥有改善動脈、靜脈和微血管中血流的作用，還能改善老年人記憶力衰退和大腦神經的訊息處理速度降低等問題，有助於延緩老年失智症的發生。

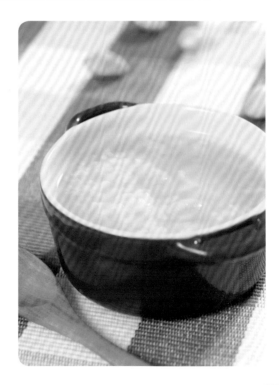

魚肉紫菜白米粥

│食材│ 白米100克，草魚肉50克，紫菜1片，蔥花適量。

│調味料│ 高湯2碗，胡椒粉、鹽、香油各適量。

│做法│

1. 白米淘洗乾淨，浸泡30分鐘；紫菜剪成末。
2. 魚肉切碎放入炒鍋中，不加任何油料，用小火在鍋中乾炒至生香。
3. 鍋置火上，放入白米，加適量水。
4. 以大火煮滾後，加入高湯，轉中火煮30分鐘。
5. 加入紫菜、蔥花和所有調味料，攪拌均勻，再將炒好的魚肉放在粥上方即可。

TIPS

紫菜性寒，具有化痰軟堅、清熱利尿、養心降壓的功效，而且對改善記憶力很有幫助。

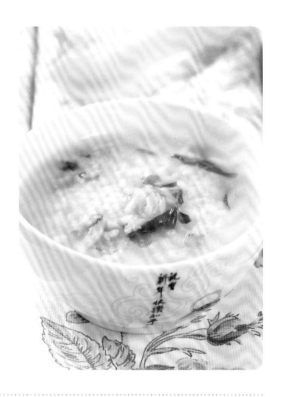

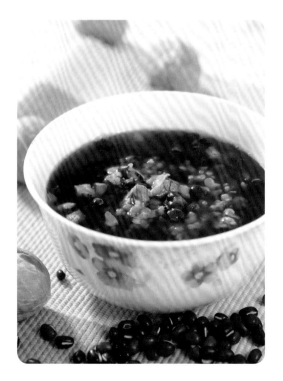

紅豆黑糖核桃粥

│食材│ 糙米150克，紅豆100克，核桃適量。

│調味料│ 黑糖1大匙。

│做法│

1. 糙米、紅豆淘淨瀝乾，加水以大火煮開，轉小火煮約30分鐘。
2. 加入核桃以大火煮沸，轉小火煮至核桃熟軟，加入黑糖，續煮5分鐘即可。

TIPS

核桃含有豐富的維生素B群和維生素E，能健腦、增強記憶力及延緩衰老。此外，能減少腸道對膽固醇的吸收，適合動脈硬化、高血壓和冠心病患者食用。

胸悶

　　胸悶是指感覺呼吸費力或氣不夠用，輕者偶爾感覺呼吸不順暢，嚴重者會有被石頭壓住胸膛的感覺，甚至發生呼吸困難。胸悶可能是生理性的，也可能是身體內某些器官發生疾病的早期症狀之一，平時就要多加注意養成良好的生活與飲食習慣。

對症飲食要點

✅ 適宜

- 飲食要清淡、易消化。
- 適量吃點潤心肺的食物，如山藥、紅棗、蓮子、百合、木耳、梨、紅蘿蔔、芝麻等。
- 適量吃些健脾胃的食物，如小米粥、豆漿、玉米。
- 適量吃些補氣血的食物，如紅棗、豬心、香菇、豆腐、地瓜、動物肝臟以及牛肉、羊肉等。

❌ 不宜

- 暴飲暴食。
- 辛辣、刺激性食物。
- 抽菸、喝酒。

湯粥保健食譜推薦

桂圓蓮子豬心湯

| 食材 | 豬心1副，蓮子20克，太子參、桂圓各少許。

| 調味料 | 鹽適量。

| 做法 |

1. 將豬心洗淨切片。
2. 蓮子去心洗淨，浸泡1小時。
3. 把全部食材放入鍋內，加清水適量，大火煮滾後，轉小火煮2小時，最後加鹽調味即可。

TIPS　　豬心和桂圓都有補虛、養心、安神的作用。此湯非常適合胸悶氣短、長期失眠者食用。

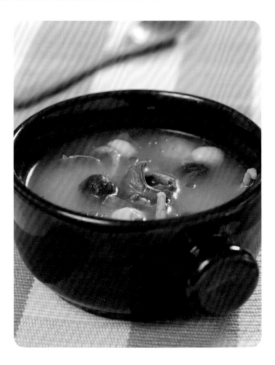

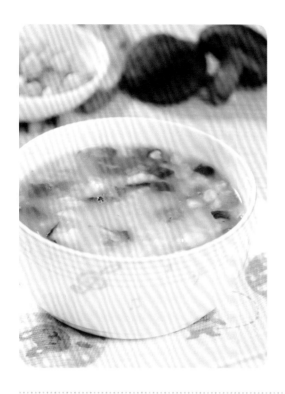

香菇玉米粥

| 食材 | 白米100克，玉米粒100克，青豆、香菇、紅蘿蔔各50克。

| 調味料 | 鹽少許。

| 做法 |

1. 白米淘洗乾淨，浸泡半小時；香菇、紅蘿蔔洗淨切丁。
2. 白米放入鍋中，加1公升清水，大火煮開後，加入玉米粒、青豆、香菇和紅蘿蔔，轉小火煮成稠粥。
3. 依喜好添加適量的鹽，攪拌均勻即可。

> **TIPS**
> 　　此粥適合體質虛弱、久病氣虛、氣短乏力者食用。玉米含有碳水化合物、蛋白質、脂肪、紅蘿蔔素、維生素等營養物質，對預防心臟病有很大的好處。

紅棗木耳粥

| 食材 | 白米100克，黑木耳50克，紅棗100克。

| 調味料 | 白糖、柳橙汁各適量。

| 做法 |

1. 白米淘洗乾淨，浸泡30分鐘；紅棗洗淨去核。
2. 黑木耳洗淨，泡軟去蒂，撕成瓣狀。
3. 將所有食材放入鍋內，加適量水用大火煮滾，轉小火煮至黑木耳軟爛、白米成粥後，加適量白糖和柳橙汁即可。

> **TIPS**
> 　　紅棗富含鐵和磷，是一種天然的補血劑，對各種貧血、久病體虛、手術或產後，氣血不足所致的心悸、胸悶最為適合。

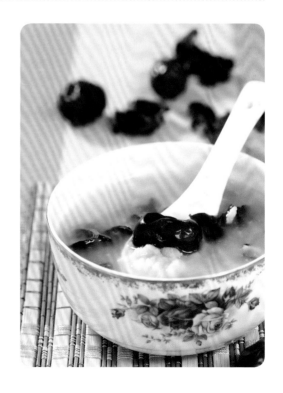

疲勞乏力

　　現在的人生活忙碌，長期勞累或睡眠不足，容易產生渾身乏力、哈欠連連，時有心悸、胸悶、厭煩等。若經過休息、睡眠仍然無法改善，而且已經影響日常生活、工作，很有可能是「慢性疲勞症候群」或是某些疾病的前兆，應到醫院求醫。透過合理的食療計畫，有效預防及改善慢性疲勞症狀。

對症飲食要點

✔ 適宜

- 增加鹼性食物的攝取量，如新鮮蔬果、菌藻類、奶類等，可以中和體內的「疲勞素」——乳酸，以緩解疲勞。
- 多吃含豐富維生素C、維生素B_1和維生素B_2的食物，如綠花椰菜、苦瓜、葡萄、草莓、奇異果等，它們能把體內積存的代謝產物（毒素）儘快處理掉，有助於消除疲乏。
- 多吃優質蛋白質，如豆腐、牛奶、魚、蛋、全麥麵包、穀類等，因人體熱量消耗太多時也會感到疲勞，高蛋白食品能補充人體消耗的熱量。
- 食用一些補氣、補血的藥膳，如黃耆、黨參、人參、西洋參等，以補氣虛、減輕疲勞，恢復體力。

✘ 不宜

- 生冷、冰涼及寒性食物。
- 過度刺激、辛辣、燥熱食物。
- 含咖啡因食物及酒類。

EASY 湯粥保健食譜推薦

核桃牛肉湯

| 食材 | 牛肉400克，核桃50克，新鮮山藥100克，薑2片。

| 中藥材 | 枸杞10克，桂圓肉20克。

| 調味料 | 鹽適量。

| 做法 |

1. 核桃放入鍋中（不放油），小火炒5分鐘，再放入熱水中煮3分鐘，撈起洗淨。
2. 山藥去皮洗淨，切片備用；牛肉洗淨，放入熱水中煮5分鐘，撈出洗淨切片。
3. 砂鍋中加適量水，放入所有食材煮開，轉小火煮1小時，加鹽調味即可。

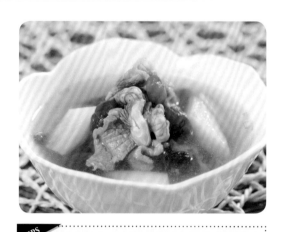

TIPS
　　核桃和牛肉均具有健腎、補血、益胃的功效，對腎虛腰痠、大便祕結、病後虛弱、全身無力等症均有一定療效。

桂圓糯米粥

| 食材 | 糯米、桂圓各50克，雞蛋1顆，蓮子30克。

| 調味料 | 冰糖適量。

| 做法 |

1. 將糯米、蓮子洗淨，浸泡1～2小時；雞蛋打成蛋液。
2. 鍋中加適量水，放入糯米、蓮子，大火煮滾轉小火，加入桂圓，煮至粥成、蓮子熟爛，加入蛋液、冰糖攪勻，再煮5分鐘即可。

TIPS　糯米富含碳水化合物，可以供給熱量、消除疲勞，具有溫暖身體的功效。此外，它還含有大量的鋅，有助於體內蛋白質合成，與桂圓、雞蛋熬粥，可彌補糯米所缺的蛋白質和維生素。

綠花椰菜濃湯

| 食材 | 綠花椰菜半顆，法國麵包2片。

| 調味料 | 鹽、糖、香菜末、乳酪粉各適量。

| 做法 |

1. 綠花椰菜洗淨，切小朵，放入熱水中汆燙約1分鐘撈出，放入果汁機打成綠花椰菜汁備用。
2. 將法國麵包切小丁，放入烤盤中，用烤箱烤5分鐘，至略微焦黃時取出備用。
3. 鍋置火上，加4杯清水煮滾後，加入綠花椰菜汁及少許鹽和糖，攪拌均勻。
4. 用中火續煮至濃稠時熄火，食用前撒上香菜末和乳酪粉、麵包丁即可。

TIPS　這道菜中含有豐富的碳水化合物和大量的蛋白質及葉酸，這些成分能供給體內能量，可以消除疲勞。

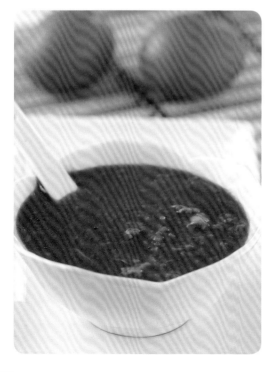

黑糖小米蛋粥

| 食材 | 小米50克，雞蛋1顆。

| 調味料 | 黑糖適量。

| 做法 |

1. 小米淘洗乾淨；雞蛋打成蛋液。
2. 將小米放入鍋中，加入適量水，小火熬煮，煮時要注意水量，快乾時加水避免燒焦，待粥快好時，倒入蛋液或打入整顆雞蛋，稍微攪拌。
3. 最後加入少許黑糖調味即可。

TIPS　小米的營養價值很高，且能開腸胃、補虛損、益丹田，可用於氣血虧損、體質虛弱、胃納欠佳者進補，尤其適合產後或久病體虛引起的乏力倦怠、食慾不振。

情緒低落

　　現代人因為家庭、工作及社會各種壓力，經常會造成情緒低落抑鬱或煩躁易怒，這些情緒的不穩定，大多源自於外在環境刺激，也有因為疾病造成的情緒問題。日常生活中保持良好的生活習慣，尋找適當的情緒發洩管道，透過食療也可以使人對抗壓力與增加調整情緒的能力。

對症飲食要點

✅ 適宜

- 多吃含維生素B群豐富的食物，如動物肝臟、雞蛋黃和魚類等。維生素B群可以幫助大腦製造血清素，減少憂鬱。
- 多吃含硒高的食物，如堅果、雞肉、海鮮、穀類等，可以幫助穩定情緒。
- 複合性的碳水化合物，如新鮮蔬菜水果、全穀類，也能改善情緒。
- 適當吃些甜食，可以使心情愉悅。

❌ 不宜

- 燥熱、刺激性食物，如酒類。
- 油膩、油炸的食物。
- 含咖啡因食物，如咖啡、濃茶。

🍵 湯粥保健食譜推薦

金針泥鰍湯

| 食材 | 泥鰍200克，金針50克，香菇5朵，胡蘿蔔少許，生薑3片。

| 調味料 | 鹽適量，料理米酒1小匙。

| 做法 |

1. 泥鰍宰洗乾淨；金針切去頭尾；胡蘿蔔去皮，洗淨切花；香菇洗淨切片。
2. 油鍋燒熱，放入薑片、泥鰍煎至金黃，倒入料理米酒、開水煮10分鐘。
3. 加入金針、香菇片、胡蘿蔔再滾片刻，加鹽調味即可。

TIPS
　　金針能安神解鬱，舒緩腦部神經。新鮮金針中含有秋水仙鹼，會引起中毒，所以要選擇乾品。

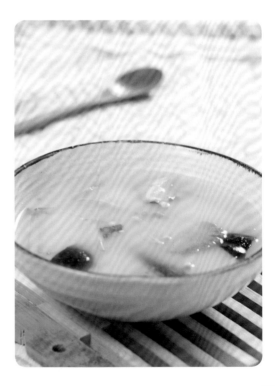

百合蓮藕湯

| 食材 | 百合100克，蓮藕100克，梨1顆。

| 調味料 | 鹽少許。

| 做法 |

1. 將鮮百合洗淨，撕成小片狀；蓮藕洗淨去節，切成小塊，煮約10分鐘；梨切成小塊。
2. 將梨與蓮藕放入清水中煲2小時。
3. 加入鮮百合片，煮10分鐘，最後放入鹽調味即可。

TIPS

　　蓮藕性寒，有清熱除煩、涼血止血散瘀的效果；百合具有清火、潤肺、安神的功效，兩者煮湯，非常適合情緒不佳、煩躁不安，以及失眠的人食用。

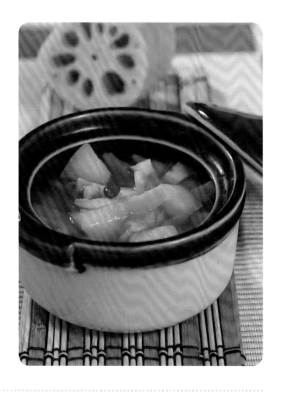

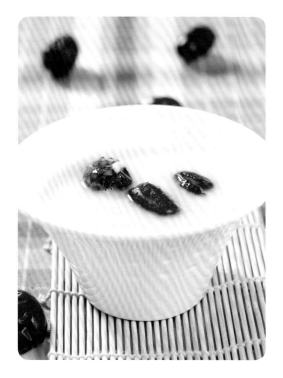

紅棗牛奶粥

| 食材 | 白米100克，牛奶2碗，紅棗15顆。

| 調味料 | 蜂蜜2大匙，太白粉1大匙。

| 做法 |

1. 紅棗洗淨，去核煮熟備用；白米用清水淘洗乾淨，浸泡30分鐘；太白粉用清水調成糊。
2. 牛奶倒入鍋中，大火煮滾。
3. 牛奶中放入紅棗、太白粉糊和白米，邊煮邊攪拌，煮成粥後加入蜂蜜拌勻即可。

TIPS

　　紅棗具有清血液降血脂、調血壓、緩和動脈硬化的作用，對貧血、肺虛咳嗽、神經衰弱、失眠、高血壓均有療效。與牛奶一起烹調，有安神、鎮靜、助眠的功效。

手腳冰涼

　　天氣一冷，就有許多人感覺全身發冷，尤其是手腳冰涼的受不了。從中醫的觀點來看，手腳容易冰冷、麻木，多是屬於氣血的毛病，因為氣虛、血虛所造成的血液運行不暢、血液量不足。要消除寒冷的感覺，需針對個人的體質進行飲食及藥物調理。

對症飲食要點

✔ 適宜

- 多吃溫熱性食物，如堅果類的核桃、芝麻、松子等；蔬菜類的韭菜、胡蘿蔔、甘藍菜、菠菜等；水果類的桃子、木瓜等；其他如牛肉、羊肉、海鮮、糯米、糙米、黃豆、豆腐、黑糖等。
- 多吃含菸鹼酸的食物，如動物肝臟、蛋、牛奶、乳酪、糙米、全麥製品、芝麻、香菇、花生、綠豆等，能穩定神經系統和循環系統，擴張末梢血管，改善手腳冰涼。
- 可適當選用溫補性中藥調理，如人參、黨參、當歸、丹參、北耆、鹿茸、菟絲子、玉桂、肉蓯蓉、桂枝、麻黃、乾薑、花椒、胡椒、肉豆蔻、草豆蔻等。

✘ 不宜

- 容易手腳冰冷的人，一年四季都要避免吃生冷的食物、冰品或喝冷飲。

湯粥保健食譜推薦

黑糖紅棗薑湯

| 食材 | 生薑1塊，紅棗15顆。

| 調味料 | 黑糖30克。

| 做法 |

1. 生薑洗淨後切塊，不必去皮。
2. 將紅棗洗淨，與薑一起放入鍋中，加1碗半的水熬成1碗。
3. 最後加黑糖調勻即可。

TIPS
　　薑湯加黑糖能夠驅寒，再加上補血的紅棗，尤其適合氣虛、血虛、寒性體質的人食用，長期飲用能夠改善手腳冰冷的症狀。

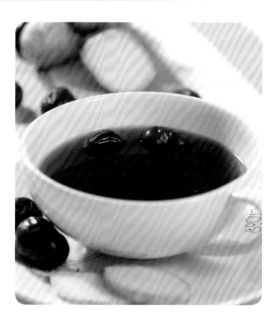

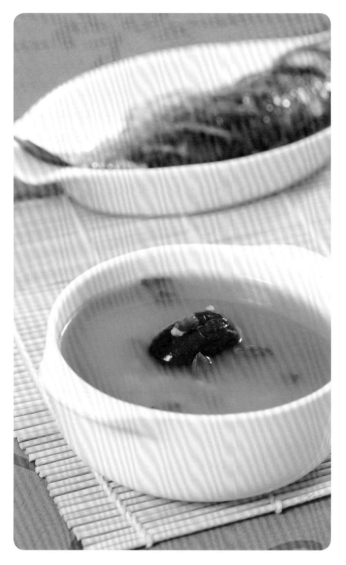

鯽魚豬血粥

|食材| 鯽魚1條，豬血100克，紅棗10顆，枸杞5克，小米40～50克，黑糖15克，生薑、蔥各適量。

|調味料| 鹽適量。

|做法|

1. 先將鯽魚去鱗、剖腹、洗淨後，將切碎的生薑、蔥連同鹽一起塞入魚腹中。
2. 油鍋燒熱，放入魚，中火煎至魚表皮略黃，加入適量開水，煮10～15分鐘，撈出魚當做配菜吃。
3. 再將紅棗、小米和枸杞洗淨，加入魚湯中同煮，待粥熟後加入黑糖及洗淨、切碎的豬血，再煮5分鐘即可食用。

> **TIPS**　經常食用這道粥，能溫陽、益氣、養血，特別適合冬季怕冷，且有貧血或中醫辨證為氣血不足者食用。

人參核桃飲

|食材| 人參3克，核桃5個。

|調味料| 冰糖少許。

|做法|

1. 將冰糖打成碎屑，核桃拍碎，冰糖、核桃與人參一同放入砂鍋內，加水適量。
2. 砂鍋置火上，大火煮滾後轉小火煮1小時即可。

> **TIPS**　人參具有大補元氣的作用，再搭配上補氣養血的核桃，適合因氣血不足所致的手腳冰冷、面色無光等症。如果食用後出現口乾舌燥、鼻子出血等症狀時，可以選擇藥性偏涼的西洋參。

小腿抽筋

　　小腿抽筋多好發於中老年人，其發作時間往往在夜間睡夢中或清晨剛醒時，症狀表現為小腿肌肉突然抽筋，腿肌僵硬，疼痛難耐，歷時幾秒鐘或數分鐘而逐漸消退。可以單次發作，也有近階段屢次發作者。

對症飲食要點

✔ 適宜

- 經常食用含鈣量高的食品，如牛奶、豆漿、骨頭湯、魚、蝦皮、小米粥等。另外，還需注意補充各種微量元素，常吃蔬菜和水果。
- 經常喝水，能夠加速血液循環，舒緩神經，減少抽筋的發生。
- 飲食宜清淡，避免攝取過多高糖、高脂食品。

EASY 湯粥保健食譜推薦

魚頭燉豆腐

| 食材 | 鰱魚頭400克，豆腐100克，香菇8朵，蔥白絲適量，薑3片。

| 調味料 | 鹽1大匙。

| 做法 |

1. 魚頭洗淨，從中間劈開，擦乾表面水分；豆腐切大塊；香菇去蒂洗淨。
2. 油鍋燒熱，放入魚頭，用中火將兩面煎黃（每面煎約3分鐘）。
3. 將魚頭擺在鍋的一邊，放入蔥白絲、薑片，爆香，倒入開水，以淹過魚頭為宜，放入香菇，蓋上蓋子，大火燉煮50分鐘。
4. 放入豆腐，加鹽，繼續煮3分鐘即可。

> **TIPS**
> 　　魚頭富含不飽和脂肪酸，能軟化血管、降低血脂；豆腐可以提供身體所需的蛋白質和鈣質；乾香菇中的維生素D含量豐富，可促進鈣的吸收。

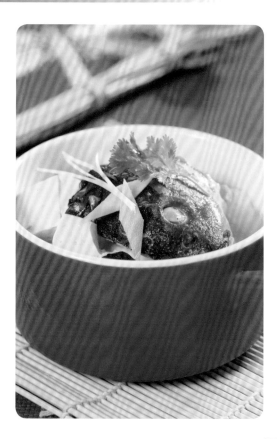

鮮蝦蛋粥

| 食材 | 米飯1小碗，雞蛋1顆，蝦仁50克，菠菜50克，蔥花1大匙。

| 調味料 | 鹽和胡椒粉各少許。

| 做法 |

1. 將米飯或直接用白米50克煮成稀飯；蔥切碎；菠菜切段；雞蛋打散。
2. 把菠菜與蝦仁加入稀飯中煮沸，用鹽、胡椒粉調味。
3. 最後倒入蛋液，撒上蔥花即可。

TIPS
　　蝦和雞蛋都含有豐富的鈣，可預防因缺鈣所致的小腿抽筋、骨質疏鬆，且蝦的肉質肥嫩鮮美，沒有腥味和骨刺，尤其適合老人食用。

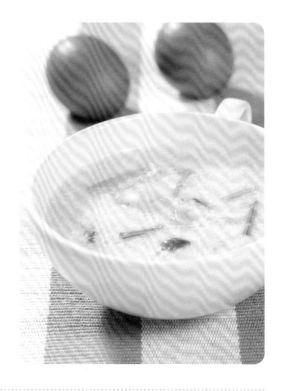

豬腳豆腐燉香菇

| 食材 | 豬腳1隻，豆腐200克，絲瓜、鮮香菇各50克，薑絲少許，蔥2段。

| 調味料 | 鹽1小匙，雞粉少許。

| 做法 |

1. 豬腳洗淨剁成小塊；豆腐放入鹽水中浸泡10～15分鐘，洗淨切成小塊；絲瓜去皮洗淨，切成薄片；香菇去蒂洗淨。
2. 鍋置火上，加入2.5公升的水，放入豬腳，大火煮滾後用小火煮至肉爛。
3. 加入香菇、豆腐、絲瓜、薑絲、蔥段、鹽、雞粉，稍煮幾分鐘即可。

TIPS
　　豬腳含有豐富的膠原蛋白和鈣，對經常性的四肢疲乏、腿部抽筋、腿麻有很好的療效。

黑芝麻大骨湯

| 食材 | 豬骨400克，黑芝麻、黑豆各30克，枸杞適量。

| 調味料 | 雞粉、鹽各適量。

| 做法 |

1. 黑豆、黑芝麻洗淨備用；豬骨洗淨剁塊，汆燙後撈起。
2. 把全部食材放入鍋內，加清水適量。
3. 大火煮滾後，再用小火續煮至黑豆爛熟時，加鹽、雞粉調味即可。

TIPS
　　芝麻含有維生素E和芝麻素，能防止細胞老化，還含有非常豐富的鈣質，搭配黑豆、豬骨煲湯，不但可以有效地預防小腿抽筋，還能滋補脾胃，營養美味，老少皆宜。

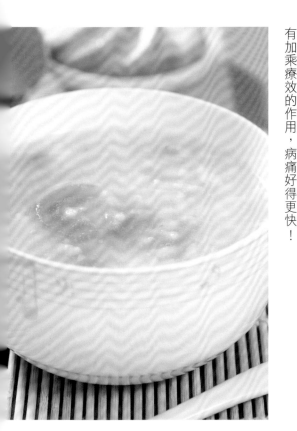

對症食療：常見疾病的調養湯粥

「藥補不如食補」、「三分治七分養」，而食療中最常見的也是最有效的方法即是湯飲、粥膳。

湯粥養生具有保健層面的意義，不僅可做為疾病治療時的輔助療法，還可當做病後復原的調養。

因此，將食物療法與藥物療法相互配合，有加乘療效的作用，病痛好得更快！

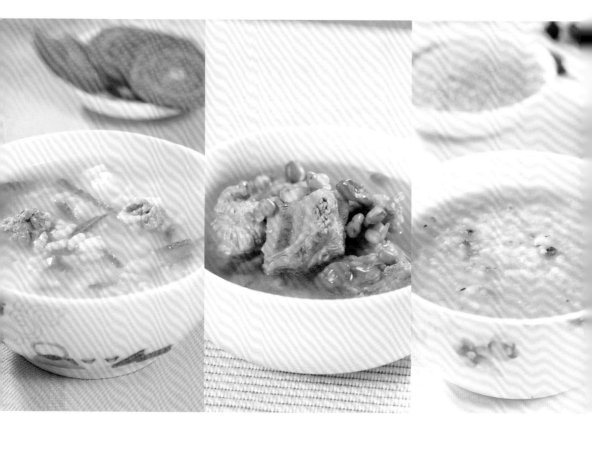

感冒

感冒是一種常見的呼吸系統疾病，其主要症狀為打噴嚏、鼻塞、流鼻涕、咽喉腫痛、咳嗽、發冷或發熱、關節痠痛與全身不適等症狀。引起感冒的原因有很多，比較常見的是由病毒引起的流行性感冒；或是由體內燥熱或暑熱而導致的風熱感冒；還有受風寒導致的風寒感冒。

祛病飲食要點

✅ 適宜

- 容易消化的流質飲食，如菜湯、稀粥、蛋湯、蛋羹、牛奶等。
- 多吃含維生素C、E的食物，如番茄、蘋果、葡萄、草莓、甜菜、橘子、西瓜、牛奶、雞蛋等。
- 多補充水分，可多喝酸性果汁，如山楂汁、奇異果汁、紅棗汁、鮮橙汁、西瓜汁等，以補充流失體液及電解質。
- 多吃開胃健脾之品，以及具有調補身體的食物，如紅棗、銀耳、芝麻、海參、黑木耳等

❌ 不宜

- 過度進補。
- 油膩、油炸食物。
- 寒涼、生冷食物，如生菜、冰品、冰飲。

湯粥保健食譜推薦

苦瓜豬肉湯

| 食材 | 豬瘦肉300克，苦瓜2條。

| 調味料 | 鹽1小匙。

| 做法 |

1. 將豬瘦肉洗淨，切成片。
2. 鮮苦瓜洗淨，去瓤切片，備用。
3. 將豬瘦肉片放入湯鍋中，加適量水，用大火煮滾後撈去浮沫改用小火煮。
4. 煮至七成熟時，放入苦瓜片。加鹽調好味，煮熟即可。

> **TIPS**
> 苦瓜能清暑清熱，明目解毒；豬瘦肉能滋陰潤燥。兩者搭配食用，適用於夏季感冒、發燒、煩渴、口苦等症。

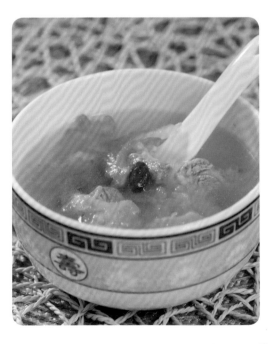

白米薑醋粥

| 食材 | 白米50克，生薑3片，蔥白適量。

| 調味料 | 米醋10毫升。

| 做法 |

1. 將白米淘洗乾淨，浸泡30分鐘；蔥白洗淨，切小段。
2. 將白米和生薑一同放入砂鍋中，加適量水，大火煮滾後放入蔥白。
3. 待粥將熟時，放入米醋，稍煮即可。

TIPS
　　趁熱吃，生薑主治感冒風寒、咳喘等，加入米醋效果更佳。吃後宜蓋被而臥，以微微出汗為佳。

薑絲蘿蔔湯

| 食材 | 生薑25克，蘿蔔50克。

| 調味料 | 鹽適量。

| 做法 |

1. 生薑洗淨，切絲；蘿蔔去皮，洗淨切絲。
2. 將生薑和蘿蔔一起放鍋中加適量水，燜煮10～15分鐘，再加少許鹽，稍煮1～2分鐘即可。

TIPS
　　生薑具有祛風散寒解表的作用，此湯適合風寒感冒者食用，同時蘿蔔含有豐富的維生素C，可以預防感冒及發燒復發。

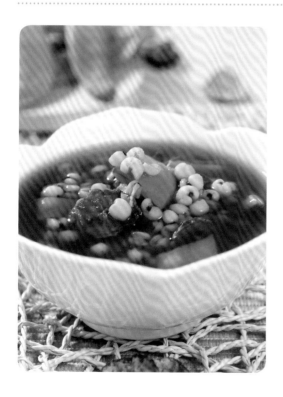

薏仁扁豆粥

| 食材 | 薏仁30克，扁豆15克，鮮山楂15克。

| 調味料 | 黑糖或鹽適量。

| 做法 |

1. 將薏仁淘洗乾淨，用水浸泡2小時備用。
2. 扁豆洗淨，切小段。
3. 山楂洗淨，去核。
4. 將薏仁、扁豆、山楂一起放入砂鍋內，加適量水煮粥，粥成後加黑糖調味，也可根據個人喜好加鹽或冰糖調味。

TIPS
　　扁豆具有健脾、益氣、消暑的功效，適合夏季感冒、急性胃腸炎、消化不良、暑熱頭痛頭昏、噁心、煩躁、口渴欲飲、食慾不振的人食用，搭配薏仁可強健脾胃去濕氣，能促進腸胃吸收，還可加強體力以對抗感冒病毒，非常適合初期感冒症狀的人食用。

氣喘

　　主要是由於長期的呼吸道慢性發炎，其症狀有呼吸困難、喘鳴聲、胸悶與慢性咳嗽等。發病原因與哮喘病患者本身的體質和外在環境因素有關。患者的體質包括遺傳素質、免疫狀態、精神心理狀態等主觀條件；環境因素包括病毒感染、職業因素、氣候、藥物、飲食、空氣污染等，這些均可能是導致哮喘發生的重要原因。

祛病飲食要點

✅ 適宜

- 可吃有祛痰、平喘、止咳、潤肺作用的食物，如百合、木耳、花生、絲瓜、蘿蔔、蓮藕、柑橘、柚子、柳橙、核桃、梨、蜂蜜、海帶等。
- 多吃蛋白質含量較高的食品，如乳製品、蛋類、瘦肉。
- 補充含鎂食物，如海帶、芝麻、核桃、花生、大豆及綠葉蔬菜等。
- 飲食宜清淡，並要定時定量。

❌ 不宜

- 過鹹、過辣。
- 肥肉、海魚、蝦、蟹等油膩腥氣的食物，有助濕、生痰、動火的作用，容易引起哮喘或使病情加重。
- 脹氣或難消化的食物，如豆類、地瓜等，以避免腹脹壓迫胸腔而加重呼吸困難。
- 哮喘與過敏有關，因此要避免容易引起過敏的食物，如芒果、堅果類、小麥製品。

湯粥保健食譜推薦

絲瓜蛋膜粳米粥

| 食材 | 絲瓜一小塊，雞蛋膜2張，粳米100克。
| 調味料 | 鹽、雞粉、香油各適量。
| 做法 |

1. 絲瓜洗淨切成片；將雞蛋膜（雞蛋殼內的一層薄膜）放入鍋中，加適量水煎約半小時，取汁。
2. 粳米淘洗乾淨，放入鍋中，加入已煎取的汁液及適量水，煮粥。
3. 粥好後加入絲瓜片煮熟，最後加鹽、雞粉、香油調味即可。

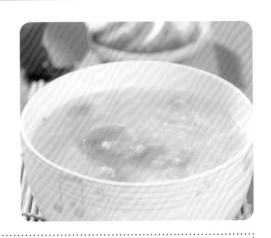

TIPS　這道粳米粥有清熱化痰、止咳平喘、調和脾胃的作用。適合熱性哮喘的患者。

芡實核桃粥

| 食材 | 芡實30克，核桃20克，紅棗（去核）10顆，白米50克。

| 調味料 | 米醋10毫升。

| 做法 |

1. 將芡實、核桃、紅棗洗淨；白米淘洗乾淨，浸泡30分鐘。
2. 將所有食材一同放入鍋中，加適量水，煮成粥，分次食用，也可常吃。

TIPS
　　核桃有鎮咳平喘的作用，對慢性氣管炎和哮喘病患者療效極佳。這道芡實核桃粥適用於腎虛不能納氣者，如氣短乏力、動則息促氣急、畏寒肢冷、腰酸膝軟等症，可用於哮喘緩解期調養身體。

山藥蘿蔔粥

| 食材 | 鮮山藥30克，蘿蔔半個，白米50克，芹菜末少許。

| 調味料 | 鹽、胡椒粉各適量。

| 做法 |

1. 將山藥、蘿蔔去皮，洗淨，切成小塊，備用。
2. 白米淘洗乾淨，浸泡30分鐘，放入鍋中，加適量水，煮粥。
3. 待粥快好時，放入山藥塊和蘿蔔塊，大火煮滾後，轉小火熬煮至山藥、蘿蔔和白米變軟爛即可。
4. 最後加入鹽，撒上胡椒粉和芹菜末即可。

TIPS
　　蘿蔔有止咳定喘的功效；山藥則是補脾胃的理想食物。這道山藥蘿蔔粥不僅能緩解哮喘，還能健脾養胃，幫助消化。

蓮藕枸杞粥

| 食材 | 蓮藕200克，白米50克，枸杞少許。

| 調味料 | 白糖少許。

| 做法 |

1. 將蓮藕洗淨，切片；白米淘洗乾淨，浸泡30分鐘。
2. 蓮藕與白米一同放入鍋中，加入適量水，煮粥。
3. 待粥熟時，放入枸杞，再加入少許白糖，調味即可。

TIPS
　　蓮藕含有澱粉、蛋白質、維生素C，以及氧化酶等成分，具有清熱解煩、解渴生津、健脾開胃、益血補心及化痰等功效，與補益類的枸杞合用，可化痰定喘。

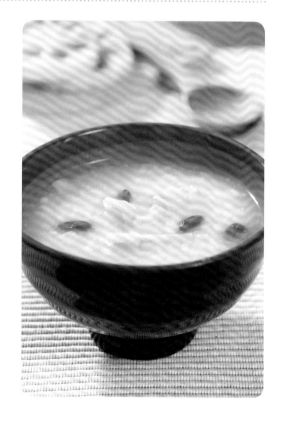

肺炎

肺炎是指肺部肺泡出現發炎的症狀，經常是由感冒或支氣管炎惡化或因細菌感染而發病。通常發生在幼兒及年長者、以及免疫系統比較差的人，初期的症狀是發寒、咳嗽、發燒等，也可能突然高燒至38～40℃，伴有濃痰，甚至會帶血絲。

祛病飲食要點

✓ 適宜

- 發熱期間飲食宜清淡易消化，以流質和半流質為好，如粥類、米粉、藕粉、果汁、蔬菜湯等，且多飲水，保持大小便通暢。
- 恢復期間退熱後可進食潤肺生津食物和高蛋白食物，如牛奶、蛋、魚湯、瘦肉湯、絲瓜、荸薺、銀耳、沙參、玉竹、山藥、扁豆、蜂蜜等。

✗ 不宜

- 溫熱食物及油膩辛辣的食物，包括一些甘溫的水果，如桃、杏、李子、橘子等都要少吃或不吃，以免助熱生痰。
- 寒涼、生冷食物及冰品。

湯粥保健食譜推薦

桂圓鴿蛋湯

| 食材 | 鴿蛋100克，桂圓肉10克，黃精10克，枸杞10克。

| 調味料 | 冰糖15克。

| 做法 |

1. 將桂圓肉、枸杞、黃精洗淨備用。
2. 在砂鍋中加適量水，放入以上三味藥，大火煮滾後轉小火煮15分鐘。
3. 把鴿蛋打破後逐個入鍋內，同時放入冰糖煮至鴿蛋熟即可。

TIPS

黃精具有滋腎潤肺的作用，與桂圓、鴿蛋同用有滋陰潤肺、益氣血、補肝腎的功效，適用於肺燥咳嗽、氣血虛弱者。

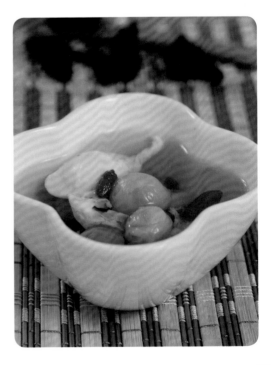

薄荷薏仁綠豆粥

| 食材 | 薏仁30克，綠豆30克，薄荷6克。

| 調味料 | 冰糖15克。

| 做法 |

1. 將薄荷用水煎約30分鐘，取汁去渣備用。
2. 將綠豆、薏仁洗淨，浸泡2小時。
3. 鍋中加水，放入綠豆煮至半熟（豆破），加入薏仁同煮至豆熟米爛。
4. 然後加入薄荷水及少許冰糖即可。

TIPS
　　綠豆有清熱解毒、利咽的功效；薏仁有健脾去濕、清熱排膿的功效。兩者搭配具有疏風散熱、利咽喉的薄荷，可用於肺炎高熱，或熱退後咳嗽胸痛、痰黃口乾者。

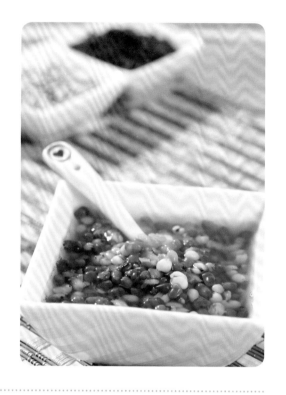

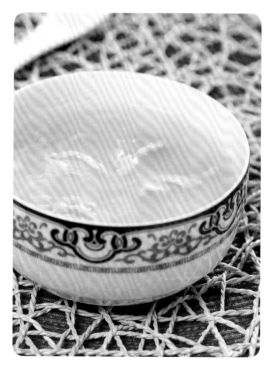

白菜豬肉湯

| 食材 | 豬瘦肉、白菜心各100克，薑、蒜各適量。

| 調味料 | 鹽少許。

| 做法 |

1. 將豬瘦肉洗淨，切絲；白菜心洗淨，切絲，入熱水鍋中汆燙至剛熟時撈出，瀝乾水待用。
2. 油鍋燒熱，放入蒜、薑爆香，再加豬瘦肉同炒，加入適量水，加鹽，煮熟。
3. 最後放入白菜心煮滾，加鹽即可食用。

TIPS
　　豬瘦肉有補中益氣、生津潤腸功效；大白菜性平，味甘，有清熱解毒、化痰止咳、除煩通便等功效。豬瘦肉與白菜同食，適用於急慢性肺炎者當做食療。

扁桃腺炎

扁桃腺炎可分為急性和慢性兩種。急性扁桃腺炎大多在人體抵抗力降低時感染細菌或病毒所致，發病急，主要症狀為咽喉腫痛、吞嚥困難，並伴有畏寒、發熱、頭痛等症狀。慢性扁桃腺炎表現為咽部乾燥，有堵塞感，分泌物黏稠，不易咳出，口臭，其反覆發作可誘發其他疾病，因此須積極治療。

祛病飲食要點

✅ 適宜

- 急性扁桃腺發炎期飲食宜清淡，宜吃含水分多又易吸收的食物，如稀米湯（加鹽）、果汁、荸薺水（粉）、綠豆湯、蔬菜湯等。
- 慢性扁桃腺發炎期宜多吃蔬菜、水果、豆類食物，如青菜，番茄、紅蘿蔔、黃豆、豆腐、豆漿、梨、冰糖、蜂蜜、百合等。

- 喉嚨有異常感時可吃金桔，若生吃覺得酸，可加冰糖或蜂蜜煮汁。金桔皮營養豐富，含維生素C及鈣，有消除喉嚨發炎的作用。
- 發燒、喉嚨痛時可吃梨。梨有退燒、潤喉、止痛的作用，可緩解不適症狀。

❌ 不宜

- 辛辣、煎炸等刺激性食物，如薑、辣椒、油條等。

EASY 湯粥保健食譜推薦

金銀花粥

| 食材 | 金銀花15克，白米100克。

| 調味料 | 白糖適量。

| 做法 |

1. 將金銀花洗淨，加水適量，浸泡5～10分鐘後，水煎約20分鐘，去渣取汁。
2. 白米淘洗乾淨，浸泡30分鐘，放入鍋中，倒入金銀花汁和適量水，煮粥，待熟時加入白糖。

TIPS

金銀花具有清熱解毒、疏散風熱的功效，主治外感風熱、溫病初起、熱毒血痢、暑熱煩渴、咽喉腫痛。金銀花粥適用於扁桃腺發炎初期患者，每天1～2次，連續食用3～5天。

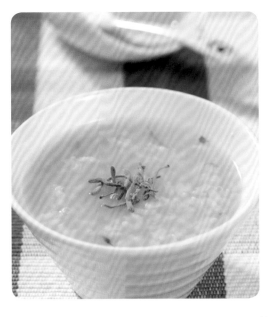

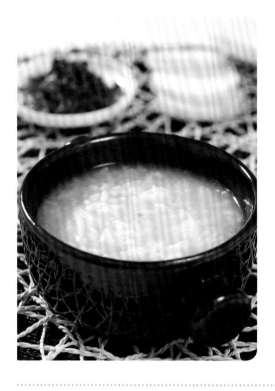

蒲公英蘿蔔粥

| 食材 | 白米50克，蘿蔔100克，蒲公英5克。

| 做法 |

1. 白蘿蔔去皮，切成薄片；蒲公英用紗布包好；白米淘洗乾淨，浸泡30分鐘。
2. 將白蘿蔔片和蒲公英放入鍋中，加適量水，大火煮滾後，轉小火煮20分鐘。
3. 去渣取汁，與白米一同放入鍋中，再加適量水，煮粥即可。

> **TIPS**
> 蒲公英味苦性寒，具有清熱解毒、消結散腫的功效，主治急性扁桃腺炎、咽炎和流行性腮腺炎等；白蘿蔔有消食、化痰定喘、消腫散瘀的功效。扁桃腺發炎急性期，每天喝上一碗蒲公英蘿蔔粥對病情有很大的改善作用。

酸梅橄欖湯

| 食材 | 酸梅6克，橄欖25克。

| 調味料 | 白糖適量。

| 做法 |

1. 將酸梅及橄欖洗淨，放入砂鍋內浸泡半天。
2. 用浸泡酸梅和橄欖的水，大火煮約半小時，最後加白糖調味即可。

> **TIPS**
> 橄欖有清肺利嚥、生津止渴的功效，主治咳嗽痰血、咽喉腫痛、暑熱煩渴，配上有斂肺止咳、生津止咳功效的酸梅，非常適合扁桃腺發炎引起的口燥咽乾、咽喉腫痛等症食用。

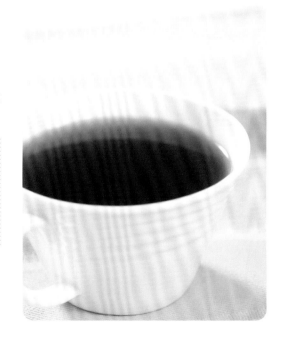

胃炎

胃炎是指胃黏膜出現發炎的現象，原因包含感染幽門螺旋桿菌、膽汁倒流、食物或藥物中毒，或是不良飲食習慣（過食辛辣、燒烤、油炸食物）、飲酒過量。急性胃炎的症狀有食慾不振、腹痛、噁心、嘔吐；嚴重者可能出現嘔血、大便變黑、脱水、電解質及酸鹼平衡紊亂等症。慢性胃炎除了有消化不良症狀，還可能伴有上腹部隱痛、餐後飽脹、胃酸逆流。

祛病飲食要點

✓ 適宜

- 注意營養均衡，多吃富含維生素的蔬菜水果，以利於保護胃黏膜和提高其防禦能力。
- 飲食宜軟、溫、暖，烹調宜用蒸、煮、燉、燴。

- 進食要細嚼慢嚥，少食多餐。

✗ 不宜

- 堅硬、粗糙類不易消化的食物。
- 肥膩及各種辛辣刺激性的食物。
- 含咖啡因的食物，如咖啡、濃茶、巧克力。

湯粥保健食譜推薦

木瓜魚尾湯

| 食材 | 木瓜1顆，草魚尾100克，生薑2片。

| 調味料 | 鹽少許。

| 做法 |

1. 將木瓜削皮切塊；草魚尾清理乾淨。
2. 油鍋燒熱，放入魚尾略煎片刻。
3. 加入木瓜及生薑片少許，放入適量水，煮約1小時，最後加少許鹽調味即可。

TIPS
木瓜含木瓜蛋白酶，有助於食物的消化吸收，對消化不良、痢疾、胃痛、胃潰瘍、十二指腸潰瘍等均有療效；草魚，味甘，性溫，有暖胃和中、消食化滯的功效。此湯適用於慢性胃炎者做為食療。

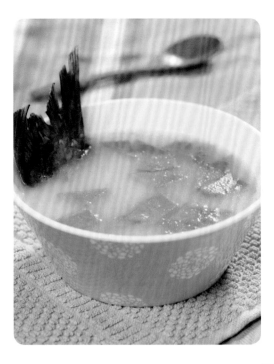

花生紫米粥

| 食材 | 紫糯米50克，花生15顆。

| 調味料 | 鹽少許。

| 做法 |

1. 將紫糯米、花生洗淨，紫糯米浸泡2小時。
2. 鍋中加入適量水，大火煮滾，放入紫糯米和花生，煮滾後轉小火，熬成粥。
3. 粥將熟時，放少許鹽調味即可。

> **TIPS**
> 　　紫糯米有溫暖脾胃、補益中氣的功效，對脾胃虛寒、食慾不佳、腹脹腹瀉有一定的緩解作用；花生具有扶正補虛、健脾和胃的功效。兩者合用具有健脾、和胃、止痛的功效，適合胃痛者長期食用。

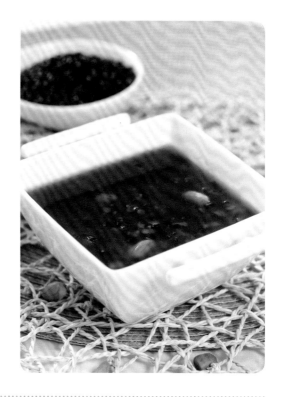

蜂蜜馬鈴薯濃湯

| 食材 | 新鮮馬鈴薯250克。

| 調味料 | 蜂蜜少許。

| 做法 |

1. 將馬鈴薯洗淨，切碎。
2. 馬鈴薯放入鍋中，加入適量水，煮至稠粥狀。
3. 食用時加入蜂蜜即可。建議每天清晨空腹食用，連吃15天。

> **TIPS**
> 　　馬鈴薯具有補氣、健脾胃、消炎止痛的作用，適用於胃炎、便祕及十二指腸潰瘍等，對胃脘隱痛、食少倦怠、虛勞咳嗽等有一定的食療作用。

陳皮蘇葉粥

| 食材 | 白米80克，紫蘇葉10克，陳皮20克。

| 調味料 | 米醋10毫升。

| 做法 |

1. 紫蘇葉洗淨，切碎備用。
2. 陳皮裝入茶葉袋；白米洗淨。
3. 將白米、陳皮放入鍋中，加適量水，大火煮滾後轉小火，熬到粥濃稠。
4. 放入紫蘇葉碎末，再煮1分鐘即可。

> **TIPS**
> 　　陳皮行氣健脾，對脾胃不和、脹滿有療效；紫蘇葉有驅寒、理氣、和胃的功效。此粥對風寒感冒、氣滯胃痛有非常好的療效。

病毒性肝炎

病毒性肝炎是一種肝炎病毒所引起的傳染病，包括急慢性肝炎、肝硬化、肝癌。常見症狀有：全身疲乏無力、頭昏、口乾、口苦、食慾減退、噁心、嘔吐、排斥油膩食物、右上腹不適、腹瀉等。若罹患病毒性肝炎應尋求專業醫師的協助，並藉由平日生活及飲食來改善緩解症狀。

祛病飲食要點

✔ 適宜

- 多吃新鮮蔬菜、水果，如青菜、芹菜、菠菜、黃瓜、番茄、蘋果、生梨、香蕉、葡萄、柑橘等。
- 多攝取富含蛋白質的食物，以利於肝細胞的再生和修復。這類食物有牛奶、雞蛋、魚、瘦肉、豆製品等。
- 多吃富含微量元素的食物如海藻、牡蠣、香菇、芝麻、紅棗、枸杞等。

✘ 不宜

- 油炸、油膩。
- 燥熱、辛辣、刺激性的食物。
- 醃漬、煙燻食物。
- 吸菸。

EASY 湯粥保健食譜推薦

紅棗香菇湯

| 食材 | 紅棗（乾）40克，香菇（鮮）40克，薑1片。

| 調味料 | 料理米酒1小匙，鹽、雞粉、植物油各適量。

| 做法 |

1. 紅棗洗淨，用水浸泡至軟，撈出，去核；香菇去雜，洗淨。
2. 取一個燉盅，放入紅棗、香菇和適量水，加入料理米酒、鹽、雞粉、薑片、植物油。
3. 將燉盅蓋上蓋子，中火隔水煮1小時，取出燉好的湯即可。

TIPS
補肝解毒的香菇搭配含礦物質豐富的紅棗煲湯，可養肝護肝，對肝病患者有很好的食療效果。

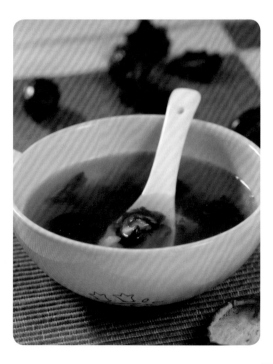

芹菜牛肝湯

| 食材 | 芹菜200克，牛肝200克。

| 調味料 | 醬油1大匙，胡椒粉、鹽各適量。

| 做法 |

1. 芹菜洗淨，切成1公分長的段；牛肝洗淨，切片，入熱水中汆燙，撈出瀝乾。

2. 油鍋燒熱，放入牛肝片，略微煸炒，加適量水、芹菜、醬油、鹽，大火煮滾後，轉小火煮至牛肝熟透，加入胡椒粉即可。

> **TIPS**
> 牛肝有補肝、養血、明目的作用，搭配芹菜除具有平肝、解毒的效用外，還能緩解因為肝陽上亢造成的血壓升高及情緒不穩。

鯽魚牛奶湯

| 食材 | 鯽魚1條，蔥1根，薑2片。

| 調味料 | 牛奶、鹽各適量。

| 做法 |

1. 鯽魚去鰓、鱗、內臟，洗淨瀝乾；蔥洗淨，切成末；薑洗淨。

2. 油鍋燒熱，放入鯽魚，煎至兩面微黃，撈出瀝油。

3. 湯鍋內放入適量水，煮滾，放入煎好的鯽魚，以大火煮滾後，轉小火，加入薑片，煮至湯味濃香，倒入牛奶後略煮，撒上蔥花，加入鹽即可。

> **TIPS**
> 牛奶營養豐富、容易消化吸收，與鯽魚搭配煮湯可使得蛋白質的利用率更高，這道鯽魚牛奶湯還具有鎮靜安神的功效，對肝炎患者的休養有所助益。

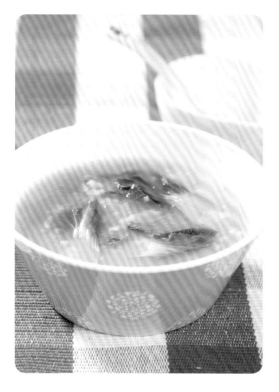

豬肝粥

| 食材 | 豬肝200克，白米100克，蔥2根，薑1片，青菜少許。

| 調味料 | 太白粉1大匙，橄欖油、鹽各適量。

| 做法 |

1. 豬肝洗淨，切成片；白米淘洗乾淨，浸泡30分鐘；蔥洗淨，切成末；薑洗淨，切成末；青菜洗淨。

2. 取一只大碗，放入切好的豬肝片，加入適量橄欖油、太白粉、薑末、鹽，醃漬10分鐘。

3. 將白米、豬肝放入鍋中，加入適量水，煮粥，待粥快好時放入青菜，稍煮片刻，撒上蔥花即可。

> **TIPS**
> 這道豬肝粥清淡爽口，以豬肝搭配白米煮粥可以促進豬肝營養成分更好地被人體肝臟組織吸收利用，特別適合肝病患者做為營養補充。

脂肪肝

脂肪肝是指由於各種原因引起的肝細胞內脂肪堆積過多而產生的病變。其臨床表現輕者無症狀，重者病情凶猛，如噁心、嘔吐、倦怠乏力、飯後感到腹脹、肝臟部位或右上腹隱隱作痛等。一般而言，脂肪肝屬可逆性疾病，早期診斷並及時治療，通常可恢復正常。

袪病飲食要點

✔ 適宜

- 多攝取高蛋白質、高維生素、高膳食纖維食物，以減少膽固醇的吸收，加速膽固醇的排泄，降低血脂。
- 多吃富含甲硫胺基酸的食物，如小米、芝麻、青江菜、菠菜、干貝、淡菜及魚類等，這些食物可促進體內磷脂合成，使肝細胞內脂肪轉化，對肝內脂肪形成有阻斷作用。

✘ 不宜

- 含糖和脂肪多的食物。
- 動物內臟、蛋黃等高膽固醇食物。

湯粥保健食譜推薦

香菇豆腐湯

| 食材 | 香菇20克，豆腐200克，薑末適量。

| 調味料 | 高湯適量。

| 做法 |

1. 將香菇（乾香菇則先用水泡發）洗淨切絲；豆腐洗淨，依喜好口感切成大或小的塊狀。
2. 油鍋燒熱，放入香菇絲與豆腐塊，稍炒片刻。
3. 加入薑末，再倒入高湯，依喜好加鹽或水，最後用小火煮30分鐘即可。

> **TIPS**
> 豆腐含有動物性食物缺乏的不飽和脂肪酸、卵磷脂等。常吃豆腐可以保護肝臟，促進身體代謝，增加免疫力並且有解毒作用；香菇富含脂肪酸，有助降低體內血脂。

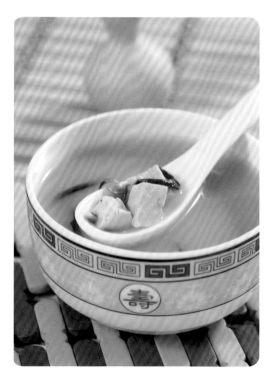

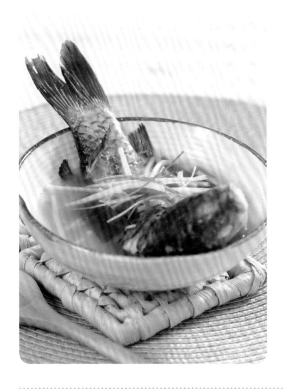

豆芽海帶鯽魚湯

| 食材 | 活鯽魚1條，黃豆芽200克，海帶25克，薑絲、蔥絲各適量。

| 調味料 | 高湯少許，料理米酒1大匙，醬油、鹽、醋各適量。

| 做法 |

1. 先將鯽魚去鰓、鱗、內臟，洗淨，在魚身兩側斜切十字花刀；黃豆芽洗淨，瀝乾；海帶用溫水泡發，洗淨，切成條狀。
2. 油鍋燒熱，放入薑絲、蔥絲爆香，加入高湯、醬油、料理米酒、醋，待湯滾時，放入鯽魚、黃豆芽、海帶，用小火煮30分鐘後，加鹽調味即可。

TIPS
　　鯽魚含有多種不飽和脂肪酸，具有很好的降膽固醇作用；海帶含豐富的牛磺酸，可降低血中的膽固醇。這道湯非常適合脂肪肝患者食用。

橙汁紅蘿蔔芹菜粥

| 食材 | 白米100克，紅蘿蔔1根，芹菜1根，橙汁1大匙。

| 調味料 | 鹽少許。

| 做法 |

1. 白米洗淨，用水浸泡30分鐘；紅蘿蔔洗淨去皮；芹菜洗淨，與紅蘿蔔一起放入果汁機打碎。
2. 將白米放入鍋中，加入適量水，大火煮滾後，加入紅蘿蔔和芹菜汁。改小火煮至粥稠，將橙汁和鹽加入調味即可。

TIPS
　　橙汁有助血管擴張，增強免疫力，養護胃腸道；紅蘿蔔除能消減自由基對身體的損害外，對肝臟還具有很好的保護作用。

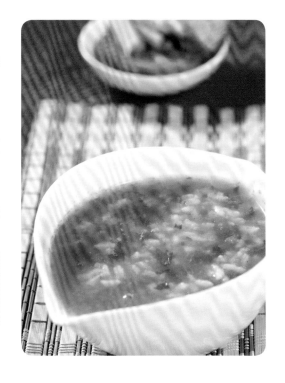

肝硬化

肝硬化是一種常見的慢性肝病，往往是由其他肝病逐步發展而來。臨床上早期由於肝臟功能代償較強，可無明顯症狀，部分患者可有乏力、易疲倦、體力減退，少數病人可出現臉部色素沉著。後期常出現消化道出血、肝性腦病、感染、癌變等嚴重併發症。

祛病飲食要點

✔ 適宜

- 飲食宜「三高」，即高維生素、高蛋白質、高熱量。
- 伴有食道靜脈曲張者宜給流質飲食，如菜泥、肉沫、爛飯等，上消化道出血時應禁食。
- 對伴有腹水或浮腫的患者，要給予少鹽或無鹽飲食。食鹽的每日攝取量以不超過1～1.5克為宜。
- 要避免高脂飲食。一般來説，每日以40～50克為宜。禁用動物油，可食用少量植物油。

✘ 不宜

- 菸酒和辛辣刺激及粗糙食物。
- 帶刺帶骨的食物，以及蒜薹、芹菜、韭菜、老白菜、黃豆芽等含粗糙纖維的食物，更不能食用硬、脆、乾的食品，以防止刺傷食道造成破裂出血。

EASY 湯粥保健食譜推薦

雞肉山藥羹

| 食材 | 雞胸肉100克，山藥30克。

| 調味料 | 鹽、雞粉、料理米酒各少許。

| 做法 |

1. 將雞胸肉洗淨，放入鍋裡煮至極熟爛。
2. 雞胸肉取出切碎後再放入鍋裡。
3. 將山藥洗淨切碎後放入雞肉湯中，煮至熟爛黏稠，加調味料調味即可。

> **TIPS**
> 雞肉有溫中益氣的功效，能加強肝臟和脾胃的功效，且富有營養，加上益脾胃的山藥，對肝硬化引起的營養不良、乏力疲勞、貧血、虛弱等症有很好的食療作用。

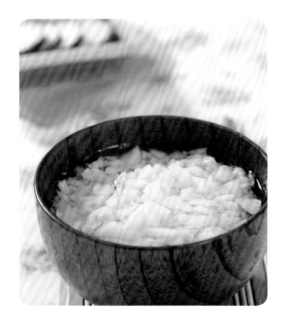

冬筍香菇湯

| 食材 | 冬筍250克，香菇50克。

| 做法 |

1. 香菇去掉根莖後，洗淨泥沙，用溫水泡透，切成絲；冬筍去硬殼洗淨，切成絲。
2. 油鍋燒熱，放入香菇絲、冬筍絲，翻炒5分鐘，再加入水煮滾。
3. 最後加少許鹽，起鍋後淋入香油即可。

TIPS 香菇具有高蛋白、低脂肪、多糖和多種維生素的營養特點，對糖尿病、肺結核、肝炎等具有治療作用；冬筍是一種高蛋白、低澱粉食品，對高血壓、糖尿病和動脈硬化等患者有一定的食療作用。

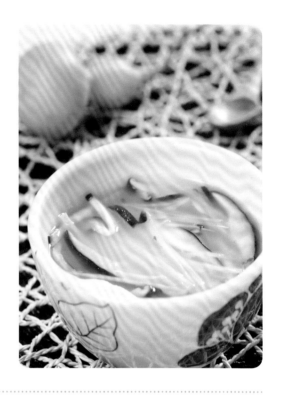

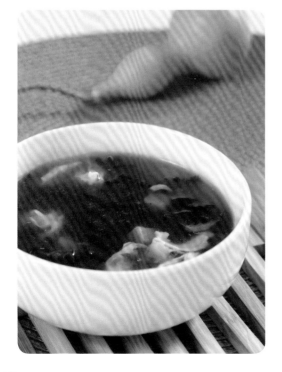

紫菜南瓜湯

| 食材 | 紫菜10克，南瓜100克，蝦皮20克，雞蛋1顆。

| 調味料 | 醬油、醋、香油或麻油各適量。

| 做法 |

1. 紫菜撕碎備用；南瓜去皮，去籽，洗淨，切成2公分的塊狀；蝦皮洗淨瀝乾；雞蛋打散。
2. 鍋置火上，加入適量水，放入蝦皮，加少許醬油，再放入南瓜塊，煮30分鐘。
3. 加入紫菜，繼續煮5分鐘，倒入蛋液，加醋，淋上少許香油即可。

TIPS 紫菜是保護肝臟、涼血清熱的極好食物，特別適合肝病患者食用。老南瓜有理氣護肝、降血糖、解毒等功效，兩者一同煮湯，對脂肪肝患者是很好的營養補充。

高血壓

高血壓是以動脈血壓升高為主要表現的疾病，多見於中老年人。其主要的發病原因是飲食中的動物性脂肪、膽固醇含量較高，食鈉過多，食鉀、鈣過少（即蛋白質品質較差），飲酒過多，抽菸，肥胖等。因此透過正確規律的飲食控制是防治高血壓的最佳方法。

祛病飲食要點

✔ 適宜

- 多吃含優質蛋白質和維生素的食物，如魚、牛奶、瘦肉、雞蛋、豆類及豆製品。
- 多吃含鉀食物，如黃豆、紅豆、番茄、櫛瓜、芹菜、鮮蘑菇、各種綠葉蔬菜，以及橘子、蘋果、香蕉、梨、奇異果、柿子、鳳梨、核桃、西瓜等水果。
- 多吃含鈣的食物，鈣有「排鈉」作用，可使血壓保持穩定。這類食物有乳製品、豆製品、芝麻醬、蝦皮、海帶、骨頭湯、黑木耳、核桃、沙丁魚、雞蛋等。
- 食用油宜選擇植物油，如橄欖油、葵花籽油、玉米油等。

✘ 不宜

- 醃漬食物，如醬菜、榨菜、皮蛋等。
- 含鈉鹽高的食物也應少吃或禁食。

湯粥保健食譜推薦

鳳梨西瓜羹

| 食材 | 西瓜300克，鳳梨150克。
| 調味料 | 冰糖30克，玉米粉15克。
| 做法 |
1. 西瓜、鳳梨去皮取瓤，切成小塊。
2. 鍋內加入適量水，大火燒開，放入西瓜、鳳梨，煮開，放入冰糖，煮至冰糖化開。
3. 玉米粉加水勾芡後倒入鍋中，煮開即可。

TIPS
西瓜含有鉀和鎂，能使血壓降低；西瓜還有利尿的作用，非常適合高血壓患者、急慢性腎炎患者、膽囊炎患者、高熱不退者食用。

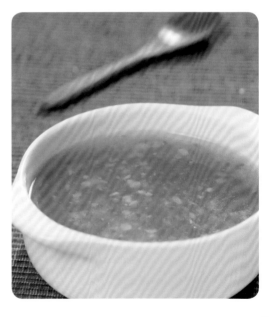

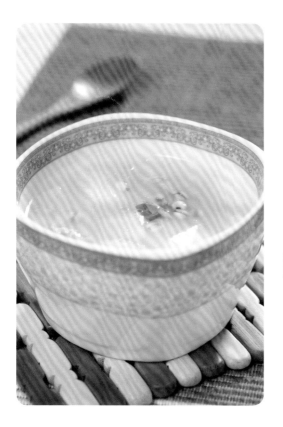

冬瓜薏仁瘦肉湯

| 食材 | 冬瓜100克，薏仁100克，豬瘦肉50克，蔥花少許。

| 調味料 | 花椒粉、鹽各少許。

| 做法 |

1. 冬瓜（帶皮）洗淨，切塊；豬瘦肉洗淨，切成片；薏仁洗淨，浸泡2小時。
2. 將薏仁放入鍋中，加入適量水，大火煮滾後，轉小火煮1小時。
3. 放入冬瓜、豬肉片煮15分鐘，加入蔥花、花椒粉、鹽調味即可。

TIPS 冬瓜和薏仁都有利水濕的作用，能夠促進體內血液和水分的新陳代謝，兩者同用有助於高血壓患者水分滯留的排泄。

海帶瘦肉粥

| 食材 | 海帶（乾）50克，豬瘦肉150克，白米100克，蔥花適量。

| 調味料 | 鹽少許。

| 做法 |

1. 將乾海帶用溫水泡發，切絲；豬瘦肉洗淨，切細絲。
2. 白米淘洗乾淨，浸泡30分鐘，放入鍋中，加適量水，大火煮滾，放入海帶絲、豬瘦肉絲，轉小火煮至粥熟。
3. 最後加入少許鹽及蔥花調味即可。

TIPS 海帶能改善血栓和因血液黏性增大而引起的血壓上升，常吃對高血壓病人十分有益。

栗子白菜粥

| 食材 | 白米200克，新鮮栗子100克，白菜50克。

| 調味料 | 鹽少許。

| 做法 |

1. 白米淘淨，浸泡30分鐘，加水以大火煮滾。
2. 栗子放入熱水中煮5分鐘，撈起剝去皮膜；白菜洗淨切碎。
3. 栗子與白菜一起放入粥中，以小火煮至栗子和白菜熟，粥汁濃稠，加鹽調味即可。

TIPS 栗子味甘性溫，含有豐富的脂肪、鈣、磷、鐵和多種維生素，特別是含有不飽和脂肪酸和多種維生素，有對抗高血壓、冠心病、動脈硬化等疾病的功效。

高血脂

高血脂是指人體血液中的膽固醇或三酸甘油脂的含量過高或兩者皆過高的症狀。高血脂多由過食肥膩食物、生活無規律、身體缺乏鍛鍊所致，而遺傳與環境也是導致高血脂的病因。現代醫學研究表示，高血脂可導致脂肪肝、高血壓、動脈硬化、冠心病等心腦血管疾病，因此要特別重視血脂濃度。

祛病飲食要點

✔ 適宜

- 多吃含蛋白質豐富、清淡、易消化的食物，如脫脂牛奶、雞肉、豆製品等，特別是要多吃豆製品，如豆腐、豆漿等對降低血脂很有益處的食物，其他豆類如綠豆、雲豆等也有降血脂的作用。
- 多吃高纖維的食物，如各類水果、燕麥片、木耳、海帶、紫菜、菇類、瓜類、莢豆類及蔬菜莖部等。
- 多吃深海魚類有調整血脂的作用。

- 多吃黑木耳、香菇及各種菌菇。黑木耳有抗血小板凝集、降低血脂和阻止血膽固醇堆積的作用；香菇有調節人體新陳代謝、降血壓、降血脂的作用，並能降低肝臟中的脂肪和膽固醇的含量。

✖ 不宜

- 脂肪含量高的食物，如動物內臟、肥肉、皮蛋、動物油等。
- 甜食及高熱量點心，如腰果、花生、瓜子、蛋糕、西點、中式糕餅、巧克力、霜淇淋。

🍵 EASY 湯粥保健食譜推薦

冬瓜玉米湯

| 食材 | 冬瓜200克，玉米1根，紅蘿蔔1根，香菇5朵，豬瘦肉150克，薑2片。

| 調味料 | 鹽適量。

| 做法 |

1. 紅蘿蔔去皮洗淨，切塊；冬瓜洗淨，去皮，切厚塊；玉米洗淨，切塊；香菇去蒂洗淨（乾香菇須先泡軟），切絲；豬瘦肉洗淨，汆燙後切成塊。

2. 鍋中加適量水，再放入紅蘿蔔塊、冬瓜塊、玉米塊、香菇、豬瘦肉塊、薑片，大火煮滾後用小火煲1小時，加鹽調味即可。

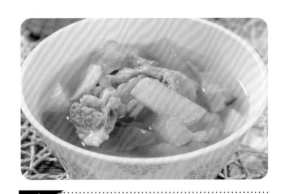

TIPS 玉米中富含不飽和脂肪酸，是一種膽固醇吸收的抑制劑，對降低血液內的膽固醇和預防冠心病有一定的作用。

馬鈴薯蒜苗粥

| 食材 | 白米80克，蒜苗6根，馬鈴薯1顆，洋蔥半顆，蒜末少許。

| 調味料 | 高湯、鹽、胡椒粉各適量。

| 做法 |

1. 蒜苗只留蒜白的部分，切末；馬鈴薯去皮，洗淨切小塊；洋蔥洗淨切塊；白米淘洗乾淨浸泡30分鐘。
2. 油鍋燒熱加入蒜末爆香，放入蒜苗、馬鈴薯塊、洋蔥一起炒至熟軟。
3. 將白米放入鍋，加入高湯和炒好的蒜苗、馬鈴薯、洋蔥，大火煮滾後，轉小火煮至粥熟，最後加入鹽和胡椒粉調味即可。

 TIPS
大蒜和蒜苗均具有抗癌、抗病毒、降血糖、降血壓、降血脂、抗動脈粥狀硬化等作用；馬鈴薯能有效降低膽固醇。

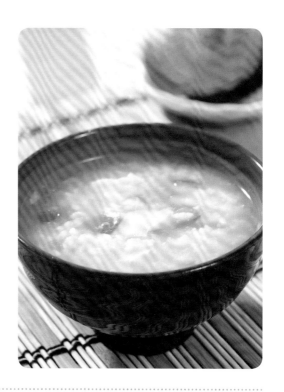

紫菜蘿蔔湯

| 食材 | 蘿蔔150克，蝦米20克，紫菜、蔥末、薑片各適量

| 調味料 | 料理米酒、香油或麻油、鹽各適量。

| 做法 |

1. 蘿蔔洗淨去皮切絲；蝦米泡軟，紫菜撕碎備用。
2. 爆香蔥末、薑片，放入蝦米，加入料理米酒、水煮滾，放入蘿蔔絲，煮熟。
3. 加入撕好的紫菜，放入少許鹽，淋上香油即可。

 TIPS
經常食用紫菜對延緩衰老、防止貧血、降血脂、降膽固醇都有很好的作用。

雪菜蠶豆湯

| 食材 | 鮮蠶豆150克，醃雪菜350克，蔥、薑各適量。

| 調味料 | 料理米酒1大匙，雞湯、雞粉、香油各適量。

| 做法 |

1. 將雪菜洗淨，切成末；蠶豆去皮後洗淨；蔥、薑洗淨，切絲待用。
2. 鍋置火上，加適量水，大火煮滾後倒入蠶豆瓣煮熟，撈出放入盤中。
3. 油鍋燒熱，放入蔥絲、薑絲、雪菜末翻炒，加入料理米酒、雞粉翻勻後加入雞湯和水。
4. 待煮滾後改用小火煮5分鐘，再倒入蠶豆瓣，淋入適量香油即可。

TIPS
蠶豆中蛋白質豐富，其蛋白不含有膽固醇，可以提高食品營養價值，預防心血管疾病。

糖尿病

糖尿病是一種因體內胰島素不足所導致的一系列臨床綜合症。臨床以高血糖為主要標誌，其表現為吃多、喝多、尿多和體重下降。久病或血糖控制不良，容易引起其他器官的病變，如心血管、腦血管、眼睛視網膜、四肢周邊血管及腎臟等病變。血糖波動與飲食有直接關係，因此糖尿病患特別需要透過飲食來維持血糖恆定。

袪病飲食要點

✔ 適宜

- 多吃富含膳食纖維的食物，可以降低餐後血糖，還能預防便祕。這類食物有新鮮蔬菜、水果及全穀類、堅果類。
- 烹飪宜選用植物油，如玉米油、葵花籽油、花生油、大豆油等，其中含有較豐富的不飽和脂肪酸，能防治動脈硬化等併發症。

✘ 不宜

- 高糖、高油脂、高熱量飲食。
- 辛辣及刺激性食物。

EASY 湯粥保健食譜推薦

蜂蜜燕麥小米粥

| 食材 | 小米50克，燕麥片50克，綠豆50克。

| 調味料 | 蜂蜜1小匙。

| 做法 |

1. 綠豆洗淨，浸泡2小時；小米洗淨，浸泡20分鐘。
2. 將綠豆連水一起放入鍋中，煮至豆破，放入小米，小火熬煮30分鐘，至豆爛米熟，加入燕麥片、蜂蜜，煮約3～5分鐘即可。

TIPS
燕麥中的水溶性膳食纖維具有平緩飯後血糖上升的效果，有助於糖尿病患者控制血糖。

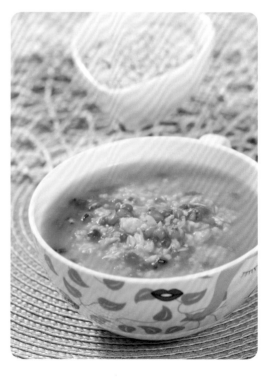

芹菜粥

| 食材 | 白米150克，芹菜100克。

| 做法 |

1. 將白米淘洗乾淨，放入鍋中，加入適量水，煮成粥。
2. 芹菜去葉洗淨，切成碎末。
3. 將芹菜末拌入粥中，邊煮邊攪拌至熟即可。

> **TIPS**
> 　　芹菜中含有豐富的膳食纖維，能夠使糖分的吸收轉慢，防止餐後血糖迅速上升。芹菜還含有芹菜鹼、甘露醇等活性成分，經常食用可降低血糖。

滑蛋牛肉粥

| 食材 | 白米100克，牛肉50克，雞蛋1顆，蔥1根，高湯5碗。

| 調味料 |

A：米酒、醬油各半大匙，太白粉1大匙。
B：鹽、胡椒粉各適量。

| 做法 |

1. 白米洗淨，浸泡30分鐘；牛肉切薄片，放入碗中加調味料A醃10分鐘。
2. 蔥洗淨，切末；雞蛋打散備用。
3. 白米放入鍋中，倒入高湯，大火煮滾後轉小火熬成白粥。
4. 白粥煮滾，放入牛肉片燙至6分熟，加入蛋汁及調味料B調勻，撒上蔥末，即可盛出。

> **TIPS**
> 　　牛肉含膽固醇較低，但蛋白質和鐵的含量卻很高，適合動脈硬化以及糖尿病患者食用。

小白菜豆腐湯

| 食材 | 小白菜、豆腐各100克。

| 調味料 | 蔥花、花椒粉、鹽各適量。

| 做法 |

1. 小白菜挑洗乾淨，切段；豆腐依喜好口感切大或小的塊狀。
2. 油鍋燒至七成熟，放入蔥花、花椒粉炒出香味，加入豆腐塊和適量的水煮滾。
3. 放入小白菜，煮2分鐘，加鹽調味即可。

> **TIPS**
> 　　小白菜膳食纖維的含量非常豐富，不僅能夠促進胃腸蠕動，還具有降血糖的功效；豆腐含有多種蛋白質及豐富的礦物質，不含單醣和雙醣，也不含膽固醇，特別適合糖尿病患者食用。

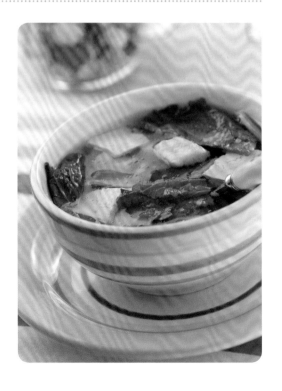

心臟病

心臟病是一種常見的慢性病，包括風濕性心臟病、先天性心臟病、高血壓性心臟病、冠心病、心肌炎、心絞痛、心肌梗塞等多種類型，多發生於中老年人以及吸菸者、高血壓、糖尿病、高血脂症等代謝性疾病的患者，以及有家庭遺傳病史者、肥胖者、缺乏運動者等。

祛病飲食要點

✓ 適宜

- 多吃富含維生素C的食物，如水果、新鮮蔬菜等，能改善冠狀動脈的血液循環。
- 多吃含維生素E及具有抗氧化作用的食物，能有效預防心腦血管疾病。
- 多吃含纖維素豐富的食物，除了幫助腸道通暢，還能預防血管產生栓塞。
- 飲食要有規律，不可過飢或過飽。

✗ 不宜

- 高脂肪、高膽固醇食物，如肥肉、蛋黃、動物油、動物內臟等。
- 過鹹、醃漬、煙燻食物。
- 甜食、高熱量食物。

湯粥保健食譜推薦

金桔青江菜核桃精力湯

| 食材 | 青江菜400公克（約4～5根）、金桔、核桃各30克。

| 做法 |
1. 金桔洗淨後，削皮對半切去籽備用。
2. 青江菜去根部洗乾淨後，切成小塊。
3. 核桃用刀背壓碎備用。
4. 將所有食材一起放入榨汁機中榨成汁即可。

TIPS
金桔能強化微血管彈性，其中富含的維生素P，能幫助維持血管健康；青江菜則能緩解心臟病的胸悶現象。

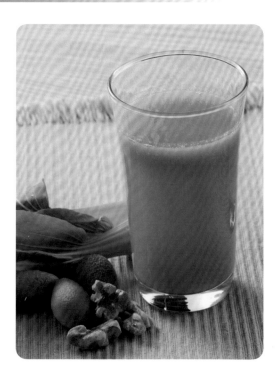

黑豆漿

│食材│ 乾黑豆20克。

│做法│

1. 乾黑豆淘洗乾淨，用水浸泡6～12小時，放入榨汁機，加適量水攪打成豆漿。

2. 湯鍋置火上，倒入攪打好的黑豆漿，中火煮沸，轉小火煮10分鐘。

3. 取碗，倒入煮熟的黑豆漿，放至溫熱即可飲用。

TIPS
　　黑豆基本不含膽固醇，只含植物固醇，植物固醇有抑制人體吸收膽固醇、降低膽固醇在血液中含量的作用。常吃黑豆，能軟化血管、延緩衰老，對高血壓、心臟病等患者有益。

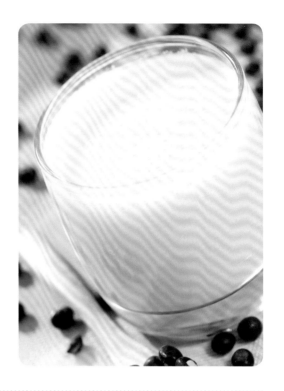

玉米綠豆粥

│食材│ 玉米粒100克，綠豆50克。

│做法│

1. 綠豆洗淨，用水浸泡2小時，和水一起煮半小時，取出。

2. 玉米粒洗淨，加適量水，用小火煮20分鐘，加入煮好的綠豆粥，煮滾即可。

TIPS
　　玉米中含有豐富的亞油酸，它和玉米胚芽中所含的維生素E協同作用，能有效降低血液膽固醇的濃度，預防心血管疾病；綠豆中的多醣成分能達到降血脂的療效，可有效防治冠心病、心絞痛。

番茄木耳湯

│食材│ 番茄50克，鮮木耳100克。

│調味料│ 鹽、香油或麻油、蔥花、橄欖油各適量。

│做法│

1. 番茄洗淨，略燙剝去外皮，切成橘子瓣形；木耳洗淨，切小朵。

2. 油鍋燒熱，放入番茄略炒，再放入木耳，加適量水，大火煮滾。

3. 加鹽、香油，最後撒上蔥花即可。

TIPS
　　番茄中含有的果酸，可以降低血液中膽固醇的含量，因此番茄是高血壓、高脂血症、冠心病等患者理想的輔助食品。這道湯尤其適合患心臟病以及妊娠高血壓的孕婦食用。

腎炎

　　腎炎臨床主要症狀表現大多有血尿、蛋白尿、少尿，臉部或下肢浮腫，嚴重者會出現全身性水腫，如果早期發現，並積極治療，通常較容易恢復，少數病人會發展為慢性腎炎。慢性腎炎多見於成年人，病程長，有不同程度的蛋白尿、血尿、貧血及腎功能損害，甚至會出現腎功能衰竭、尿毒症。

祛病飲食要點

✅ 適宜

- 多吃一些富含維生素C的蔬菜、水果，如甜椒、青江菜、番茄，以及奇異果、草莓等，有助腎炎恢復。
- 以高熱量、低蛋白質的食品為熱量的主要來源，如馬鈴薯、山藥、地瓜、蓮藕等，可以補充熱量，減少體內蛋白質的分解，以減輕腎臟負擔。
- 浮腫明顯者可多吃蘿蔔、冬瓜、紅豆、西瓜、黑豆、絲瓜等有利尿作用的食物。

- 兼見血尿者，可吃蓮藕、白菜根、花生、茄子等有止血作用的食物。
- 伴高血壓者，可吃芹菜、菠菜、木耳、黃豆芽、綠豆芽、玉米等有降血壓作用的食物。

❌ 不宜

- 高蛋白食物。
- 含鹽分高的食物，以及醃漬、煙燻類食物。
- 辛辣刺激性食物。
- 抽菸、喝酒。

湯粥保健食譜推薦

冬瓜鯉魚湯

| 食材 | 鯉魚200克，冬瓜150克。

| 調味料 | 生薑和鹽各適量。

| 做法 |

1. 鯉魚剖洗乾淨，切花刀；冬瓜洗淨，切成片狀；生薑洗淨拍鬆。
2. 鍋置火上，加入適量水煮滾，放入鯉魚和生薑。煮滾後撇去浮沫，放入冬瓜片，用中火續燒10分鐘。
3. 最後加鹽調味即可。

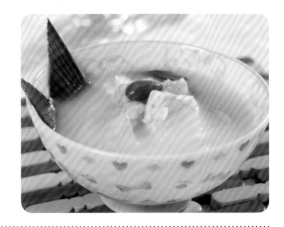

TIPS　　冬瓜可清熱解渴、化痰利尿；鯉魚可利水消腫。此湯有利尿減肥、清熱補虛之效，非常適合腎炎水腫者食用。

122

車前草粥

| 食材 | 車前草50克，蔥白1根，粳米80克。

| 做法 |

1. 將車前草洗淨並切碎；蔥白洗淨，切碎。
2. 將車前草和蔥白一同放入鍋中，加入適量水，煮約20分鐘，去渣取汁。
3. 粳米淘洗乾淨，加入煮好的車前草汁液和適量水，煮成粥即可。每天可吃2～3次。

> **TIPS**　車前草有利尿、清熱、明目、祛痰的功效。適用於小便不通、尿血、水腫等症的急性腎炎患者。患有遺精、遺尿的病人不宜食用。

羊肺冬瓜湯

| 食材 | 羊肺250克，冬瓜500克，蔥花、薑絲各適量。

| 做法 |

1. 將羊肺洗淨，切成條狀；冬瓜去皮，洗淨，切片。
2. 油鍋燒熱，放入羊肺炒熟。
3. 將炒熟的羊肺和冬瓜一同放入鍋中，加入適量水，放入薑絲，小火燉熟，再加入少許蔥花即可。

> **TIPS**　《本草從新》載：羊肺能「通肺氣，調水道，利小便」；冬瓜為利水佳品。羊肺冬瓜湯既可補益肺氣，又能通利小便，補消兼用，對治療急、慢性腎炎水腫頗有效果。如果羊肺不容易購得，可改用豬肺或豬腰代替。

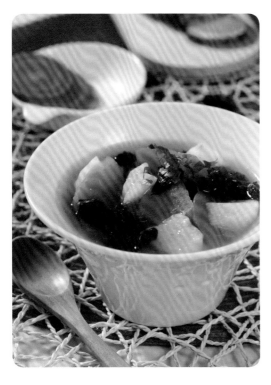

山藥木耳湯

| 食材 | 山藥1根，黑木耳15克，紅蘿蔔1根。

| 調味料 | 白糖2小匙，清高湯2碗，香菜末1大匙，薑末、鹽、香油或麻油各適量。

| 做法 |

1. 將山藥、紅蘿蔔洗淨去皮，切成小滾刀塊；木耳泡開後洗乾淨，撕成小朵備用。
2. 鍋中倒入清高湯，加入薑末、山藥塊、紅蘿蔔塊煮滾撈去浮沫。
3. 改小火燉至將熟時加入木耳再燉至軟爛，加入調味料，撒上香菜末即可。

> **TIPS**　木耳有清熱利尿的作用，且含鈉、鉀量均低。山藥屬高熱量、低蛋白食品。兩者同煮，既能補充熱量，又能減少體內蛋白質的分解，是適合腎病患者食用的佳品。

貧血

貧血是指血液中的血紅素或血紅蛋白不足，身體細胞得不到足夠的氧氣，因而出現各種不同的症狀，如經常感覺疲倦、乏力、頭暈、手腳冰冷，甚至出現呼吸困難、注意力減退等現象。造成貧血的原因很多，包括偏食、減肥過度、內分泌病變、風濕性關節炎、胃潰瘍等因素，導致造血營養素攝取不足，如鐵、葉酸或維生素B₁₂等缺乏所引起的。透過合理飲食調理，能有效改善貧血現象。

祛病飲食要點

✓ 適宜

- 多吃補血的食物，如黑豆、紅蘿蔔、麵筋、菠菜、龍眼肉、蘿蔔乾等。
- 多吃含鐵量高的食物，如肝、腰、腎、紅色瘦肉、動物血、蛋、奶、堅果、乾果（葡萄乾、杏乾、乾棗）、香菇、木耳、海帶及豆製品、綠葉蔬菜等，可預防缺鐵性貧血。
- 多補充維生素C、葉綠素等物質，有利於人體對鐵質的吸收。

✗ 不宜

- 咖啡和茶裡的丹寧酸會阻礙鐵的吸收，貧血患者應盡量避免飲用。
- 鈣、鋅、制酸劑若與鐵一起食用會干擾鐵的吸收，最好分開食用。牛奶會抑制鐵的吸收，所以牛奶不宜與鐵質補充劑同時食用。

湯粥保健食譜推薦

鮮蔬皮蛋湯

| 食材 | 綠色蔬菜150克（菠菜、豆苗均可），番茄2顆，皮蛋2顆，薑末1小匙。

| 調味料 | 高湯1杯，鹽1小匙。

| 做法 |

1. 番茄洗淨，去蒂，放入熱水中稍燙，撕去外皮，對半剖開，切成丁。
2. 皮蛋洗淨，剝殼，切丁；綠色蔬菜洗淨，切段備用。
3. 油鍋燒熱，放入皮蛋丁過油炸酥，加入高湯蓋過皮蛋丁，放入薑末。
4. 煮至湯色泛白，加入綠色蔬菜、番茄丁和鹽，等煮滾後即可。

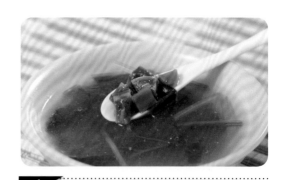

TIPS

綠葉蔬菜、番茄含有豐富的維生素C和鐵；皮蛋的營養成分與一般的蛋相近，並且使用了鐵劑來醃製，所以鐵的含量也變高，兩者煮湯，既補充營養，又可以預防缺鐵性貧血。

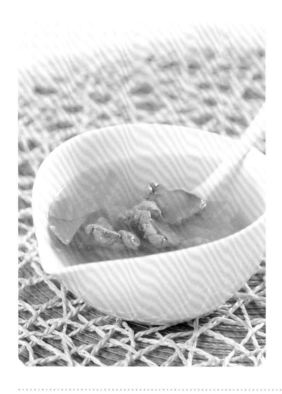

紅蘿蔔雞肝湯

| 食材 | 雞肝1副，紅蘿蔔1根。

| 調味料 | 鹽少許。

| 做法 |

1. 將紅蘿蔔洗淨切片放入鍋內，倒入適量水後煮滾。
2. 放入洗淨的雞肝，煮熟，加鹽調味即可。

TIPS　　　紅蘿蔔和雞肝兩者合用，營養非常豐富，含有蛋白質、鈣、磷、鐵、鋅及維生素等多種營養素，尤以含鐵和維生素A較高，可改善貧血和維生素A缺乏症。

豬血菠菜湯

| 食材 | 豬血1塊，菠菜250克，蔥1根。

| 調味料 | 鹽、香油或麻油各適量。

| 做法 |

1. 豬血洗淨、切小塊；蔥洗淨，蔥綠切斷，蔥白切絲；菠菜洗淨，切段。
2. 油鍋燒熱，放入蔥段爆香，倒入適量水煮滾。
3. 放入豬血塊、菠菜段，煮至水滾，加鹽調味，熄火後淋少許香油，撒上蔥白絲即可。

TIPS　　　菠菜、豬血都是補血的食物，菠菜還含有豐富的鐵。貧血的人不妨經常飲用，不但可以補血，還可以補充體內缺乏的鐵元素。

豬肝鹹蛋湯

| 食材 | 小芥菜300克，豬肝200克，鹹蛋2顆，薑1小塊。

| 調味料 | 鹽適量。

| 做法 |

1. 小芥菜洗淨，切段；薑去皮洗淨，切片。
2. 豬肝洗淨，切成薄片；鹹蛋切成瓣狀。
3. 鍋置火上，加半鍋水煮滾後，放入所有材料繼續煮滾，加適量鹽調味即可。

TIPS　　　豬肝含鐵質十分豐富，這道湯以鹹蛋提鮮，加上芥菜的清甜，能獲得較全面的營養，能有效地改善缺鐵性貧血。

骨質疏鬆症

　　骨質疏鬆症是指鈣質由骨骼移至血液的礦物質流失現象，會造成骨質量減少，骨骼內孔隙變大，骨脆性增加，容易導致骨折等問題。骨質疏鬆症通常發生在中老年人、停經婦女、抽菸、酗酒、活動量不足、日曬不足的人身上。其主要表現為腰背疼痛、身高變矮、駝背（多在疼痛後出現）、呼吸功能下降（容易影響心臟功能）。

祛病飲食要點

✅ 適宜

- 增加鈣的攝取量，多吃含鈣豐富的食物，如牛奶、大骨湯、海鮮和綠葉蔬菜等。因為鈣可以減少骨組織中骨質的流失量，有助於骨質疏鬆症的康復。
- 增加維生素D的攝取量。維生素D在體內能調控鈣、磷的代謝，增加身體對鈣、磷的利用，促進骨骼生長、預防骨質疏鬆的作用。
- 增加蛋白質的攝取量。長期低蛋白飲食就會使骨基質中的蛋白質合成不足，降低骨密度，加重骨質疏鬆的症狀。
- 多吃含維生素C豐富的食物，維生素C有利於骨膠原的形成，防治骨質疏鬆。富含維生素C的食物有：新鮮的綠色蔬菜、柑橘類、番茄、奇異果等。

❌ 不宜

- 含咖啡因食物。
- 酸性食物、碳酸飲料。

🍵 湯粥保健食譜推薦

豆腐魚乾湯

| 食材 | 魚乾50克，豆腐2塊，蔥1根。

| 調味料 | 鹽適量。

| 做法 |

1. 魚乾和豆腐均洗淨，豆腐切小塊；蔥洗淨切末。
2. 鍋中加適量水煮滾，放入魚乾煮5分鐘，再加入豆腐塊，小火煮10分鐘。
3. 最後加適量鹽調味，撒上蔥末即可。

TIPS
　　豆腐中含有豐富的鈣，魚肉中含有豐富的維生素D，對鈣有很好的吸收作用，可以預防和改善骨質疏鬆。

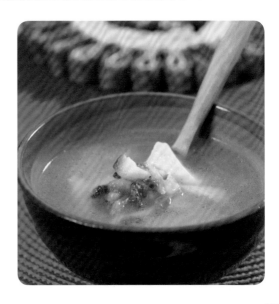

綠豆燉大骨

| 食材 | 豬骨300克，綠豆150克，枸杞、薑、蔥各適量。

| 調味料 | 高湯、鹽、白糖適量，料理米酒、胡椒粉、雞油少許。

| 做法 |

1. 豬骨洗淨剁塊；綠豆洗淨，浸泡2小時；薑去皮切片；蔥切長段。
2. 豬骨冷水入鍋，煮淨血水，撈起洗淨。
3. 油鍋燒熱，放入薑片、蔥段炒香，加入豬骨、綠豆、枸杞、料理米酒、高湯，小火煮熟。
4. 去掉蔥段，加鹽、白糖、胡椒粉，淋雞油，稍煮片刻即可。

> **TIPS**　豬骨與綠豆同煮，能夠補充鈣質，可防止中老年骨質疏鬆，並具有強身健體、養顏活血的功效。

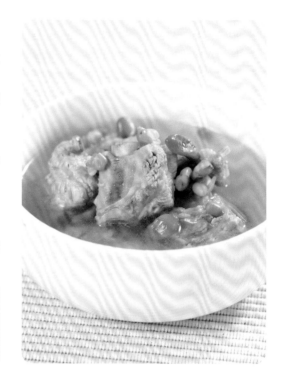

冰糖地瓜粥

| 食材 | 白米200克，地瓜300克。

| 調味料 | 冰糖適量。

| 做法 |

1. 白米洗淨，浸泡30分鐘；地瓜切塊；冰糖打碎。
2. 地瓜塊和白米一同放入鍋中，加適量水大火煮滾後，改用小火約煮30分鐘。
3. 加冰糖攪勻，加蓋稍煮片刻即可。

> **TIPS**　地瓜含有較多的鈣、鎂、鉀等微量元素，鈣和鎂可預防骨質疏鬆症。

黑芝麻骨頭湯

| 食材 | 豬骨400克，黑芝麻、黑豆各30克，枸杞適量。

| 調味料 | 鹽適量。

| 做法 |

1. 黑豆洗淨，浸泡4～6小時；豬骨洗淨剁塊，汆燙後撈起。
2. 把全部食材放入鍋內，加適量水。
3. 大火煮滾後，再用小火續煮至黑豆爛熟時，加鹽調味即可。

> **TIPS**　芝麻富含維生素E、芝麻素、鈣質，搭配黑豆、豬骨煲湯，可以有效地預防骨質疏鬆，還能滋補脾胃。

皮膚濕疹

　　誘發濕疹的原因有很多，如過敏、環境及氣溫變化及精神刺激等。以局部發紅、搔癢和發乾為表現，可能伴有水泡、結痂、剝落、出血或滲血。濕疹一般分為急性濕疹、亞急性濕疹和慢性濕疹三種。其中，急性、亞急性濕疹可在2～3週後自行痊癒。若轉為慢性濕疹，則容易復發，尤其是春末、夏末季節悶熱或是過於疲勞、壓力過大時較易發作。

袪病飲食要點

✓ 適宜

- 多吃具有清熱利濕功效的食物，如綠豆、冬瓜、苦瓜等。
- 多吃富含維生素和礦物質的蔬菜和水果，如番茄、芹菜。
- 飲食宜清淡，注意營養的均衡攝取。

✗ 不宜

- 刺激性強的食物，如酒、咖啡、濃茶、辣椒等。
- 高蛋白及甜膩食物也應少吃，如魚、蝦、蟹等。
- 過敏體質的人要特別留意容易引起過敏的食物，如海鮮、芒果等。

EASY 湯粥保健食譜推薦

綠豆南瓜糯米粥

| 食材 | 綠豆30克，糯米50克，小南瓜1顆。

| 調味料 | 冰糖、桂花醬適量。

| 做法 |

1. 將綠豆和糯米分別洗淨，用水浸泡1～2小時。
2. 南瓜去皮、籽，洗淨，切小塊。
3. 將綠豆放入鍋中，加適量水煮至豆破。
4. 再放入洗淨的糯米和南瓜塊，煮熟至濃稠時加入冰糖、桂花醬即可。

> **TIPS**
> 　　綠豆具有清熱涼血、利濕、解毒等功效。搭配健脾養胃的糯米和南瓜，對治療皮膚搔癢、慢性濕疹很有幫助。

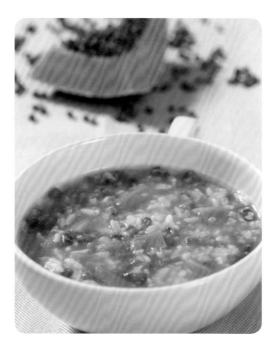

綠豆百合甜湯

| 食材 | 綠豆、百合各30克。

| 調味料 | 冰糖少許。

| 做法 |

1. 將綠豆、百合洗淨，用適量水浸泡半小時。
2. 大火煮滾後，轉小火煮到綠豆熟，可加入少許冰糖食用。
3. 綠豆熟後連豆帶湯一同飲用。也可單獨用綠豆煎水服。

TIPS　綠豆性涼味甘，有較強的藥力，故本粥能清熱涼血、利濕去毒，適合罹患濕疹者食用。

羊腩苦瓜粥

| 食材 | 白米100克，燕麥2大匙，羊腩50克，苦瓜1條，薑片少許。

| 調味料 | 鹽適量，料理米酒1小匙，胡椒粉少許。

| 做法 |

1. 白米淘洗乾淨，浸泡30分鐘；燕麥洗淨，浸泡2小時。
2. 羊腩洗淨切塊，以熱水汆燙，除去血污；苦瓜洗淨去籽切片。
3. 鍋中加入水、白米、燕麥，大火煮滾，放入羊腩塊、苦瓜片、薑片及調味料，攪拌均勻，轉小火，煮至羊肉熟爛即可。

TIPS　苦瓜具有清熱解毒的功效，對皮膚問題有較好的療效；羊腩具有補虛溫中、益腎壯陽的作用。這道粥可清熱、去火、補益腎虛，適用於體內濕熱引起的各種皮膚問題。

冬瓜皮薏仁粥

| 食材 | 冬瓜皮、薏仁各30克。

| 做法 |

1. 將冬瓜皮洗淨；薏仁洗淨，浸泡2小時。
2. 將薏仁和冬瓜皮一同放入鍋中，煮成粥。

TIPS　薏仁有利水消腫、健脾去濕、舒筋除痺、清熱排膿等功效，加上具有利消腫功效的冬瓜皮，對因為濕熱引起的急性濕疹及搔癢有很好的食療效果。

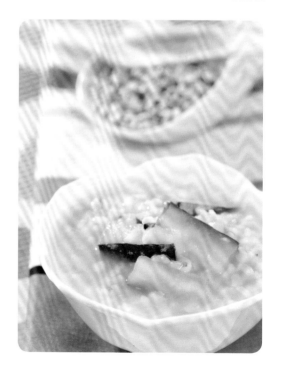

經痛

　　經痛是指婦女在經期，或月經期前後，出現乳房脹痛、小腹悶痛或腰部痠痛，甚至痛及腰。嚴重者會出現劇烈腹痛、面色蒼白、手足冰冷，甚至昏厥等症狀。中醫認為，經痛多因氣血運行不暢或氣血虧虛所致。透過飲食療法能獲得很好的改善和預防作用。

祛病飲食要點

✓ 適宜

- 多吃具有理氣活血作用的蔬果，如薺菜、香菜、紅蘿蔔、橘子、佛手瓜、生薑等。
- 身體虛弱、氣血不足者，宜常吃補氣、補血、補肝腎的食物，如雞、鴨、魚、雞蛋、牛奶、動物肝腎、豆類等。
- 保持大便通暢。盡可能多吃蜂蜜、香蕉、芹菜、地瓜等。因便祕會誘發經痛和增加疼痛感。

✗ 不宜

- 寒涼的食物，如冷飲等。
- 避免吃容易引發或加重經痛的食物：奶油、霜淇淋、糖、麵包及麵粉製品、咖啡、紅茶、巧克力、辛辣食物等。

EASY 湯粥保健食譜推薦

芹菜牛肉粥

| 食材 | 白米100克，牛肉50克，芹菜1根。

| 調味料 | 鹽少許。

| 做法 |

1. 帶根芹菜洗淨，切末；牛肉洗淨蒸熟，切末。
2. 白米淘洗乾淨，與芹菜末一起放入鍋中，加適量水，煮粥。
3. 待粥熟時加入熟牛肉末，稍煮，加鹽調味即可。

TIPS
　　牛肉營養豐富，具有補中益氣、滋養脾胃等功效，芹菜含有豐富的膳食纖維，兩者合用，非常適合經痛者食用。

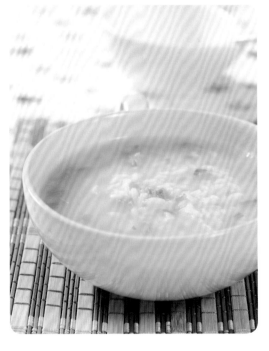

益母草泡紅棗

| 食材 | 益母草20克，紅棗（去核）100克。

| 調味料 | 黑糖20克。

| 做法 |

1. 將益母草、紅棗分別放在兩碗中，各加650毫升水，浸泡半小時。
2. 將泡過的益母草連同水倒入砂鍋中，大火煮滾，改小火煮半小時，用雙層紗布過濾，取得200毫升藥液，為頭煎。藥渣加500毫升水，煎法同前，取得200毫升藥液，為二煎。
3. 合併兩次藥液，倒入煮鍋中，加紅棗煮滾，倒入碗中，加入黑糖溶化，再泡半小時即可。

TIPS　　益母草能活血祛瘀，紅棗能補血養血，兩者合用具有溫經養血、去瘀止痛的功效，適合血虛寒凝型經痛者。

當歸黃耆米粥

| 食材 | 白米100克。

| 中藥材 | 黃耆15克，當歸15克，白芍15克，澤蘭10克。

| 調味料 | 黑糖30克。

| 做法 |

1. 將黃耆、當歸、白芍、澤蘭一同放入鍋中，加入適量水，煎15分鐘，去渣取汁。
2. 白米淘洗乾淨，放入鍋中，加藥汁和適量水，煮粥。
3. 煮至粥熟爛時，加適量黑糖即可。

TIPS　　黃耆、當歸能補氣養血；澤蘭可活血祛瘀止痛，可於經期做為輔助食療，能緩解經痛症狀。

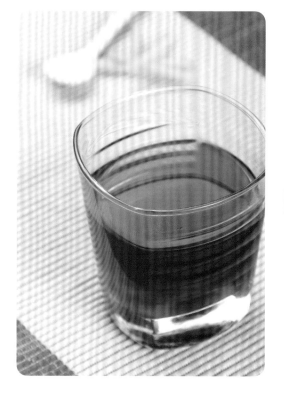

黑糖薑湯

| 食材 | 薑20克，紅棗（乾）15顆。

| 調味料 | 黑糖50克。

| 做法 |

1. 將紅棗洗淨，去核；生薑洗淨，切片。
2. 將黑糖、紅棗放入鍋中，加適量水，煎煮20分鐘後，加入生薑（切片）並蓋上鍋蓋，再煮5分鐘即可。

TIPS　　黑糖、紅棗既可以補氣養血，又溫經活血；生薑辛溫以助黑糖之力。三者合用，適合子宮虛寒、小腹冷痛、月經量少色暗者。

月經不調

月經不調主要是指月經期超前、延後或是經血量異常（如過多或過少）的症狀。導致月經不調的原因很多，有精神、飲食，也有病理性的或是壓力、過度勞累等。因此，防治月經不調，不僅要從生活作息調整，還要注意情緒及壓力調適，最重要也是最有效的方式就是透過飲食來調養。

祛病飲食要點

✅ 適宜

- 多吃活血食物，例如山楂、黑木耳、黑豆、韭菜、黑糖等。
- 多吃含鐵質的食物，如烏骨雞、羊肉、魚子、青蝦、對蝦、豬羊腎臟、淡菜、黑豆、海參、核桃等滋補性的食物，以免發生缺鐵性貧血，而導致月經不調。

- 多吃一些有減壓作用的食物，如香蕉、高麗菜、馬鈴薯、黑巧克力、火腿、玉米、番茄等，可預防壓力過大引起月經不調。

❌ 不宜

- 寒涼、生冷食物。
- 燥熱、刺激性食物。

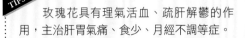

湯粥保健食譜推薦

玫瑰雙米粥

| 食材 | 小米50克，白米100克，玫瑰花瓣少許，枸杞10克。

| 調味料 | 白糖2大匙。

| 做法 |

1. 小米、白米洗淨，浸泡30分鐘。
2. 砂鍋內加適量水，用中火煮滾，放入小米、白米，改小火煮約30分鐘。
3. 加入玫瑰花瓣、枸杞、白糖，續煮10分鐘，至熟透即可食用。

TIPS
玫瑰花具有理氣活血、疏肝解鬱的作用，主治肝胃氣痛、食少、月經不調等症。

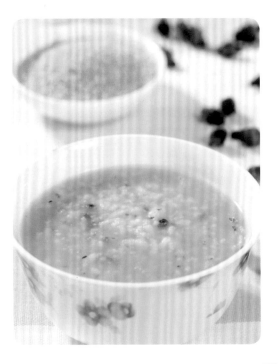

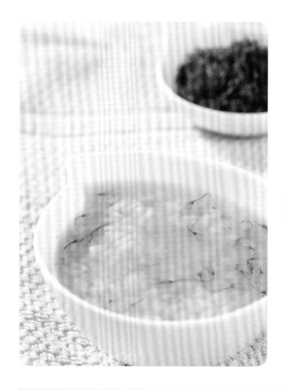

紅花糯米粥

| 食材 | 糯米100克。

| 調味料 | 鹽1小匙。

| 做法 |

1. 將紅花、當歸、丹參一同放入鍋中。
2. 加入適量水，水煎約20分鐘，去渣取汁。
3. 糯米淘洗乾淨，加入藥汁和適量水，煮成粥即可。

TIPS 　　紅花、當歸、丹參均有養血、活血、調經等功效。這道粥適用於因血虛、血瘀造成的月經不調。

白朮豬肺粥

| 食材 | 白米200克，豬肺1副，生薑1塊，蔥段適量。

| 中藥材 | 白朮50克。

| 調味料 | 八角、胡椒粉、鹽各1小匙。

| 做法 |

1. 白米淘洗乾淨，除去雜質；豬肺反覆用水洗淨；白朮和生薑磨成粗末。
2. 豬肺放入鍋中，加入適量水，煮熟。
3. 將豬肺湯汁和所有食材一起放入鍋中，加八角、胡椒粉、鹽煮成粥即可。

TIPS 　　這道粥健脾疏肝理氣，能治療女性肝部氣滯、月經不調、四肢煩熱以及脾虛氣滯、脘腹脹滿等症。

墨魚百合湯

| 食材 | 墨魚200克，百合50克，玫瑰花瓣少許。

| 調味料 | 高湯1碗，鹽1小匙，香油或麻油適量。

| 做法 |

1. 墨魚洗淨，放入熱水中汆燙；百合洗淨，備用。
2. 鍋內加適量高湯，放入墨魚、百合，加鹽，同煮5分鐘。
3. 加入玫瑰花瓣，淋入香油，起鍋即可食用。

TIPS 　　墨魚有養血滋陰、益胃通氣、去瘀止痛的功效。常吃墨魚對婦女血虛性月經失調有很好的調節作用。

前列腺疾病

前列腺疾病包括急性前列腺炎、慢性前列腺炎、前列腺增生、前列腺肥大等，其常見症狀為：尿頻、尿急、尿不盡，有時出現排尿困難；精神不振、乏力、失眠等。導致前列腺疾病的原因較多，如細菌等病原體、微生物的侵入，性生活不節制，過度飲酒，久坐不動等。

祛病飲食要點

✅ 適宜

- 多吃有益於前列腺健康的食物，如花生、黃豆、南瓜、番茄、芡實等。
- 多吃含鋅食物，能夠預防前列腺問題，這類食物有南瓜子、葵花子、核桃、栗子、花生、杏仁和芝麻等。

- 多喝水：每天喝2公升以上的開水。
- 多吃新鮮水果蔬菜。

❌ 不宜

- 高脂肪飲食。
- 辛辣食品。

湯粥保健食譜推薦

南瓜紅棗甜粥

| 食材 | 南瓜200克，紅棗10顆，白米50克。

| 調味料 | 白糖或黑糖適量。

| 做法 |

1. 南瓜去皮，切成塊狀，洗淨；紅棗去核，洗淨；白米淘洗乾淨。
2. 將白米、南瓜塊、紅棗一同放入鍋中，加適量水，煮粥。
3. 待粥好後加入白糖或黑糖調味即可。

TIPS

當男性血液中缺鋅時，容易影響前列腺與性功能。南瓜是含鋅非常高的食材，尤其是南瓜籽含鋅更豐富，這道粥適合男性經常食用，可預防前列腺腫大等問題。

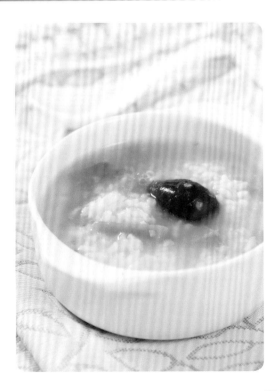

土茯苓粥

│食材│ 土茯苓30克，白米100克。

│做法│

1. 先將土茯苓放進砂鍋內，加適量水，用中火煎煮，煮30～40分鐘，去渣取汁。
2. 再將洗淨的白米加入土茯苓煎汁中，用中火煮粥至米爛即可。

TIPS

土茯苓味甘、淡，性平，具有除濕、解毒、通利關節的功效，對前列腺疾病，特別是慢性前列腺炎有一定的食療效果。

魚蝦粥

│食材│ 白米100克，鮮蝦、鮮魚片各50克，蔥2根，嫩薑1片。

│調味料│ 鹽適量，胡椒粉少許。

│做法│

1. 白米淘洗乾淨，用水浸泡30分鐘；蝦剪去鬚腳、頭刺，挑去泥腸，洗淨瀝乾。
2. 魚洗淨切片；蔥洗淨切碎；薑切絲。
3. 白米放入鍋中，加入適量水，用大火煮滾後，轉小火煮至米粒熟軟。
4. 再放入薑絲，轉中火，放入蝦、魚片煮熟，加入鹽調味，撒上蔥花再煮滾一次，撒少許胡椒粉即可。

TIPS

蝦的營養價值豐富，脂肪、微量元素（磷、鋅、鈣、鐵等）和胺基酸含量甚多，有助於補腎壯陽。這道粥對於治療腎虛有很好的療效，可預防前列腺疾病及陽痿。

番茄蘋果汁

│食材│ 番茄2顆，蘋果1顆，芹菜1根。

│調味料│ 檸檬汁30克。

│做法│

1. 番茄洗淨去皮、蒂；蘋果洗淨去皮、核，均切成小丁；芹菜洗淨，切成小段。
2. 將番茄、蘋果丁、芹菜段一同放入榨汁器榨汁，倒入杯中。
3. 加檸檬汁調味，即可飲用。

TIPS

番茄中含有豐富的番茄紅素能清除自由基，預防前列腺癌；蘋果含有豐富的鋅，是前列腺疾病患者的理想食物。番茄蘋果汁，對慢性前列腺炎有較好的食療功效。

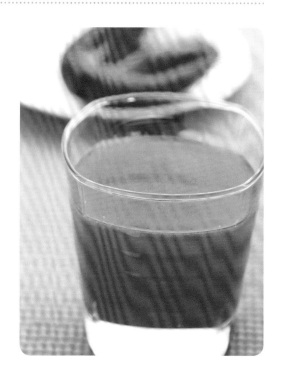

痔瘡

　　痔瘡是指肛門黏膜下層的血管及結締組織失去正常支撐，導致靜脈曲張並向外突起，主要分為內痔和外痔兩種。常見症狀為肛門出血（糞便中可見鮮紅色血液），肛門腫、痛、癢，排便時疼痛，大便解不乾淨等現象，嚴重者會導致痔瘡脱出（脱肛）。

祛病飲食要點

✅ 適宜

- 多吃富含纖維素的食物，以利大便通暢，防止痔瘡出血。這類食物有竹筍、甜菜根、高麗菜、紅蘿蔔、綠豆、韭菜、芹菜、茭白筍、豌豆苗、馬鈴薯、青江菜、荷蘭豆、萵苣、全穀類等。
- 攝取具有潤腸作用的食物，如梨、香蕉、菠菜、蜂蜜、芝麻。
- 攝取屬性偏涼的食物，如黃瓜、苦瓜、冬瓜、西瓜、蓮藕、筍、芹菜、菠菜、萵苣、茭白筍、蘿菜、茄子、絲瓜、蘑菇、鴨蛋、鴨肉等。
- 多吃茄子、香蕉、柿餅、海參、無花果、香菜、木耳、馬齒莧等，對防治內痔出血有好處。

❌ 不宜

- 油炸、燻烤類食物。
- 辛辣的食物。
- 禁飲酒、咖啡和濃茶，以免使糞便乾燥加重病情。

湯粥保健食譜推薦

瘦肉木耳筍片湯

| 食材 | 豬瘦肉300克，水發木耳、筍片、蔥段各適量。

| 調味料 | 高湯、鹽各適量。

| 做法 |

1. 豬瘦肉洗淨切片；木耳、筍片洗淨備用。
2. 豬瘦肉、木耳、筍片放入熱水汆燙至熟後撈出盛碗。
3. 加入蔥段及鹽調味，再淋上煮滾的高湯即可。

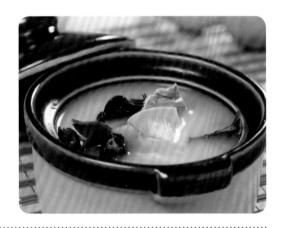

TIPS　　木耳性甘、平，無毒，鐵元素含量豐富，可以補充人體所必需的鐵。此湯具有滋養和血、健脾益胃的功效，主治痔瘡出血，特別適用於高血壓、便祕、血管硬化等症。

香蕉菠菜粥

| 食材 | 香蕉2根，菠菜100克，粳米80克。

| 做法 |

1. 將菠菜挑洗乾淨，入滾水鍋中汆燙，撈出過涼，擠去水分，切碎。
2. 香蕉去皮，切碎；粳米淘洗乾淨。
3. 將粳米放入鍋中，加入適量水，煮粥，至八成熟時加入菠菜、香蕉，再煮至粥熟即可。

TIPS　菠菜富含纖維素，可促進胃腸蠕動，保持排便順暢，是改善痔瘡的理想食物；香蕉具有清熱解毒、潤腸通便的功效。這道香蕉菠菜粥可養血止血、潤燥清腸，適合痔瘡出血者食用。

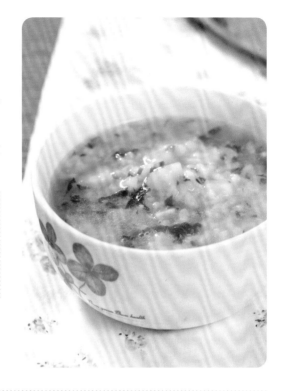

絲瓜泥鰍湯

| 食材 | 泥鰍200克，絲瓜1條，鮮香菇5朵，紅蘿蔔少許，生薑1塊。

| 調味料 | 鹽適量，料理米酒少許。

| 做法 |

1. 泥鰍處理乾淨；絲瓜去皮削塊；紅蘿蔔洗淨切片；香菇洗淨，去蒂切片；生薑洗淨切片。
2. 油鍋燒熱，加入薑片爆香，放入泥鰍煎至金黃，淋入料理米酒。
3. 加適量水，煮10分鐘後，放入絲瓜塊、香菇片、紅蘿蔔片再滾片刻，加鹽調味即可。

TIPS　泥鰍補中氣，祛濕邪，既營養，又可治療痔瘡，久痔體虛、氣虛脫肛者宜常食用。用泥鰍絲瓜煮湯食用，能治療痔瘡脫垂，具有「調中收痔」的效果。

冬瓜百合蛤蜊湯

| 食材 | 蛤蜊150克，冬瓜100克，鮮百合50克，枸杞少許，生薑1塊，蔥1根。

| 調味料 | 清湯、鹽各適量，料理米酒、胡椒粉各少許。

| 做法 |

1. 鮮百合洗淨；蛤蜊洗淨；冬瓜洗淨去皮切條；生薑洗淨去皮切片；蔥洗淨切段。
2. 砂鍋內加入清湯，大火煮滾後，放入蛤蜊、枸杞、冬瓜條、生薑片、料理米酒，加蓋，改小火煲40分鐘。
3. 放入百合，加入鹽、胡椒粉，繼續用小火煲30分鐘後，撒上蔥段即可。

TIPS　蛤蜊肉能潤五臟、軟堅散結。痔瘡患者經常喝這道湯，能夠清熱、利濕，改善痔瘡腫痛的現象。

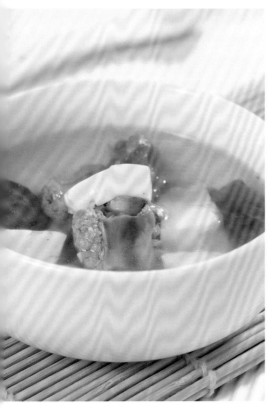

中醫調身體：
七大體質的養身湯粥

中醫養生重視個別差異性，
認為每個人受到先天稟賦與後天環境影響，
形成不同的「體質」。
每種體質都有其相應適合的養生方法，
必須「因人而異」。
食用湯粥養生也應如此，
根據個人的體質特徵選擇適合的湯粥才正確。

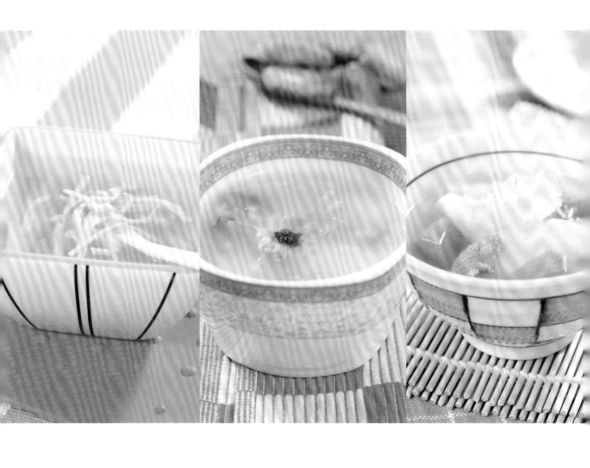

湯粥食療停看聽
分清體質再養生

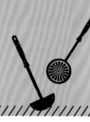

體質大致分為七類，即氣虛體質、陰虛體質、陽虛體質、濕熱體質、血瘀體質、痰濕體質、氣鬱體質。讓我們先從下列檢測表中找一找自己是屬於哪一種體質，再進行飲食養生，才能更確實有效！

請根據最近3個月的身體實際狀況打「✓」。「✓」最多的項目即是你最近的體質表現，如果「✓」有兩項一樣最多，表示目前有兩種的體質表現哦！

◊◊◊ 氣虛體質
- □ 喜靜少動，懶言
- □ 面色萎黃或蒼白，無光澤
- □ 容易頭暈，健忘
- □ 容易疲倦，四肢乏力，聲音低微（氣弱）
- □ 四肢末梢冰冷，稍微活動出虛汗
- □ 大便正常
- □ 小便量多

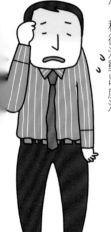

◊◊◊ 陽虛體質
- □ 面色蒼白或萎黃暗沉
- □ 怕冷（尤其腰、背部），手腳冰冷，喜歡熱食、熱飲
- □ 頭髮稀疏、易脫落、無光澤
- □ 精神不振，喜歡睡覺
- □ 大便稀薄
- □ 小便清長
- □ 稍微活動便
- □ 容易流冷汗

◊◊◊ 陰虛體質
- □ 面部兩顴處泛紅，烘熱感，手心腳心易發熱
- □ 皮膚、毛髮乾燥
- □ 眼睛乾澀，視力模糊
- □ 睡眠欠佳，失眠、多夢、易醒
- □ 怕熱，容易口渴，喜冷飲
- □ 大便乾燥，習慣性便祕
- □ 小便短黃

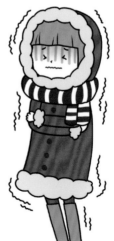

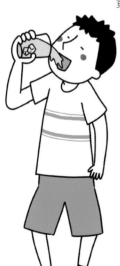

♨ 痰濕體質

□面色黃且暗，易生黃褐斑、痤瘡，黑眼圈，眼泡浮腫

□皮膚泛油光，汗多黏膩

□精神不振，易疲倦，嗜睡

□胸悶，咳嗽，口中黏膩感痰多

□喜吃油膩美食

□大便黏膩時而稀薄

□小便短且混濁

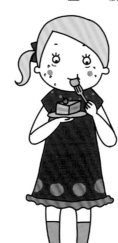

♨ 濕熱體質

□面部泛油光，易生痤瘡、粉刺

□口中黏膩感，口苦、口臭

□眼周泛紅有血絲，眼屎多

□頭昏身重，倦怠，怕熱，喜飲水

□大便黏，解不乾淨或不易擦乾淨

□小便黃短少

□男性陰囊潮濕有臊味，女性分泌物多且色黃

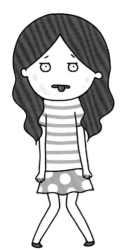

♨ 血瘀體質

□皮膚籍淡，容易色長斑（黃褐斑），生痤瘡，黑眼圈

□皮膚偏乾、易脫屑、搔癢

□易掉髮

□唇色暗或發紫

□體表易出現皮下瘀血（紫斑）

□舌質暗，有瘀斑或瘀點

□女性月經色暗紫、夾帶血塊

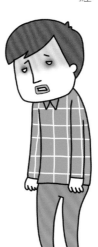

♨ 氣鬱體質

□個性敏感多疑，憂鬱，容易焦慮，情緒不穩

□四肢痠痛，脇肋疼痛，乳房脹悶痛

□喉嚨異物感，痰多，胸悶

□睡眠欠佳，失眠，多夢，易醒

□胃口欠佳，易打嗝

□大便乾燥

□小便正常

氣虛體質

症狀表現 氣短懶言、肢體容易疲乏且容易出汗；舌頭呈淡紅色，舌體顯胖大，舌邊緣有齒印痕；脈象虛緩，容易頭暈、健忘；有的人大便正常，有的人大便稀爛，便後仍感覺「沒拉完」，小便則正常或小便的量、次數偏多。

氣虛體質飲食要點

✔ 適宜

- 具有補氣、補脾作用的食物。
- 屬性平味甘或甘溫的食物。
- 營養豐富、容易消化的食物。

✘ 不宜

- 屬性燥熱的食物。
- 生冷性涼的食物。
- 油膩厚味、辛辣食物。

適合氣虛體質的食物

類別	食物
主食	白米、糯米、燕麥、大麥、小麥
肉類	豬肚、牛肉、牛肚、雞肉、鵝肉、鯽魚、泥鰍、銀魚、青魚、鱸魚、鰱魚
蔬菜	山藥、馬鈴薯、紅蘿蔔、南瓜、地瓜、香菇、蠶豆、豇豆、扁豆
水果	櫻桃、荔枝、椰子、葡萄、紅棗、菱角、花生、栗子

氣虛兼有血虛體質的人可食用：

紫米、黑米、小米、豬肉、羊肉、豬肝、豬血、甲魚（鱉）、黃魚、章魚、鯰魚、鱔魚、帶魚、黑木耳、金針、菠菜、小白菜、青江菜、紅蘿蔔、番茄、蓮藕、枸杞、荔枝、桂圓、蓮子、紅棗、花生、櫻桃、葡萄乾等。

湯粥保健食譜推薦

黃耆人參益氣粥

| 食材 | 小米50克，生薑3片。

| 中藥材 | 黃耆30克，人參10克，白茯苓15克，紅棗5顆。

| 做法 |

1. 將黃耆、人參、白茯苓、生薑片加適量清水煎煮約30分鐘，去渣取汁。
2. 將煎取的藥汁放入鍋中，與淘洗乾淨的小米、紅棗一同煮成粥即可。

TIPS
　　人參有益氣生津、益智安神的功效；黃耆具有補中益氣、固表止汗的功效，適用於勞倦內傷、脾虛泄瀉、體虛自汗及氣衰血虛等，再加上補血的紅棗，非常適合氣虛體質兼有血虛的人食用。

豆腐豌豆粥

│食材│ 白米80克，豆腐150克，豌豆50克，紅蘿蔔適量。

│調味料│ 鹽少許。

│做法│

1. 將米淘洗乾淨，浸泡約30分鐘；豆腐依喜好口感切大或小塊；豌豆洗淨。
2. 紅蘿蔔洗淨，切成丁，放入鍋中，加水煮熟，撈出瀝乾備用。
3. 鍋置火上，放入白米及適量清水，以大火煮滾，放入豌豆、紅蘿蔔丁、豆腐塊，再次煮滾後，轉小火煮成粥，最後加少許鹽調味即可。

TIPS

豆腐具有益氣、補虛的功效，豌豆有和中益氣等功效，兩者合用，益氣功能更盛，特別適合氣虛體質的人食用。常食此粥可補中益氣，祛病延壽。

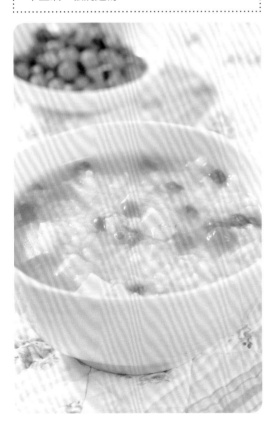

玉米黑糖粥

│食材│ 玉米粒80克，糯米40克。

│調味料│ 黑糖40克。

│做法│

1. 將糯米清洗乾淨，用清水浸泡2小時；玉米粒洗淨瀝乾備用。
2. 將玉米和糯米放入鍋中，加入適量清水，用大火煮滾，然後轉小火煮至玉米和糯米熟爛。
3. 最後加入黑糖再煮5分鐘即可。

TIPS

玉米中含有大量維生素B群及E等對人體健康有益的成分，是氣虛體弱者強身健體的營養補充佳品。

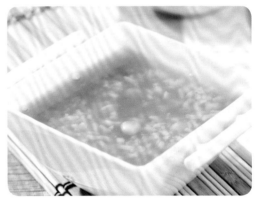

山藥蓮子燉肚

│食材│ 鮮山藥500克，豬肚半個，香菇4朵。

│中藥材│ 蓮子（去心）50克，枸杞數顆。

│調味料│ 料理米酒、鹽各適量。

│做法│

1. 豬肚用鹽搓洗乾淨，放入熱水中汆燙，撈出瀝乾。
2. 鍋中加入豬肚、5杯清水、料理米酒、少許鹽，煮40分鐘，使其熟軟，撈出後浸泡冷水再切成條狀。
3. 香菇泡軟、去梗，對切兩半；蓮子用清水浸泡約30分鐘；山藥去皮、切厚片。

陽虛體質

症狀表現 平時怕冷，手腳容易冰冷，喜歡熱飲熱食；精神不振，睡眠偏多；
舌頭顏色偏淡，略顯胖大；脈象沉遲微弱，有些人面色蒼白，常有黑眼圈，
唇色淡，頭髮容易脫落，容易出汗；大便多稀爛，少量多次，尿則清長。

陽虛體質飲食要點

✔ 適宜

- 具有補陽、補氣作用的食物。
- 屬性溫熱的食物。

✘ 不宜

- 屬性寒涼的食物。
- 生冷冰涼食物（尤其夏天盛暑時不要貪吃太多冰品）。

適合陽虛體質的食物

類別	食物
主食	紫米、黑米、糯米、高粱
肉類	羊肉、鱔魚、鯧魚、泥鰍、青蝦、海蝦、黃花魚
蔬菜	香菜、紅鳳豆、豇豆、韭菜、小茴香
水果	荔枝、橘子、桂圓

湯粥保健食譜推薦

當歸生薑燉羊肉

│食材│ 羊肉150克，生薑5片。

│中藥材│ 山藥54克，桂圓5克，當歸6克。

│調味料│ 料理米酒、鹽各適量。

│做法│

1. 先將羊肉洗淨切成小塊，放入熱水鍋中，汆燙去除羊腥味。
2. 羊肉、生薑片與山藥、桂圓、當歸一起放進燉盅內，加入適量水、料理米酒，隔水燉2小時，最後加入少許鹽調味即可。

TIPS

當歸味辛甘平性溫，能補血調經以及活血止痛，潤腸通便；生薑能溫肺止咳；羊肉具有溫補氣血、益腎氣、補虛勞及驅寒之功效，與當歸同用更加相得益彰，尤其適合消瘦怕冷的陽虛體質者食用。

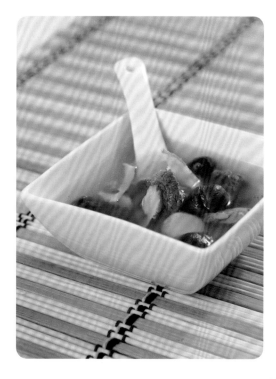

核桃豬腰粥

| 食材 | 核桃10個，豬腰1個，白米50克，蔥末、薑末、辣椒末各適量。

| 調味料 | 鹽少許。

| 做法 |

1. 將豬腰剖開挑去白色筋膜，洗淨，切片，以熱水略微汆燙。
2. 白米淘洗乾淨，浸泡約30分鐘。
3. 將白米放入鍋中，加入適量水，以大火煮滾，加入豬腰、核桃及蔥末、薑末、辣椒末、鹽，煮至粥熟即可。

TIPS　　豬腰即豬腎，根據中醫「以形補形」理論，是理想的補腎壯陽食品。核桃具有補腎、溫肺、定喘、潤腸等功效，常用於腰膝酸軟、陽痿、遺精、虛寒怕冷等症。豬腰與核桃搭配煮粥，其補腎效果更佳，非常適合陽虛體質的人食用。

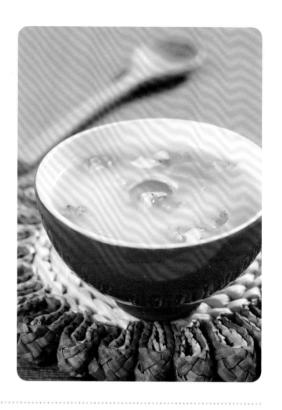

橙皮紫米甜粥

| 食材 | 紅豆、紫米各50克，橙皮、紅棗各適量。

| 調味料 | 黑糖適量。

| 做法 |

1. 將紅豆、紫米用清水洗淨，浸泡2～4小時。
2. 將紅豆、紫米、紅棗放入鍋中，加適量水，用大火煮開，後轉小火煮至軟透。
3. 橙皮洗淨，刮去內面白瓤，切細絲，放入鍋中，待橙香滲入粥後，加入黑糖再煮約5分鐘即可。

TIPS　　紫米（即黑糯米）味甘，性溫，有健脾胃、益肺氣的功效；紅豆也屬於溫熱性食物，適合寒冷冬天或陽虛寒性體質的人食用，加上健脾補血的紅棗，這道粥是陽虛體質者的補益佳品。

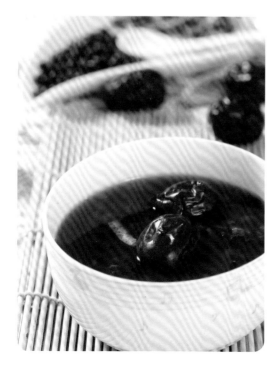

陰虛體質

症狀表現 手足心熱、咽喉乾澀、口渴愛喝冷飲、鼻腔偏乾，鼻涕少；有些人還會面色潮紅，眼睛乾澀，皮膚偏乾燥，因此更容易生皺紋；有些人會出現暈眩耳鳴，睡眠品質差，大便乾燥，小便短而不暢。

陰虛體質飲食要點

✓ 適宜

- 屬性寒涼的食物。
- 清淡容易消化的食物。

✗ 不宜

- 性溫熱、辛辣的食物，如辣椒、羊肉、蔥、薑、蒜。
- 肥膩的食物。

適合陰虛體質的食物

類別	食物
主食	小麥、大麥、黑芝麻
肉類	豬肉、豬髓、鴨肉、甲魚、墨魚、海參、蛤蜊
蔬菜	白木耳、黑木耳、白菜、番茄、菠菜、百合
水果	梨、葡萄、桑椹、甘蔗、桃子

湯粥保健食譜推薦

冬菇木耳瘦肉粥

| 食材 | 白米50克，瘦豬肉50克，冬菇30克，黑木耳、白木耳各15克，香菜少許。

| 調味料 | 鹽適量。

| 做法 |

1. 將冬菇、黑木耳、白木耳分別挑洗乾淨，瀝乾備用；白米洗淨，用清水浸泡約30分鐘；豬肉洗淨，剁成末；香菜洗淨，切碎。
2. 將白米放入鍋中，加入適量水，用大火煮滾，再放入冬菇、黑木耳、白木耳、豬肉末，用小火煮至米、肉熟爛，出鍋後加入鹽調味再撒上香菜即可。

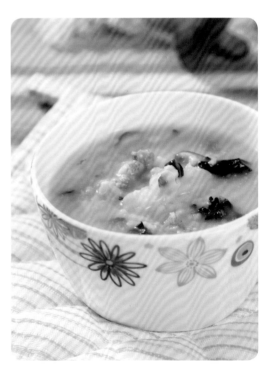

TIPS 這道冬菇木耳瘦肉粥所用的冬菇、黑木耳、白木耳都有很好的滋陰功效，對於肺熱陰虛及虛勞煩熱等具有很好的食療作用。

海參百合羹

|食材| 海參（已浸發）1條，豬絞肉150克，乾百合50克，雞蛋2顆，乾香菇5朵，冬筍1塊。

|調味料| 料理米酒、醬油、鹽、白糖、太白粉各適量。

|做法|

1. 百合、香菇洗淨後用清水泡軟；冬筍、香菇切丁；雞蛋攪打成液；將海參自腹部劃開，去腸洗淨。

2. 油鍋燒熱，加少許料理米酒，倒入泡香菇的水，放入海參稍微煮一下，去除腥味，撈出切塊備用。

3. 另起鍋加油燒熱，放入豬肉末，加入少許醬油，炒入味後加清水，大火煮開後，放入海參、香菇、冬筍、百合，開鍋後加少許鹽、白糖、醬油繼續煮。

4. 用太白粉勾薄芡，再煮2～3分鐘收汁，倒入蛋液，煮開即可。

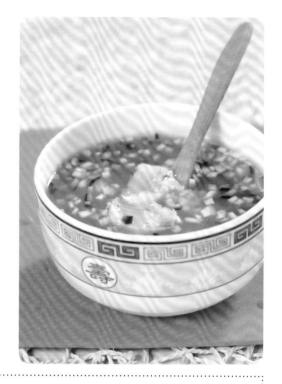

TIPS 這道粥有補腎益精、養血潤燥的功效，對陰虛體質尤其是精血虧虛的人非常適合。海參藥性偏溫，百合微寒，兩者一起煲湯能養陰潤燥。

山藥燉烏骨雞

|食材| 山藥150克，烏骨雞腿120克。

|調味料| 鹽3克，料理米酒15克，高湯適量。

|做法|

1. 山藥去皮，洗淨切小塊；烏骨雞腿洗淨切小塊。

2. 鍋置火上，放入烏骨雞腿塊，加入高湯，用大火煮滾，加山藥塊。

3. 轉小火煮至肉熟、山藥塊變軟，加鹽調味即可。

TIPS 烏骨雞能養氣補血，與山藥燉湯，具有養陰生津、潤腸通便的功效，適用於陰虛津液不足導致大便祕結或消渴者食用。

杏仁雪梨山藥糊

|食材| 雪梨1顆，北杏仁10克，鮮山藥100克。

|調味料| 蜂蜜適量。

|做法|

1. 將雪梨去皮，洗淨，切片；山藥去皮洗淨切片。

2. 鍋中加入適量水，放入鮮山藥，大火煮滾後，加入雪梨、杏仁，以小火煮至山藥熟爛，加入蜂蜜攪勻即可。

TIPS 杏仁是滋養、潤肺止咳之物；雪梨中含有的鞣酸等成分，可以祛痰止咳，養護咽喉。配合滋陰聖品——山藥一起燉煮，具有滋陰潤肺之功效，適合陰虛久咳的人食用。

痰濕體質

症狀表現 面部皮膚油脂較多，汗水多且黏，容易胸悶，痰多；有些人面色淡黃髮暗，眼圈微浮腫，容易睏倦；舌頭胖大，舌苔白膩，嘴裡常有發黏、發膩、發甜的感覺，平時愛吃甜食和肥膩食物；大便正常或者略稀爛，小便量不多或者顏色稍微有些渾濁。

痰濕體質飲食要點

✓ 適宜
- 具有宣肺、健脾、益腎、化痰濕作用的食物。
- 屬性甘寒的食物。

✗ 不宜
- 屬性寒涼的食物。
- 辛辣、燥熱、油膩的食物。

適合痰濕體質的食物

類別	食物
主食	薏仁、白米、糯米、高粱、玉米、小米
肉類	豬肚、火腿、牛肉、雞肉、銀魚、鯽魚、鰱魚、鱸魚、鯉魚、青魚、泥鰍
蔬菜	山藥、生薑、茼蒿、冬瓜
水果	木瓜、梅子

🍵 湯粥保健食譜推薦

紅豆燉鯉魚

食材 鯉魚1條，紅豆50克。

中藥材 陳皮10克。

調味料 料理米酒、薑片、蔥段、胡椒粉、鹽各適量。

做法

1. 將鯉魚去鱗、鰓、內臟，洗淨瀝乾備用；紅豆洗淨，用清水浸泡4小時。
2. 將紅豆、陳皮填入魚腹，放入盤內，加適量料理米酒、薑片、蔥段、胡椒、鹽少許，上籠蒸熟即可。

TIPS 這道紅豆鯉魚湯具有健脾除濕化痰的功效，適合痰濕體質且有疲倦乏力、食慾不振、腹脹腹瀉、胸悶、暈眩症狀的人。

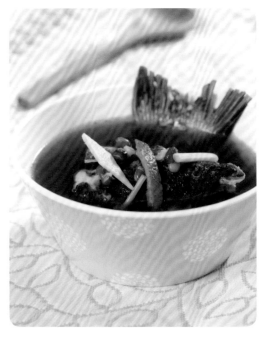

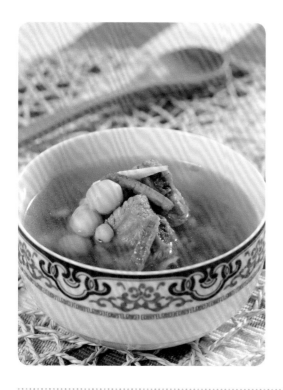

芡實蓮子薏仁湯

| 食材 | 排骨500克，薑1片。

| 中藥材 | 芡實30克，蓮子（去芯）20克，薏仁30克，陳皮5克。

| 調味料 | 鹽少許。

| 做法 |

1. 將芡實、蓮子、薏仁洗淨，用清水浸泡1小時；排骨剁成小塊，入熱水鍋中汆燙，撈起瀝乾備用。

2. 將排骨、芡實、蓮子、薏仁、陳皮和薑一同放入鍋中，加適量水，大火煮開後，轉小火燉2小時，最後加入少許鹽調味即可。

TIPS　痰濕體質的人可以經常食用薏仁粥或芡實蓮子薏仁湯，因為薏仁有利濕健脾的功效，既是常用的中藥，也是常用的美味食物。

山藥冬瓜湯

| 食材 | 山藥50克，冬瓜150克。

| 調味料 | 鹽少許。

| 做法 |

1. 山藥去皮，洗淨，切小塊；冬瓜去皮洗淨，切小塊。

2. 將山藥塊和冬瓜塊一同放入鍋中，加入適量水，大火煮滾後轉小火煮約30分鐘，最後加入少許鹽調味即可。

TIPS　山藥與冬瓜都具有健脾、益氣、利濕的功效，非常適合痰濕體質的人食用。

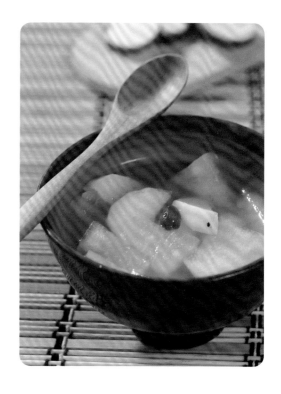

濕熱體質

症狀表現 平時面部常有油光，容易生痤瘡粉刺；舌頭顏色偏紅，舌苔黃膩，容易口苦口乾；身體感覺沉重容易疲倦，有些人還會心煩意亂，做事沒有精神，眼球血絲多；大便乾燥硬結，或顯得比較黏，小便短而顏色發深；有些男性的陰囊顯得比較潮濕，女性則白帶較多。

濕熱體質飲食要點

✔ 適宜

- 具有祛濕熱作用的食物。
- 屬性甘寒、甘平的食物。
- 清淡飲食。

✘ 不宜

- 肥膩食品、甜食。
- 辛辣、燥熱的食物。
- 暴飲暴食、酗酒。

適合濕熱體質的食物

類別	食物
主食	小麥、大麥、蕎麥、玉米、薏仁、綠豆、紅豆、蠶豆
肉類	豬瘦肉、鴨肉、田螺、蛤蜊、泥鰍、鯉魚、鱸魚
蔬菜	綠豆芽、黃豆芽、青江菜、苦瓜、萵苣、絲瓜、紫菜、海帶、芹菜、莧菜、小白菜、荸薺、冬瓜
水果	哈密瓜、梨、枇杷、柳丁

湯粥保健食譜推薦

竹筍西瓜皮鯉魚湯

| 食材 | 鯉魚1條，鮮竹筍250克，西瓜皮250克，薑3片，紅棗（去核）3顆。

| 調味料 | 鹽適量。

| 做法 |

1. 將鯉魚去鰓、內臟，不去鱗，洗淨；竹筍洗淨切片；西瓜皮洗淨切條。
2. 油鍋燒熱，放入薑片爆香，放入鯉魚略煎至兩面微黃。
3. 另一只鍋加水煮開，放入所有材料，大火煮滾轉小火煲1小時，加鹽調味即可。

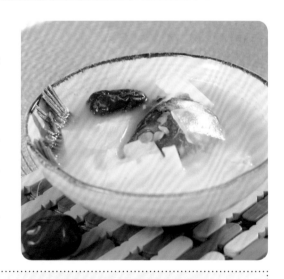

TIPS 西瓜皮和鯉魚都有祛濕降濁、健脾利水的功效，兩者合用適用於濕熱體質的身重困倦，小便短少等症狀。竹筍含豐富的纖維素，具有促進腸道蠕動、幫助消化、預防便祕的功效。

枸杞莧菜湯

| 食材 |　莧菜500克，大蒜8瓣，枸杞少許。

| 調味料 |　鹽適量。

| 做法 |

1. 將莧菜洗淨，切段；大蒜洗淨，去皮備用。
2. 油鍋燒熱，放入蒜粒，用小火煎黃。
3. 在煎蒜的鍋中加入清水，煮滾後加入莧菜，待湯再次煮滾，撒上枸杞，加鹽調味即可。

TIPS　　莧菜性味甘涼，有清利濕熱、清肝解毒、涼血散瘀的功效，對於濕熱所致的赤白痢疾及肝火上炎所致的目赤目痛、咽喉紅腫等，有一定的輔助治療作用。

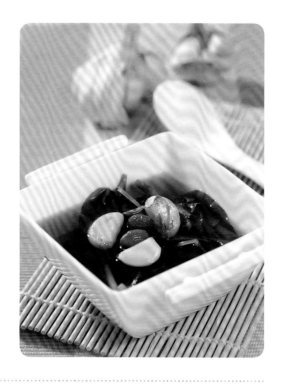

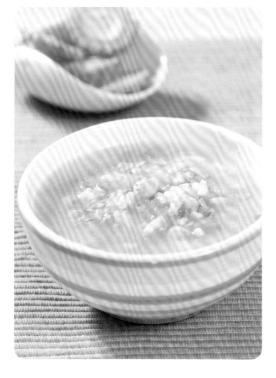

雞丁苦瓜燕麥粥

| 食材 |　白米100克，燕麥30克，雞胸肉50克，苦瓜100克，薑3片。

| 調味料 |　鹽1小匙，料理米酒1小匙，胡椒粉少許。

| 做法 |

1. 將白米、燕麥分別淘洗乾淨，用清水浸泡30分鐘。
2. 雞胸肉洗淨切丁，放入熱水中略微汆燙；苦瓜洗淨，去瓤切片，放入熱水中汆燙。
3. 鍋中加入清水、白米、燕麥，以大火煮滾，放入雞丁、苦瓜、薑片及料理米酒、胡椒粉，攪拌均勻，轉小火煮1小時，加鹽調味即可。

TIPS　　這道粥對於因體內濕熱引起的煩熱口渴、胃熱、濕熱痢疾、嘔吐、腹瀉等症有很好的功效。

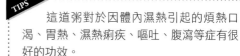

血瘀體質

症狀表現 面色灰暗，皮膚偏暗有色素沉著，容易出現瘀斑和疼痛，唇色暗淡或發紫；有些人眼眶暗黑，鼻子暗滯，頭髮容易脫落，肌膚發乾；女性常見痛經、閉經，或經血中有比較多凝結的血塊，經血顏色紫黑有塊狀物，有些女性甚至有出血傾向，如吐血和崩漏。

血瘀體質飲食要點

✅ 適宜

- 具有活血化瘀功效的食物。
- 屬性平溫的食物。

❌ 不宜

- 屬性寒涼的食物。
- 肥甘厚膩的食物，如甜食、膽固醇高、高油脂、油膩的食物。

適合血瘀體質的食物

類別	食物
主食	玉米、白米、黑豆、黃豆
肉類	牛肉、豬肉、雞肉
蔬菜	薺菜、香菜、紅蘿蔔、生薑、洋蔥、大蒜、黑木耳、茄子、蓮藕、青江菜
水果	山楂、桃子、龍眼、栗子、橘子、芒果

湯粥保健食譜推薦

蓮藕瘦肉湯

| 食材 | 蓮藕、豬肉、豬脊骨各200克，生薑1小塊，蔥1小段。

| 調味料 | 鹽1小匙。

| 做法 |

1. 先將豬肉洗淨切片，豬脊骨斬塊洗淨；蓮藕去皮洗淨切片，生薑去皮切片。
2. 鍋中加入適量水，放入豬肉、豬脊骨汆燙去血水，撈出沖涼待用。
3. 砂鍋中放入所有食材，加入清水，煮2小時後，加入鹽和薑、蔥段調味即可。

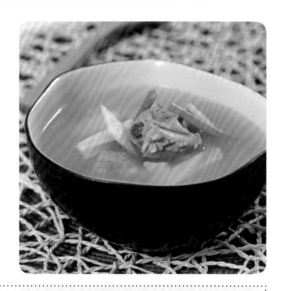

TIPS

蓮藕有養陰潤肺、消炎化瘀、清熱解燥、止咳化痰的功效。豬瘦肉有健脾養胃的效果，與蓮藕共同煨食服用，具有清熱生津、開胃健脾和益血等功效，非常適合血瘀體質者食用。

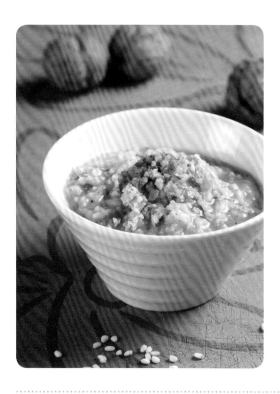

核桃粥

│食材│ 核桃50克，白米60克。

│調味料│ 鹽適量，胡椒粉少許。

│做法│

1. 將白米洗淨，浸泡約30分鐘；核桃洗淨瀝乾備用。
2. 將白米、核桃和水，一同放鍋入內煮熟成粥狀即可。

TIPS
　　核桃可活血化瘀、潤腸通便、養血活血，適用血瘀體質的人食用。長期食用，能袪病延年，還能增強記憶力。

山楂黑糖飲

│食材│ 新鮮山楂30克，黑糖30克。

│做法│

1. 將洗淨的山楂去核，切成薄片備用。
2. 鍋置火上，加入適量水，放入山楂片，大火熬煮至爛熟。
3. 再加入黑糖稍微煮一下，出鍋後即可食用。

TIPS
　　山楂具有消積化滯、收斂止痢、活血化瘀等功效；黑糖有益氣補血、健脾暖胃、緩中止痛、活血化瘀的作用。兩者合用適用於血瘀體質，症見膚色晦暗、痛經、怕冷的人食用。

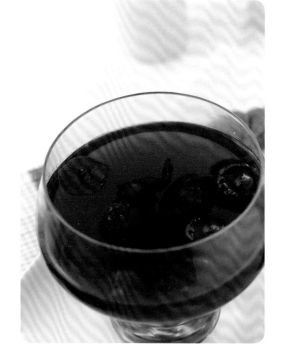

氣鬱體質

症狀表現 最多見的是性格內向不穩定，抑鬱脆弱，敏感多疑，平時苦著臉；有些人胸部有脹痛感，常嘆氣、打嗝，或咽喉總覺得不舒服，有東西梗著；有些女性經前乳房脹痛，月經不調，痛經；睡眠較差，食慾減退，健忘，痰多，大便乾燥，小便正常；舌頭顏色淡紅，舌苔薄而白，脈象弦細。

氣鬱體質飲食要點

✔ 適宜

- 健脾、養心安神的食物，如紅棗、百合、蓮子。
- 行氣、解鬱、消食、醒神的食物，如魚類、瘦肉、奶類、柑橘、玫瑰花、茉莉花、山楂。

✘ 不宜

- 辣、過於刺激性的食物和飲料，如咖啡、濃茶。
- 屬性寒涼的食物。
- 肥甘厚膩的食物，如甜食、膽固醇高、高油脂、油膩的食物。

適合氣鬱體質的食物

類別	食物
主食	小麥、蕎麥、高粱、白米、糯米、小米、綠豆
肉類	火腿、豬肝、豬瘦肉、雞肉、雞肝
蔬菜	芹菜、白菜、金針、萵苣、茴香菜、白蘿蔔、百合、苦瓜、薺菜
水果	柳丁、橘子

EASY 湯粥保健食譜推薦

雙花西米露

食材 玫瑰花20克，茉莉花20克，西谷米50克。

調味料 冰糖適量。

做法

1. 將西谷米淘洗乾淨，浸泡20～30分鐘。
2. 將水煮開，放入茉莉花和玫瑰花，轉小火，煮2～3分鐘，取汁去花。
3. 將西谷米放入鍋中，加入作法2的水，先用大火煮滾，再用小火慢慢熬煮，邊煮邊攪拌，直到西谷米透亮。

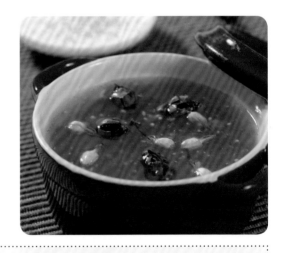

TIPS

茉莉花理氣，解鬱，和中，適合脾胃不適、心情抑鬱者。與能疏肝氣、解氣鬱的玫瑰共用，非常適合氣鬱體質的女性在經期前服用，可緩解經前小腹悶痛、乳房脹痛等現象。

菊花雞肝湯

| 食材 | 雞肝100克，白木耳15克，菊花10克，茉莉花5克，薑汁適量。

| 調味料 | 料理米酒、鹽各適量。

| 做法 |

1. 將白木耳（乾木耳先以溫水泡軟）撕成小塊；雞肝洗淨切塊備用。
2. 鍋內加入適量水，煮開後放入料理米酒、薑汁、鹽，隨即放入白木耳和雞肝，煮滾，撇去浮沫。
3. 雞肝熟後，再放入菊花、茉莉花，煮滾即可。

TIPS 這道菊花雞肝湯所用的食材均可疏肝清熱、健脾寧心，適合氣鬱體質者食用。

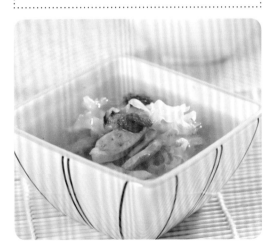

陳皮粥

| 食材 | 粳米100克。

| 中藥材 | 陳皮（乾）50克。

| 調味料 | 白糖適量。

| 做法 |

1. 將乾橘皮洗淨晾乾，磨成細末。
2. 粳米淘洗乾淨，用冷水浸泡半小時，撈出，瀝乾水分。
3. 鍋中放入冷水、粳米，大火煮沸厚，改用小火熬煮，至粥將成時，加入橘皮末和白糖，再煮10分鐘即可。

TIPS 這道陳皮粥不僅芳香可口而且開胃，對肝鬱氣滯引起胸腹脹滿的人，有很好的食療作用。

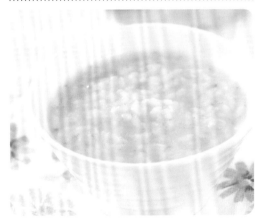

柚皮冬瓜瘦肉湯

| 食材 | 柚子皮1/4個，冬瓜、瘦豬肉各200克，薏仁20克，蓮子（去芯）50克，薑2片。

| 調味料 | 鹽適量。

| 做法 |

1. 將柚皮洗淨切小塊，放入熱水內煮10分鐘。
2. 冬瓜連皮洗淨切塊；瘦豬肉洗淨後汆燙；薏仁、蓮子洗淨後先浸泡2小時。
3. 鍋中加入適量水，放入浸泡過的薏仁和蓮子，大火煮滾，再放入切好的柚皮、冬瓜及瘦豬肉，改小火煲2小時，最後再加鹽調味即可。

TIPS 柚子皮具有行氣、寬中功效，能夠改善氣鬱體質的胸悶、胃脹、消化不良等症狀，搭配冬瓜、薏仁，可做為氣滯導致下半身水腫者的最佳減重食療。

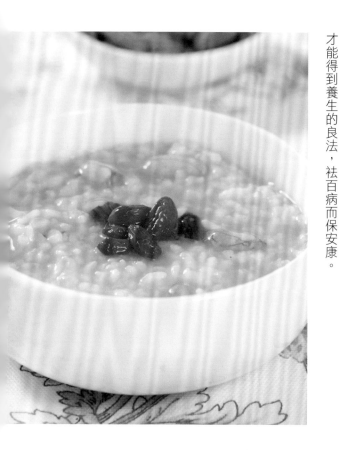

四季有別：
順應24節氣的養生湯粥

中醫有「天人合一」的養生觀念，認為根據四季節氣的變化，
人體內的五臟六腑也有潛移默化的改變。
說明養生要順應時令、寒暑的變化，湯粥養生尤其如此。
順節氣而養生，必先了解節氣的特點與規律，
才能得到養生的良法，祛百病而保安康。

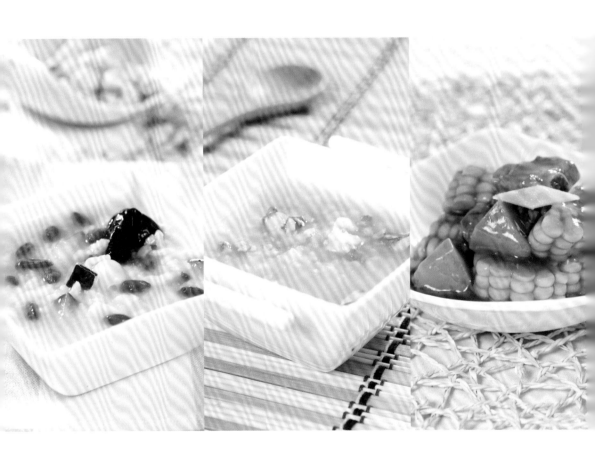

立春 國曆2月3或4或5日

立春是一年中的第一個節氣，立的意思即為開始，立春則表示春天開始了。

養生重點 春天，是萬物復甦的季節。中醫學認為，肝臟與草木相似，草木在春季萌發、生長，肝臟在春季時功能也更活躍。因此，春季養生以養肝護肝為先。

立春時節飲食要點

1. 初春仍有冬日餘寒，可選吃韭菜、大蒜、洋蔥、蒟蒻、大頭菜、芥菜、香菜、生薑、蔥等蔬菜，這類蔬菜均性溫味辛，既可疏散風寒，又能抑殺潮濕環境下滋生的病菌。

2. 適當吃些清熱養肝的食物，如蕎麥、薏仁、薺菜、菠菜、芹菜、萵苣筍、茄子、荸薺、黃瓜、蘑菇等。

3. 肝血不足常感頭暈、目澀、乏力者，可多吃桂圓粥、枸杞雞肉湯、豬肝等。

EASY 湯粥保健食譜推薦

美味三鮮湯

食材 雞肉50克，豌豆50克，番茄1顆，雞蛋白1顆。

調味料 牛奶1大匙，太白粉1大匙，料理米酒、鹽、雞粉、高湯、香油各適量。

做法

1. 雞肉洗淨剁成泥，取少許太白粉用牛奶攪拌，與蛋白放在一個碗內，攪成雞肉泥待用。

2. 番茄洗淨用開水燙一下，去皮後切成小丁；豌豆洗淨備用。

3. 炒鍋置火上，倒入高湯，加鹽、料理米酒煮滾後，放入豌豆、番茄丁，等再次煮滾後改小火。

4. 把雞肉泥用手擠成小丸子，放入鍋內，再把火開大，待湯煮滾，加入剩餘太白粉，煮滾後放入雞粉，淋上香油即可。

TIPS 在立春時節喝碗三鮮湯，能溫中益氣，補精填髓，清熱除煩。

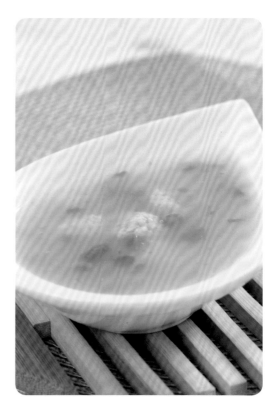

紅棗薏仁粥

│食材│ 薏仁250克，百合50克，枸杞10克，紅棗10顆。

│調味料│ 蜂蜜1小匙。

│做法│

1. 百合、紅棗分別清水洗淨，紅棗去核。
2. 薏仁放入鍋內，加入適量冷水，大火煮滾後放入紅棗和百合，轉小火熬煮成粥。
3. 待粥軟爛時，放入枸杞稍煮，最後用蜂蜜調味即可。

TIPS　百合，有潤肺止咳、清心安神、平喘消痰的作用；紅棗，有補益脾胃、養血安神等作用；薏仁能補中益氣、溫脾暖胃。三種食物合用，可滋補肺腎、止咳、平喘、強壯身體、增加抵抗力，是春天養生的極佳聖品。

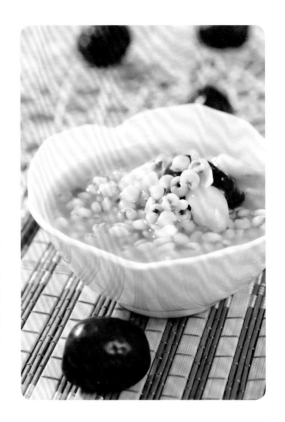

青蔥豬骨湯

│食材│ 豬大骨2根，蔥2根，紅棗10顆，薑3片。

│調味料│ 鹽適量。

│做法│

1. 蔥剝洗淨切段；紅棗洗淨去核；豬骨洗淨，入熱水中汆燙，撈出洗去浮沫。
2. 鍋置火上，倒水燒開，放入豬骨、一半蔥段、薑片與紅棗，再次煮滾後轉小火煮1小時，再放入另一半蔥段與鹽，小火煮熟即可。

TIPS　蔥含有豐富的維生素C，能舒張微血管，可以發汗、祛痰、利尿，並能有效預防並治療春季多發的感冒。

山楂紅豆南瓜粥

│食材│ 白米100克，山楂、紅豆各50克，南瓜100克。

│調味料│ 冰糖適量。

│做法│

1. 白米淘洗乾淨；山楂洗淨；紅豆浸泡一夜，洗淨；南瓜洗淨，去皮切薄片。
2. 將白米、南瓜片、山楂、紅豆一同放入鍋內，加適量水，煮粥。
3. 粥內加冰糖適量，小火煮35分鐘即可。

TIPS　南瓜富含鐵和維生素A，有利於防治春季過敏性哮喘疾病。與生津開胃的山楂熬煮的粥品味道鮮美，適合春季食慾不振者進行食療。

雨水 國曆2月18或19或20日

此時候冰雪開始融化，空氣也開始變得濕潤，雨水逐漸增多，所以叫雨水。

養生重點 雨水季節，天氣變化無常，人的食慾也會受到影響，加上春季肝旺而脾弱，脾胃虛弱容易滋生病菌。因此，在雨水節氣養脾健脾很重要。

雨水時節飲食要點

1. 適量吃些甘味食物，能滋補脾胃。甘味的食物首推紅棗和山藥，其次還有白米、小米、糯米、豇豆、扁豆、黃豆、菠菜、胡蘿蔔、芋頭、地瓜、馬鈴薯、南瓜、黑木耳、香菇、桂圓。

2. 春季常見人們發生口腔炎、口角炎、舌炎等疾病，這些都是因為新鮮蔬菜吃得少所造成的營養失調。因此，春季到來，人們一定要多吃點新鮮蔬菜。

3. 少吃烏梅、酸梅等酸味食物。

EASY 湯粥保健食譜推薦

韭菜鴨血湯

食材 鴨血1塊（約250克），菠菜和韭菜各適量，紅椒絲少許。

調味料 高湯、鹽各適量，沙茶醬1大匙。

做法

1. 鴨血切片，用開水汆燙後撈出；菠菜和韭菜分別洗淨，切段。
2. 將菠菜用熱水汆燙後，和鴨血一同放入鍋中，倒入高湯後煮熟，加鹽調味。
3. 放入韭菜即熄火，加沙茶醬調味，撒上些許紅椒絲即可。

TIPS
韭菜含豐富的鋅元素，多吃可保暖健胃；菠菜屬甘味食物，能補脾胃；而鴨血有補血和清熱的作用，可改善缺鐵性貧血。春季多喝此湯，可滋補脾胃，增強體力，還能益氣補血。

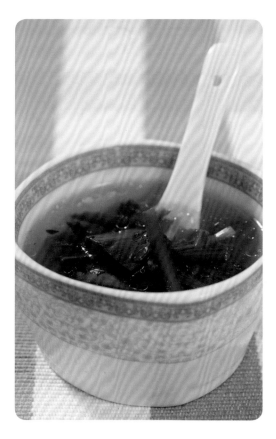

雞肝胡蘿蔔粥

| 食材 | 雞肝50克，糯米100克，胡蘿蔔半根，蔥花適量，香菜少許。

| 調味料 | 高湯3碗，鹽適量。

| 做法 |

1. 糯米洗淨，用清水浸泡約1小時；雞肝洗淨，放入熱水中汆燙後，切片；胡蘿蔔洗淨，切成小方丁。
2. 鍋置火上，放入高湯和糯米，大火滾後，改小火熬煮至米爛粥稠。
3. 最後放入雞肝片、胡蘿蔔丁、鹽，煮約10分鐘，撒上蔥花與香菜即可。

> **TIPS**　雞肝中含有豐富的鐵質，是比較好的補血食品，同時，雞肝裡有一些平常肉類中沒有的維生素和微量元素硒，能增強身體免疫力，對腫瘤細胞的產生有抑制作用。

薑絲鴨蛋湯

| 食材 | 生薑50克，鴨蛋2顆。

| 調味料 | 白酒1大匙，鹽適量。

| 做法 |

1. 生薑洗淨去皮，切成絲，加水200毫升煮沸。
2. 鴨蛋打散，倒入生薑湯中，稍攪。
3. 加入白酒，煮滾後加鹽調味即可。

> **TIPS**　雨水時節，天氣變化無常，人體容易感冒，而生薑有解表散寒的功效，鴨蛋營養豐富，兩者煮湯，能改善初春感冒入侵。

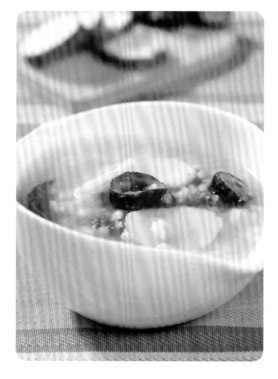

山藥番茄粥

| 食材 | 白米、番茄各100克，山藥50克，山楂10克。

| 調味料 | 鹽、雞粉各1小匙。

| 做法 |

1. 白米淘洗乾淨；山藥洗淨，切片；番茄洗淨，切牙狀；山楂洗淨，去核切片。
2. 白米、山藥片、山楂一同放入鍋中，加適量水和鹽，大火煮滾後，小火煮30分鐘。
3. 加入番茄，再煮10分鐘，加入少許雞粉調味即可。

> **TIPS**　山藥中含有澱粉、蛋白質及多種微量元素，具有健脾、補氣、益肺、固腎的功效。與含維生素C豐富的番茄合用，能健脾胃，增強人體抵抗力。

驚蟄 國曆3月5或6或7日

雨水節氣過後即是驚蟄。這個時候天氣開始轉暖，初響的春雷驚醒了蟄伏在泥土中冬眠的各種昆蟲，各種花草樹木也開始開枝散葉，所以叫驚蟄。

養生重點 驚蟄節氣的養生重點是根據各自不同的體質進行飲食調養，順肝之性，助益脾氣，使五臟平和。

驚蟄時節飲食要點

1. 陰虛體質的人大多身體瘦弱，這類人最明顯的症狀就是口乾舌燥、手心發熱、出虛汗。這些人在驚蟄時節可以多吃藕片、阿膠棗、山藥、梨、葡萄、木耳等。
2. 陽虛體質的人大多形體白胖，面色淡白，怕寒喜暖，在驚蟄時節要多吃壯陽食品，如羊肉、雞肉等。
3. 血瘀體質的人在驚蟄時節要常吃具有活血化瘀作用的食物，如山楂、核桃、黑豆、慈姑、醋等。
4. 痰濕體質的人在驚蟄時節飲食宜清淡，常吃的食物可選海帶、冬瓜、荷葉、山楂、紅豆、扁豆、蘿蔔、枇杷葉等。

EASY 湯粥保健食譜推薦

海帶栗子排骨湯

食材 | 乾海帶50克，鮮栗子100克，排骨300克。

調味料 | 鹽適量，胡椒粉1小匙。

做法 |

1. 鮮栗子先用熱水煮3分鐘；海帶泡水洗淨後打結；排骨用熱水汆燙後洗淨。
2. 鍋中倒入適量水煮開後，放入海帶結、栗子和排骨，煮開後轉小火熬煮20分鐘，加鹽和胡椒粉調味即可。

TIPS
栗子味甘性溫，含有太白粉、不飽和脂肪酸和多種維生素，具有益氣補脾、保腸胃、補腎強筋，活血止血的作用。與富含鈣的排骨熬煮此湯，對高血壓、冠心病、動脈硬化等疾病具有食療的功效。

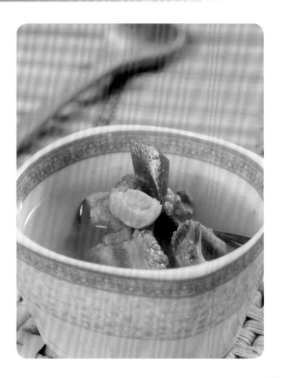

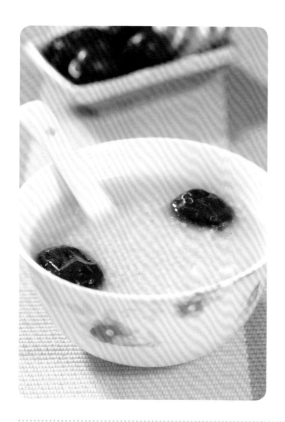

山藥紅棗小米粥

| 食材 | 小米100克，山藥50克，紅棗12顆。

| 調味料 | 糖或鹽適量。

| 做法 |

1. 小米洗淨泡水；紅棗用水沖洗；山藥去皮切丁。
2. 砂鍋內放入小米、紅棗及水，用大火煮開。
3. 改小火煮，加入山藥丁煮至粥稠，依口味喜好加入糖或鹽調味即可。

> **TIPS**
> 山藥含有多種營養素，有強健身體、滋陰補腎的作用。紅棗能補血養顏，兩者搭配不但美味更具營養價值，尤其適合陰虛體質的人食用。

荸薺空心菜湯

| 食材 | 空心菜300克，去皮荸薺10顆。

| 調味料 | 鹽1小匙，雞粉適量。

| 做法 |

1. 空心菜洗淨，和荸薺一起放入湯鍋內，加3碗清水煮滾。
2. 再煮20秒鐘，加鹽、雞粉調味即可盛起。

> **TIPS**
> 空心菜具有多種食療功能。其粗纖維含量豐富，能促進胃腸蠕動，緩解便祕；空心菜屬鹼性食材，能降低腸道酸度，達到防癌的效用。另外，空心菜性涼，能抑制細菌，預防春季感染。

蓮子菇筍湯

| 食材 | 竹筍200克，鮮香菇4朵，豆乾80克，蓮子20顆，荷蘭豆50克，麥冬、天門冬各少許。

| 調味料 | 鹽、雞粉少許。

| 做法 |

1. 竹筍去殼，放入鍋中加水去除澀味，撈出，切片；豆乾洗淨，切片；香菇洗淨，去蒂，切薄片備用。
2. 將所有食材及藥材放入圓盅，加入調味料，倒入熱水至全滿，以耐熱的保鮮膜封口，移入蒸籠中，大火蒸40分鐘即可。

> **TIPS**
> 蓮子味甘、澀，性平，具有健脾養胃、鎮定安神、補中益氣、聰耳明目的功效。此湯有安心養神、收斂浮火的作用，為滋補元氣的珍品。

春分 國曆3月20或21或22日

24節氣中的春分，分是平分的意思。因這個時候正值晝夜平分，所以稱為春分。

養生重點 由於春分節氣平分了晝夜、寒暑，人們在保健養生時應注意平抑肝陽、滋陰補腎、健脾益氣，使陰陽氣血平衡。

春分時節飲食要點

1. 春分的飲食原則為：陰陽互補，如在烹調魚、蝦、蟹等寒性食物時，其原則上必佐以蔥、薑、酒、醋類溫性調味料，以防止菜餚性寒偏涼；又如在食用韭菜、大蒜、木瓜等助陽類菜餚時，常配以蛋類滋陰的食物。

2. 春分時節，正是各種既具營養又有藥用功效的野菜上市的時候，如香椿、薺菜、馬齒莧、魚腥草、蕨菜、竹筍等，可適量選擇食用。

湯粥保健食譜推薦

紅豆煲南瓜

| 食材 | 紅豆100克，南瓜200克。

| 調味料 | 冰糖適量。

| 做法 |

1. 紅豆清洗乾淨，用清水浸泡半天，放入壓力鍋或電鍋中，煮至軟爛，放涼後取出備用。
2. 南瓜洗淨，切成小塊。
3. 將紅豆、南瓜塊一同放入砂鍋中，加足量水，先用大火煮滾，再用小煲1小時，加冰糖調味即可。

TIPS
紅豆含有較多的皂角苷，可刺激腸道，具有良好的利尿作用，能解酒、解毒，對心臟病和腎病、水腫均有一定的作用，與南瓜同食，對習慣性便祕也有很好的治療功效。

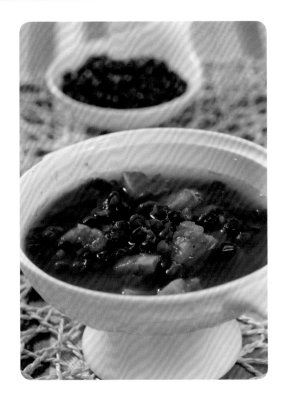

馬齒莧綠豆湯

| 食材 | 鮮馬齒莧150克，綠豆50克。

| 做法 |

1. 將鮮馬齒莧和綠豆分別洗淨。
2. 把馬齒莧和綠豆一同放入砂鍋中，加適量水，用大火燒開後轉用小火燉煮至綠豆酥爛即可。

TIPS

馬齒莧是一種野菜，具有清熱利濕、解毒消腫、消炎、止渴、利尿的作用；綠豆也有清熱解毒的功效，兩者合用，可用於炎症患者及熱症患者輔助食療。

韭菜鮮蝦粥

| 食材 | 白米100克，鮮韭菜、蝦各50克，薑、蔥各少許。

| 調味料 | 鹽少許。

| 做法 |

1. 白米淘洗乾淨，用水浸泡45分鐘；蝦洗淨，去皮，挑除沙線；韭菜用水洗淨，切細。
2. 將白米放入鍋中，加適量水，煮粥。
3. 待粥將熟時，放入蝦仁、韭菜、蔥、薑及鹽，煮至蝦熟米爛即可。

TIPS

蝦營養豐富，且有補腎壯陽的功效。韭菜含有豐富的鋅元素，有很好的健胃作用。此粥適合春季滋補食療。

百合杏仁粥

| 食材 | 白米100克，百合（乾）10克，杏仁5顆。

| 調味料 | 白糖適量。

| 做法 |

1. 將百合洗淨，用溫熱水浸泡至軟；杏仁用溫熱水泡後去皮；白米淘洗乾淨。
2. 白米放入鍋中，加適量水，煮至半熟，加入百合、杏仁，煮至粥熟，加入白糖調味即可。

TIPS

哮喘多發於春分時期，因此要多吃具有潤肺止咳功效的百合、梨等食物，這道粥適用於咳嗽痰多，舌紅苔少，虛汗少眠等症的輔助食療。

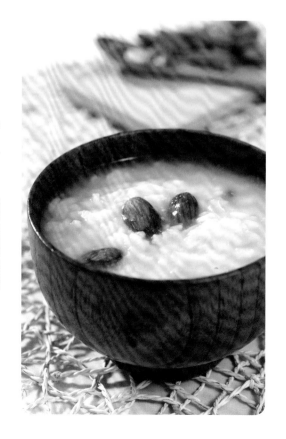

清明 國曆4月4或5或6日

清明含意是氣候溫和、草木萌發、杏桃開花，處處給人以清新明朗的感覺。

養生重點 清明節氣的飲食主要以防治高血壓和預防呼吸系統疾病為主。

清明時節飲食要點

1. 多吃清淡新鮮的蔬菜、水果，如蘿蔔、芹菜、苦瓜和其他綠葉蔬菜，以及柑橘等對心血管均有保護作用，宜經常食用。

2. 清明節氣中，不宜食用「發」的食品，如筍、雞等。可多吃些益肝養肺的食品，如薺菜、菠菜、山藥、淡菜等。

湯粥保健食譜推薦

百合荸薺排骨湯

| 食材 | 豬小排骨250克，荸薺10顆，新鮮百合30克，杏仁5顆，薑2片。

| 調味料 | 鹽適量。

| 做法 |
1. 新鮮百合洗淨剝瓣。
2. 杏仁去殼洗淨備用。
3. 荸薺去皮洗淨。
4. 豬小排骨洗淨，入熱水汆燙。
5. 鍋置火上，加水燒開，放入所有食材及薑片熬煮至熟爛，加鹽調味即可。

TIPS
　　排骨含有豐富的蛋白質和礦物質，營養非常豐富，加入具有清熱生津、化痰明目、利尿降壓的荸薺和潤肺止咳的百合，對咳嗽、咽喉腫痛、高血壓等症均有較好的食療效果。

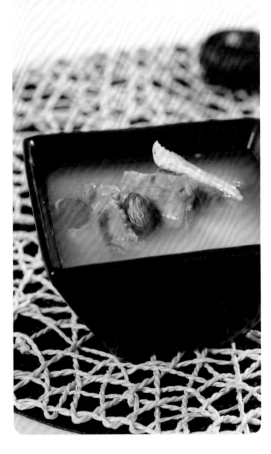

夏枯草黑豆飲

| 食材 | 黑豆50克，夏枯草30克。

| 調味料 | 白糖適量。

| 做法 |

1. 夏枯草除去雜質，快速洗淨，瀝乾水分。
2. 黑豆除去雜質，洗淨，用水浸泡半小時。
3. 將夏枯草、黑豆倒入鍋內，加水3大碗。
4. 用小火煮約1小時後，撈除夏枯草，繼續煮半小時，至黑豆酥爛，加上白糖調勻即可。

TIPS　夏枯草的功用是清肝明目，還有利尿降壓的作用；黑豆可以養顏補腎。這道湯可以補腎養肝，經常飲用，能保持血壓穩定。對風火牙痛也有療效；春季飲用可防肝火旺。

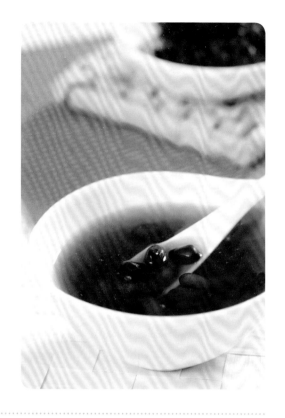

芹菜降壓粥

| 食材 | 芹菜、白米各100克。

| 做法 |

1. 芹菜連根洗淨，加入適量水，熬煮約20分鐘，取汁備用。
2. 白米淘洗乾淨，放入鍋中，倒入芹菜汁，加水適量，一同煮熟成粥即可。

TIPS　此粥可降低血壓，春季飲用還可除煩。

香菇瘦肉粥

| 食材 | 白米、香菇各100克，瘦肉末50克，胡蘿蔔、薑絲各適量。

| 調味料 | 料理米酒、鹽各適量，香油幾滴。

| 做法 |

1. 瘦肉末加入適量料理米酒醃製10分鐘；香菇洗淨切片；胡蘿蔔去皮切丁。
2. 白米洗淨，加入適量水，煮粥。煮至米粒開花，加入胡蘿蔔、瘦肉末。
3. 煮到肉末熟後，放入香菇片、薑絲，繼續煮2分鐘即可，出鍋前加入適量的鹽、香油調味即可。

TIPS　香菇能降低膽固醇、降血壓。此粥對預防感冒，增強人體抵抗疾病的能力有很大的幫助。

穀雨 國曆4月19或20或21日

穀雨是春季的最後一個節氣。這時田中的秧苗初插、作物新種,最需要雨水的滋潤,所以將這個節氣稱為穀雨。

養生重點 穀雨節氣以後是神經痛的發病期,飲食重點則可放在調節情緒,緩解壓力上。

穀雨時節飲食要點

1. 多吃含維生素B群較多的食物,對改善春季抑鬱症狀有明顯的效果。維生素B群含量豐富的食物有:小麥胚粉、蕎麥粉、大麥、小米、黃豆及其他豆類、葵花籽、花生、黑白芝麻及瘦肉等。

2. 多吃鹼性食物有助於緩解春季的急躁情緒,所以容易動怒生氣的人多吃一些貝、蝦、蟹、魚、海帶等海產品,以改善並穩定情緒。

EASY 湯粥保健食譜推薦

排骨番茄湯

| 食材 | 排骨300克,番茄1顆,豆腐1盒。

| 調味料 | 鹽、雞粉各適量。

| 做法 |

1. 將排骨洗淨,放入熱水中汆燙一下。
2. 把番茄洗淨,放入熱水中汆燙,撈起後剝去外皮,切成塊狀;豆腐也切成塊狀。
3. 鍋中加入所有食材和6碗水,大火煮開後,轉小火煮40分鐘,最後加入鹽、雞粉調味即可。

TIPS
這道湯能疏肝解鬱,消除春睏,對於壓力大、情緒不好的人來說,建議每星期吃一次。番茄中含有一種抗氧化物 —— 番茄紅素,它能在壓力產生時保護人體不受自由基傷害,減少各種慢性老化疾病的發生。

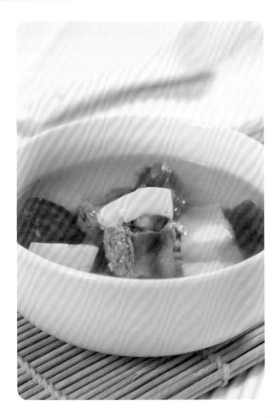

香椿粥

| 食材 | 白米、香椿芽各100克。

| 調味料 | 鹽少許。

| 做法 |

1. 將香椿芽挑洗乾淨，放入熱水中略燙後撈出。
2. 白米淘洗乾淨，用冷水浸泡半小時，撈出，瀝乾水分。
3. 將白米放入鍋中，加入約1000毫升冷水，先用大火煮滾，再改用小火熬至八成熟，加入香椿芽，再續煮至粥成，放入鹽拌勻，再稍燜片刻，即可盛起食用。

 TIPS　香椿芽營養豐富，並具有食療作用，改善外感風寒、風濕痹痛、胃痛、痢疾等症。

黑木耳紅棗粥

| 食材 | 白米100克，黑木耳50克，紅棗100克。

| 調味料 | 冰糖適量。

| 做法 |

1. 白米淘洗乾淨，浸泡30分鐘；黑木耳放入溫水中泡發，去蒂、雜質，撕成瓣狀；紅棗洗淨。
2. 將所有食材放入鍋內，加水適量用大火燒開，轉小火燉熟後，按個人口味加適量冰糖即可。

TIPS　紅棗中的維生素含量豐富，可以養血、安神、潤心肺、補五臟、治虛損，是傳統的滋補食品。

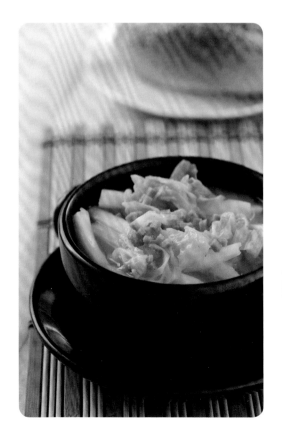

雞湯白菜

| 食材 | 大白菜、雞湯各適量，火腿片20克，皮蛋半顆，薑3片，青、紅椒絲各適量。

| 調味料 | 八角1粒，鹽1小匙，雞粉半小匙。

| 做法 |

1. 取大白菜的葉子，切成大塊，先放在熱水裡汆燙一下。
2. 油鍋燒熱，加八角炸香，倒入雞湯，湯不要太多，淹過白菜即可。
3. 放入薑片煮開，放入白菜葉、火腿片、皮蛋，加鹽和雞粉，煮至菜葉變軟，起鍋，將薑片挑出，加入青、紅椒絲即可。

TIPS　此湯白菜中含有雞湯的鮮味，白菜中和雞湯的油膩，有清肺利咽、清熱解毒、排毒養顏的功效。

立夏 國曆5月5或6或7日

每年的5月6日前後是立夏，這個時候，「鬥指東南，維為立夏」，萬物至此皆長大，所以稱為立夏。立夏表示即將告別春天，是夏天的開始。

養生重點 立夏後天氣逐漸轉熱，植物生長到了茂盛期，從傳統中醫理論上講，認為此時利於人心臟的生理活動。因此，夏季養生以保養心臟為先。

立夏時節飲食要點

1. 可以多喝牛奶，多吃豆製品、雞肉、瘦肉等，既能補充營養，又可達到強心的作用。
2. 平時多吃蔬菜、水果及粗糧，可增加纖維素、維生素C和維生素B群的供給，能達到預防動脈硬化的作用。
3. 立夏後，天氣逐漸轉熱，飲食宜清淡，應以易消化、富含維生素的食物為主，大魚大肉和油膩辛辣的食物要少吃。

湯粥保健食譜推薦

蓮子香菇火腿湯

| 食材 | 竹筍200克，鮮香菇4朵，素火腿100克，蓮子20顆，荷蘭豆50克。

| 調味料 | 鹽少許。

| 做法 |

1. 竹筍去殼，放入鍋中加水煮去澀味，撈出，與素火腿均切片；香菇洗淨，去蒂，切片。
2. 將所有食材放入圓盅，加鹽調味，倒入熱水至全滿，用耐熱的保鮮膜封口，移入蒸籠中，大火蒸40分鐘即可。

TIPS

蓮子味甘、澀，性平，具有健脾養胃、鎮定安神、補中益氣、聰耳明目的功效。以蓮子為料煲煮的此湯有安心養神、收斂浮火的作用，為夏季滋補元氣的珍品。

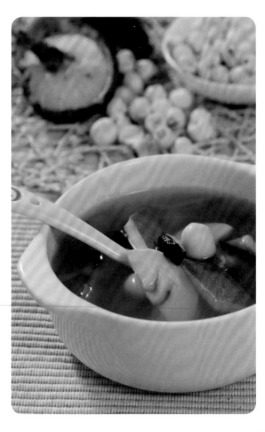

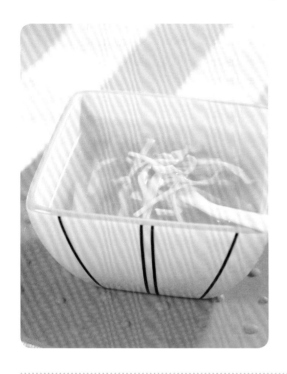

雞絲蘆筍湯

│食材│ 蘆筍罐頭1罐，雞胸肉200克，金針菇50克。

│調味料│ 鹽、太白粉各適量，雞粉少許。

│做法│

1. 雞胸肉切絲，用鹽、太白粉拌醃20分鐘；蘆筍瀝乾切長段；金針菇去根洗淨瀝乾。
2. 雞胸肉用開水燙熟，撈起瀝乾。
3. 將肉絲、蘆筍、金針菇一同放入鍋中，加入適量水，大火煮滾後，加入鹽、雞粉，再滾時即可起鍋。

> **TIPS**
> 　蘆筍中含有蘆丁、皂角苷、維生素E、葉酸以及多種微量元素，能提高身體免疫力。這道湯對高血壓、高血脂、心臟病等具有良好的預防作用。

蘋果蔬菜湯

│食材│ 菠菜200克，蘋果2顆，菜花50克，胡蘿蔔半根，香菜少許，牛奶1杯。

│調味料│ 鹽適量。

│做法│

1. 胡蘿蔔去皮切丁；菜花洗淨切小朵。
2. 菠菜洗淨瀝乾切段，蘋果去皮切丁，一同放入果汁機中，加牛奶攪打成汁。
3. 將打好的果蔬汁放入鍋中，再加入適量的清水攪勻，放入菜花，胡蘿蔔丁、鹽煮至滾沸，點綴香菜即可。

> **TIPS**
> 　蘋果的主要成分是糖、蘋果酸、酒石酸等有機酸和維生素，能降低膽固醇；蘋果中的類黃酮有減少冠心病和心臟病的功效。

紅酒牛肉煲

│食材│ 牛肉500克，洋蔥半顆，胡蘿蔔1根，馬鈴薯1顆，荷蘭豆莢10個。

│調味料│ 紅葡萄酒1杯，鹽、黑胡椒粉各1小匙，香菜末適量。

│做法│

1. 牛肉洗淨切塊，汆燙去腥；荷蘭豆去蒂絲，洗淨；洋蔥、胡蘿蔔、馬鈴薯去皮切塊。
2. 將牛肉放入鍋中，加水淹沒，大火煮滾後，改小火慢燉30分鐘。
3. 放入洋蔥、胡蘿蔔、馬鈴薯，倒入紅酒煮開後，改小火續燉30分鐘，待牛肉熟透入味，放入荷蘭豆，加鹽、黑胡椒粉調味，再煮片刻起鍋，撒上香菜末即可食用。

> **TIPS**
> 　這道菜能補養脾胃、強健筋骨、保護心臟血管，對頸部，包括血管、神經系統、皮膚都有保養作用。

小滿 國曆5月20或21或22日

小滿時值西曆5月21日前後。這個時節，大麥、冬小麥等夏收作物已經結果，籽粒漸見飽滿，但還沒有成熟，所以叫小滿。

養生重點 小滿節氣中氣溫明顯增高，雨量增多，天氣比較悶熱潮濕，正是皮膚病發作的季節。所以，飲食要以清淡利濕為主，預防皮膚病。

小滿時節飲食要點

1. 常吃具有清利濕熱作用的食物，如紅豆、薏仁、綠豆、冬瓜、絲瓜、黃瓜、金針、荸薺、黑木耳、蓮藕、胡蘿蔔、番茄、西瓜、山藥、鯽魚、草魚、鴨肉等，有利於改善皮膚方面的疾病。

2. 宜多吃苦味食物。中醫認為，凡有苦味的蔬菜，大多具有清熱的作用，因此，夏季經常吃些苦菜、苦瓜等苦味食品，能達到解熱祛暑、消除疲勞等作用。

EASY 湯粥保健食譜推薦

苦瓜菊花粥

| 食材 | 苦瓜1條，白米100克，乾菊花5朵。

| 調味料 | 冰糖30克。

| 做法 |

1. 將苦瓜對半切開去瓤洗淨，切成小塊備用；白米洗淨。
2. 菊花和白米兩者一同入鍋中，倒入適量的清水，置於大火上煮。
3. 待水煮滾後，將苦瓜塊、冰糖放入鍋中，改用小火繼續煮至米爛時即可。

TIPS
　　苦瓜雖苦，但在夏季人吃了可以生津止渴、消暑解熱、除煩。另外，苦瓜富含維生素C，可以促進人體對鐵的吸收利用。

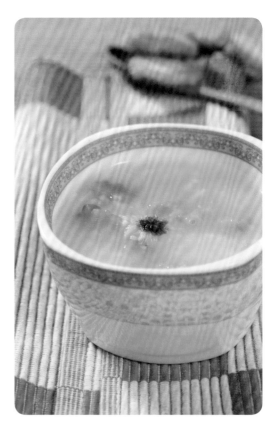

冬瓜百合粥

| 食材 | 白米、百合各100克，冬瓜150克，枸杞5顆。

| 調味料 | 鹽、雞粉各1小匙。

| 做法 |

1. 白米洗淨，浸泡30分鐘；冬瓜去皮、籽，洗淨切塊；百合去皮洗淨，一瓣瓣剝開，汆燙備用。
2. 白米放入鍋中，加適量水，大火煮滾後，放入冬瓜塊，轉小火煮約30分鐘。
3. 放入百合、枸杞，加鹽、雞粉調味，煮至湯汁黏稠即可。

TIPS
　　冬瓜有利尿、清熱、化痰、解渴的功效。夏日與同樣具有清熱解暑功效的百合一同熬粥，既營養又美味，還能預防皮膚病。

蓮藕瘦肉湯

| 食材 | 蓮藕、豬肉、豬大骨各200克，生薑1片。

| 調味料 | 鹽1小匙，雞粉半小匙。

| 做法 |

1. 先將豬肉、豬大骨分別斬塊洗淨；蓮藕洗淨，切小段；生薑去皮切片。
2. 砂鍋中加入適量水，煮滾，放入豬肉、豬大骨汆燙去血漬，撈出沖涼待用。
3. 將所有食材放入鍋中，加適量水，煮2小時後，加入鹽、雞粉即可食用。

TIPS
　　蓮藕有消炎化瘀、清熱解燥、止咳化痰的功效，瘦肉具有健脾養胃的效果，配上養陰潤肺的蓮藕共同煨食服用，可清熱生津、開胃健脾和益血。

豆芽豆腐湯

| 食材 | 黃豆芽250克，老豆腐80克。

| 調味料 | 鹽、蔥、雞粉各適量。

| 做法 |

1. 黃豆芽洗淨去根；豆腐入鹽水燙一下後切塊；蔥洗淨，切蔥花。
2. 油鍋燒熱，放入黃豆芽，炒出香味時加適量水，中火燒開。
3. 待黃豆芽酥爛時，放入豆腐塊，改小火慢燉10分鐘，出鍋前加入鹽、雞粉，撒上蔥花即可。

TIPS
　　豆芽具有祛風清熱，解毒健脾的功效，與蛋白質豐富的豆腐搭配，非常適合夏季風疹膚癢的患者食用，是維護皮膚健康的經濟實惠湯品。

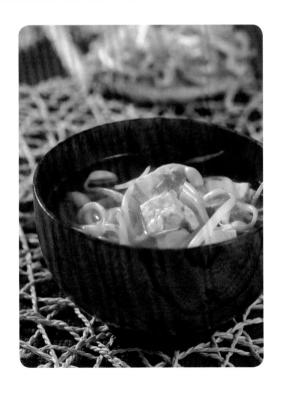

芒種 國曆6月5或6或7日

「芒」是指麥類等有芒作物成熟，並開始收割；「種」指穀黍作物的播種。即代表，芒種節氣是最適合播種有芒的穀類作物，如晚穀、黍、稷等。

養生重點 芒種節氣，氣溫升高使人出汗較多，容易感覺口渴和燥熱。所以芒種時節的飲食重點是要根據氣候特徵，吃一些清熱涼血的食物。

芒種時節飲食要點

1. 飲食宜選擇具有清熱涼血功效的木耳；具有清熱解毒功效的苦瓜；具有涼血散瘀功效的甲魚；能夠緩解口渴，及時補充體內水分的黃瓜、甜瓜等。

2. 此時還要多吃蔬菜、豆類、水果，如鳳梨、苦瓜、西瓜、荔枝、芒果、綠豆、紅豆等。可供給人體所必需的營養物質，提高身體的抗病能力。

 湯粥保健食譜推薦

陳皮綠豆煲老鴨

| 食材 | 老鴨半隻，冬瓜500克，綠豆100克，陳皮1塊，薑1片。

| 調味料 | 鹽、胡椒粉、雞粉各適量。

| 做法 |

1. 鴨可先切去一部分肥肉和皮，切成大塊汆燙後洗淨，瀝乾，備用。

2. 綠豆略泡軟，沖洗，瀝乾；浸軟陳皮，洗淨，冬瓜連皮和籽，洗淨切大塊。

3. 鍋中放入適量水煮滾，放入以上所有食材，等再次煮滾時，改用中小火，煮至綠豆爛，食材熟軟及湯濃，加入鹽、胡椒粉和雞粉調味即可。

TIPS
老鴨是夏天的清補佳品，煲老鴨時可加入清熱解毒的綠豆和行氣健脾、燥濕化痰的陳皮，既能補虛損，又能消暑滋陽，實為夏日滋補佳品。

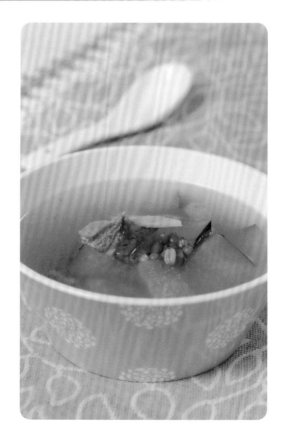

黃瓜木耳湯

| 食材 | 黃瓜2條，乾木耳10克。

| 調味料 | 醬油、香油、鹽、雞粉各適量。

| 做法 |

1. 黃瓜削去外皮，切成片；木耳用溫水泡發後，摘去硬蒂洗淨。
2. 油鍋燒熱，放入木耳略炒，加入清水和醬油燒開，倒入黃瓜片，當黃瓜煮熟時，加入鹽、雞粉、香油調勻即可。

> **TIPS**
> 木耳含豐富的纖維素、蛋白質和鈣、鐵、磷等礦物質，具有清熱涼血的功效，搭配以清熱、解渴、利水的黃瓜，是芒種時節清熱涼血的最佳食療。

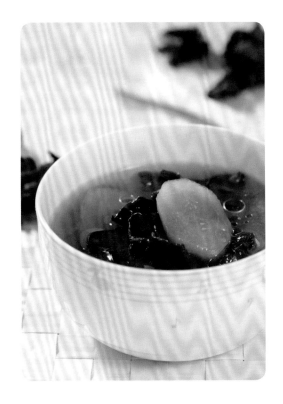

綠豆金銀花粥

| 食材 | 白米150克，金銀花、綠豆各50克。

| 調味料 | 白糖適量。

| 做法 |

1. 白米用清水洗淨；金銀花用溫水浸泡；綠豆用溫水泡軟。
2. 砂鍋內加入適量水煮滾，放入白米、綠豆，改用小火煮至米粒開花。
3. 再加入金銀花，放入白糖，用小火煮15分鐘即可食用。

> **TIPS**
> 金銀花具有抑菌、抗病毒、抗炎、解熱、調節免疫等作用，常用於清熱解毒，改善溫病發熱，熱毒血痢，癰瘡等症。與具有清熱解毒的綠豆熬粥，可緩解初夏的燥熱感。

草菇絲瓜湯

| 食材 | 草菇20克，豆腐100克，絲瓜1條，薑1片。

| 調味料 | 鹽、香油、胡椒粉、雞粉各適量。

| 做法 |

1. 乾草菇洗淨浸軟，切去硬的部分，瀝乾；豆腐切成薄片。
2. 鍋內加入適量水煮滾，分次放入絲瓜、豆腐、草菇稍加汆燙，瀝乾待用。
3. 油鍋燒熱，加入薑片爆香，倒入適量水，煮開後放入所有食材，煮至絲瓜熟透，加入鹽、雞粉、香油、胡椒粉調味即可。

> **TIPS**
> 草菇絲瓜湯潤燥滑腸、利水消腫、涼血解毒，不僅是清熱解毒湯飲也是減肥湯飲，具有美容養顏和防暑的功效。

夏至 國曆6月20或21或22日

「夏至」顧名思義是暑夏到來的意思，是全年白晝最長的一天。

養生重點 夏至後，氣溫會越來越高，人體消耗的能量也越來越多，且脾胃功效也在減弱。因此，這時的飲食重點就以養護脾胃為主，輔以益氣養血。

夏至時節飲食要點

1. 天氣炎熱，出汗多而最易流失津液，可適當吃些酸味水果，如番茄、檸檬、草莓、烏梅、葡萄、山楂、鳳梨、芒果、奇異果之類。吃酸味水果還能健脾開胃。

2. 夏季津液虧損較多，宜以祛暑生津為主，輔以滋陰益氣。具有這類功效的常見食物有：菠菜、藕、筊白筍、西瓜、甜瓜、檸檬、蘋果、葡萄、椰子、柳丁、柚子、甘蔗、綠豆、番茄、竹筍、黃瓜、胡蘿蔔、豆腐、雞蛋、牛奶等。

 湯粥保健食譜推薦

蘋果銀耳燉瘦肉湯

食材 蘋果1顆，銀耳半小朵，豬瘦肉200克，胡蘿蔔1根。

調味料 鹽、雞粉各少許。

做法

1. 銀耳浸泡至軟，撕去蒂部的黃色部分，再撕成大小適中的塊狀。
2. 蘋果用適量鹽揉搓片刻，洗淨；切成6瓣，去芯。
3. 胡蘿蔔洗淨，切塊；豬瘦肉洗淨，切塊，汆燙後撈起。
4. 鍋內放入適量水，煮滾後加入所有食材，隔水煮2小時，加少許鹽和雞粉調味即可食用。

TIPS 銀耳是夏季養生佳品，銀耳、蘋果和瘦肉同燉，能補血益腎。

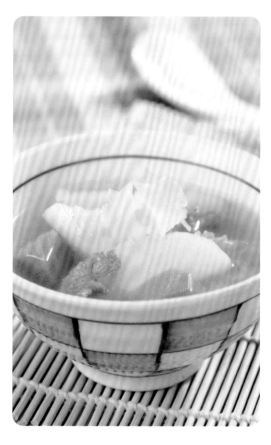

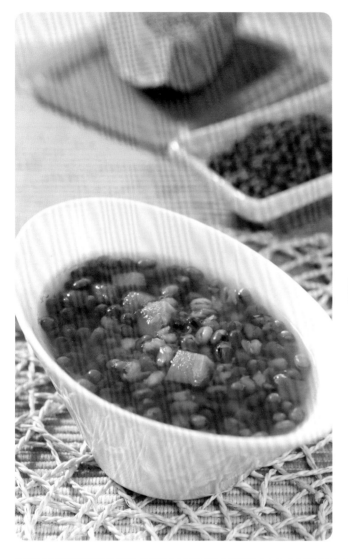

綠豆南瓜粥

| 食材 | 南瓜500克，綠豆50克。

| 調味料 | 鹽少許。

| 做法 |

1. 綠豆用清水洗淨，浸泡2小時。
2. 南瓜去皮、瓤用清水洗淨，切成2公分的方塊。
3. 鍋內加水2碗，燒開後，先放入綠豆煮滾2分鐘，加入少許涼水，再次煮滾。
4. 將南瓜入鍋，蓋上鍋蓋，小火煮滾30分鐘，至綠豆開花，加少許鹽調味即可。

TIPS

綠豆有清熱解毒的功效，能補充水分，並能及時補充無機鹽，對維持水液電解質平衡有著重要的意義。搭配南瓜食用，是夏季防暑最佳膳食。

茅根鴨肉湯

| 食材 | 鴨肉250克，冬瓜、新鮮茅根各100克，蔥花1大匙，薑數片。

| 調味料 | 料理米酒1大匙，鹽、雞粉各適量。

| 做法 |

1. 鴨肉洗淨後切小塊；冬瓜切塊。
2. 茅根加水煮20分鐘，將料理米酒和鴨肉塊一同放入鍋中，快熟時加入冬瓜塊，再加入蔥花、薑片，以及鹽、雞粉調味即可。

TIPS

鴨肉益氣生津，冬瓜清熱消暑。夏天容易出汗，清涼作用的湯水可補充人體需要的營養和水分，適用於體質虛弱、夏季食慾較差的人。

小暑 國曆7/6或7或8日

「暑」是炎熱的意思，因此時天氣已經很熱，但還沒有達到極點，所以稱作「小暑」。

養生重點 由於此時天氣很熱，人體內「火氣」也較大，飲食則主要以平心靜氣，清熱去火為主。

小暑時節飲食要點

1. 適當吃一些涼性蔬菜，如苦瓜、絲瓜、黃瓜、西瓜、番茄、茄子、芹菜、生菜等，有利於生津止渴，除煩解暑，清熱瀉火，排毒通便。
2. 民間有「小暑鱔魚賽人參」的說法，鱔魚含豐富的DHA和卵磷脂，可補腦健身，所含的特種物質「鱔魚素」能降低和調節血糖，對糖尿病有較好的治療作用。
3. 小暑時節又是消化道疾病多發的時節，在飲食調節上要改變飲食不潔、飲食偏嗜的不良習慣，冷飲冷食不宜過多，一切都應以適量為宜。

EASY 湯粥保健食譜推薦

西瓜皮蛋花湯

| 食材 | 西瓜皮300克，雞蛋1顆，番茄1顆。

| 調味料 | 鹽、雞粉、香油各適量。

| 做法 |

1. 西瓜皮削去外層青皮，去掉內層紅瓤，切成細條；雞蛋打散；番茄洗淨切成片。
2. 湯鍋加水，放入瓜條煮開後再依序放入番茄片，淋入蛋液，加入鹽、雞粉、香油調味即可。

TIPS
西瓜皮性味甘、寒，具有清熱解暑、止渴除煩、利水瀉火的功效。小兒暑熱煩渴、小便短赤、咽乾喉痛、口舌生瘡食用此湯最有效。

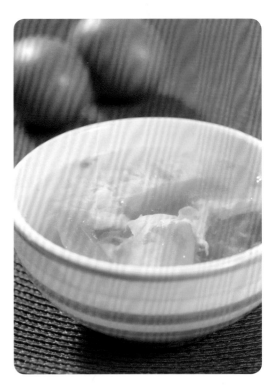

百合肉末粥

| 食材 | 白米200克，豬瘦肉100克，百合50克。

| 調味料 | 鹽適量。

| 做法 |

1. 白米、百合分別洗淨，各自浸泡30分鐘；豬瘦肉洗淨，剁成末。
2. 白米、百合一起放入鍋中熬粥，當粥半熟時，加入肉末，以小火燉煮至食材全部熟透，再加鹽調味即可。

TIPS
　　百合可潤肺止咳、清心安神，適用於肺熱咳嗽、虛煩驚悸、失眠多夢等症，適合夏季暑熱心煩者食用。

三鮮鱔魚湯

| 食材 | 豬肉（肥瘦）150克，鱔魚200克，黃瓜1條，雞蛋1顆，蔥1小段，薑2片。

| 調味料 | 高湯、鹽、料理米酒、雞粉、太白粉、香油各適量。

| 做法 |

1. 鱔魚洗淨後切絲，汆燙去除血水；豬肉、黃瓜分別洗淨，切成絲；蔥、薑切絲。
2. 雞蛋打入碗內拌勻，放入油鍋中攤成雞蛋皮，切成絲。
3. 油鍋燒熱，放入蔥、薑絲爆香，加高湯煮滾，依序放入鱔魚絲、豬肉絲、雞蛋絲、料理米酒、黃瓜絲，湯煮開後，倒入太白粉勾芡，加鹽、雞粉及香油即可。

TIPS
　　鱔魚可補中益氣、補肝脾、除風濕，小暑時節最宜吃鱔魚；黃瓜能清熱去火，是夏季食療佳品。

鹹魚黃豆粥

| 食材 | 白米200克，黃豆50克，鹹魚100克，豌豆粒、蔥花、薑絲各適量。

| 調味料 | 鹽、雞粉各1小匙，胡椒粉少許。

| 做法 |

1. 黃豆洗淨，浸泡12小時，撈出，用熱水汆燙，除去豆腥味；白米洗淨，浸泡30分鐘；豌豆粒熱水燙透備用。
2. 鍋中放入白米、黃豆、清水，大火煮滾，轉小火慢煮1小時。
3. 待粥黏稠時，放入鹹魚、豌豆粒及調味料，攪拌均勻，撒上蔥花、薑絲即可。

TIPS
　　這道粥適合夏季食用，對於口腔潰爛、牙齦腫痛、口臭及便祕等都甚有功效。

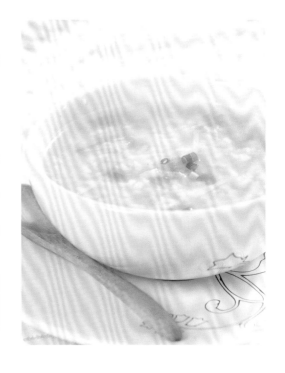

大暑 國曆7月22或23或24日

大暑節氣，是一年中最炎熱的時候，也是華南地區一年中日照最多、氣溫最高的時期。

養生重點 由於天氣極度炎熱，人特別容易在這個時候中暑，所以這個時節防暑是重點。防暑的同時仍然要注意益氣健脾。

大暑時節飲食要點

1. 大暑期間，應該多吃絲瓜、綠花椰菜和茄子等當季蔬菜；多吃一些清淡類的食物，如綠豆、百合、黃瓜、豆芽、鴨肉等；多吃一些補氣清暑類食物，如香菇、紫菜、西瓜、番茄等。
2. 天氣酷熱，出汗多，脾胃活動相對較差。宜多吃山藥一類益氣養陰的食品，可以促進消化，改善腰膝酸軟，使人感到精力旺盛。
3. 大暑藥粥進補，也是一種較好的養生方法，可以多吃綠豆粥、扁豆粥、蓮子粥、薏仁粥等。還可適當食用薑、蔥、蒜、醋殺菌防病、健脾開胃。

EASY 湯粥保健食譜推薦

西瓜薏仁湯

| 食材 | 西瓜半顆，薏仁20克，豌豆100克，瘦肉200克，薑2片。

| 調味料 | 鹽、雞粉各適量。

| 做法 |

1. 將所有食材洗淨；西瓜切塊；瘦肉汆燙後再洗淨。
2. 鍋內加入適量水，放入所有食材，煮滾後改小火煲2小時，最後加入鹽和雞粉調味即可。

TIPS
西瓜有消暑解毒、清理腸胃的功效，搭配健脾去濕的薏仁，有利於夏季防暑，且此湯味道清甜，有去脂、健身的功效

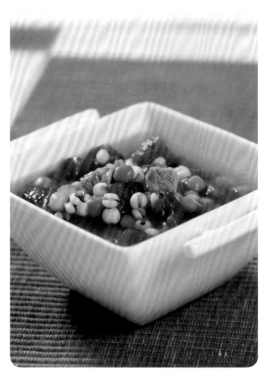

杏仁川貝百合粥

| 食材 | 白米50克，杏仁、百合各30克，川貝母15克。

| 調味料 | 冰糖適量。

| 做法 |

1. 將杏仁、百合、川貝母洗淨，裝入已經消毒的布袋裡；白米淘洗乾淨。
2. 將藥袋放入鍋中，加適量水，煎煮約半小時，取汁備用。
3. 將白米放入鍋中，倒入藥汁及適量水，熬煮成粥，加入冰糖調味即可。

> **TIPS**
> 杏仁具有生津止渴、潤肺定喘的功效；川貝母有清熱化痰、潤肺止咳的作用；百合味苦性平，利大小便、補中益氣，此粥適合酷暑天食用。

綠豆百合粥

| 食材 | 綠豆100克，百合30克。

| 調味料 | 鹽少許。

| 做法 |

1. 綠豆洗淨，用清水浸泡2小時。
2. 百合洗淨，撕小片。
3. 鍋內加水500毫升，煮滾後，先放入綠豆煮2分鐘，加入少許涼水，再次煮滾，放入百合，蓋上鍋蓋，用小火煮30分鐘，至綠豆開花，加入少許鹽調味即可。

> **TIPS**
> 綠豆甘涼，清暑、解毒、利尿，搭配百合清熱涼血，是夏季防暑最佳的食物。

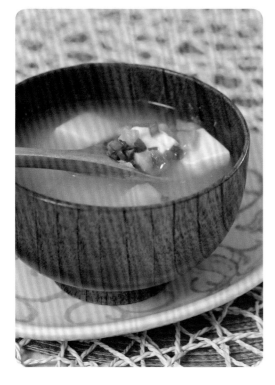

蘑菇豆腐湯

| 食材 | 嫩豆腐150克，蘑菇100克，蔥花1大匙。

| 調味料 | 香油、鹽、雞粉、素湯各適量。

| 做法 |

1. 豆腐洗淨，用熱水燙過後，切成小薄片；蘑菇洗淨，切成小丁。
2. 油鍋燒至六成熱，放入蔥花一半爆出香味後，加入蘑菇丁煸炒幾下，再倒入素湯，煮滾後，加入嫩豆腐片和鹽，再次燒開，放入雞粉，撒上另一半蔥花，淋上香油即可。

> **TIPS**
> 蘑菇與豆腐搭配煲湯能提高身體免疫力、止咳化痰、通便排毒，可預防便祕、腸癌、動脈硬化、糖尿病等。

立秋 國曆8/7或8或9日

大暑之後，時序到了立秋，一般在每年的8月7日前後。從季節意義上來說，從這一天起秋天開始了。

養生重點 中醫認為，立秋的養生要訣是護陽養心，防暑濕。

立秋時節飲食要點

1. 宜多吃豆類食品，如紅豆、綠豆、眉豆、紅豆、扁豆等。豆類食品具有健脾利濕的功能，正合此節氣之用。還有一些如小麥、黑米、蓮子等也都是對此節氣養生十分有益的食品。

2. 經過一個長夏後，人們的身體消耗都很大，有許多食品如鴨肉、泥鰍、西洋參、魚、豬瘦肉、海產品、豆製品等，既有清暑熱又有補益的作用，可以放心食用。

3. 多吃一些新鮮蔬果，既可滿足人體所需要的營養，又可補充因出汗而流失的鉀。

EASY 湯粥保健食譜推薦

苦瓜燉排骨

| **食材** | 排骨500克，苦瓜1條。

| **調味料** | 料理米酒1大匙，鹽1小匙。

| **做法** |

1. 排骨洗淨，放入熱水氽燙，去除血水後，放入燉盅內，加入清水、料理米酒，先蒸20分鐘。

2. 苦瓜洗淨剖開、去籽、切大塊，放入排骨內再蒸20分鐘。

3. 加鹽調味，待熟軟時盛出食用。

TIPS
　　苦瓜性苦、寒，含有豐富的維生素C，具有清心明目、益氣壯陽的功效。苦瓜燉排骨能提高人的免疫力，還能增加體內蛋白質及維生素，對人體極為有益。

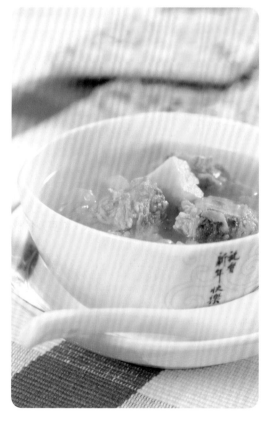

黃豆桂圓粥

| 食材 |　白米150克，桂圓100克，鮮薑50克，黃豆適量。

| 調味料 |　蜂蜜1大匙。

| 做法 |

1. 白米淘洗乾淨，浸泡30分鐘；桂圓、黃豆泡水洗淨；鮮薑洗淨，磨成薑汁備用。
2. 將白米放入鍋中，加適量水，大火煮滾，轉小火，加入桂圓、黃豆及薑汁，攪勻，煮至軟爛。食用時加入蜂蜜即可。

TIPS　桂圓有滋補強體、補心安神、養血壯陽、益脾開胃、潤膚美容的功效。桂圓與健脾利濕的黃豆同食，具有益氣養心、防濕的功效，是初秋時節的食療佳品。

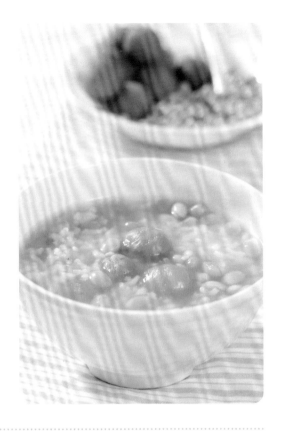

紅豆黑米粥

| 食材 |　紅豆、黑米各50克，核桃少許。

| 調味料 |　黑糖適量。

| 做法 |

1. 黑米、紅豆均提前浸泡一晚。
2. 將泡米水用大火燒開，放入黑米、紅豆及核桃仁，煮滾後轉小火長時間熬煮。
3. 煮30～40分鐘後，轉中火，打開鍋蓋，用勺子不停地攪拌粥使湯慢慢變黏稠，關火後可以適量加些黑糖。

TIPS　黑米具有滋陰補腎、健身暖胃、明目活血、清肝潤腸、滑濕益精、補肺緩筋等功效，是秋季食療佳品。

綠豆薏仁鴨湯

| 食材 |　鴨腿2隻，薏仁、綠豆各25克，陳皮少量。

| 調味料 |　鹽少許。

| 做法 |

1. 鴨腿用水汆燙，沖洗乾淨；薏仁、綠豆、陳皮淘洗乾淨。
2. 將汆燙過的鴨腿和薏仁、綠豆、陳皮一起放入砂鍋中，加足量水。
3. 大火煮20分鐘，撇去浮油，再以小火煮2小時。
4. 出鍋前加少許鹽調味即可。

TIPS　鴨肉性寒，除可大補虛勞、滋陰養胃外，還可消毒熱、利小便、退瘡癤。因此，秋初吃老鴨有滋陰清熱、利水消腫的作用。

處暑 國曆8月22或23或24日

處暑的「處」含有躲藏、終止的意思，顧名思義，處暑即表明暑天宣告結束。

養生重點 中醫提出「春夏養陽，秋冬養陰」。此節氣的顯著氣候特徵為乾燥，所以飲食應以滋陰潤燥為主。

處暑時節飲食要點

1. 宜多吃清燥滋陰的食品，如銀耳、百合、梨、蓮藕、蜂蜜、海帶、荸薺、芹菜、菠菜、芝麻、豆類及乳製品等。

2. 多吃些酸甘食品和水果，如石榴、葡萄、芒果、蘋果、柚子、檸檬、山楂等，有利於潤燥護陰。

3. 避免食用薑、蒜、辣椒等辛辣食物易生內熱的食物。

湯粥保健食譜推薦

玉米南瓜燉排骨

食材 排骨500克，玉米1根，老南瓜200克，薑片3片。

調味料 鹽、雞粉、醬油、料理米酒、白糖、醋各適量。

做法

1. 南瓜去瓤去皮，切成小塊；玉米先切成段，再切成兩塊。

2. 排骨用水沖洗乾淨，汆燙後撈出瀝乾備用。

3. 油鍋燒熱，放入全部調味料（除雞粉外），至油冒泡，加入汆燙好的排骨，翻炒5分鐘，外皮均勻上色，再倒入約2～3倍的水，蓋上鍋蓋小火燉煮。

4. 50分鐘後，放入玉米和南瓜，繼續燉煮15分鐘，排骨酥爛，玉米香熟，南瓜變色呈糊狀，開蓋收湯汁，最後撒上適量雞粉即可。

TIPS
南瓜含有糖、蛋白質、纖維素、維生素，以及鈣、鉀、磷等多種營養成分。秋天氣候乾燥，多吃含有豐富維生素的食品，可增強身體免疫力，對改善秋燥症狀大有裨益。

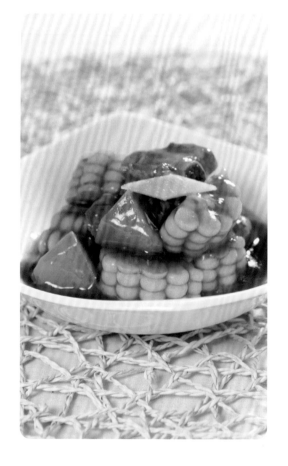

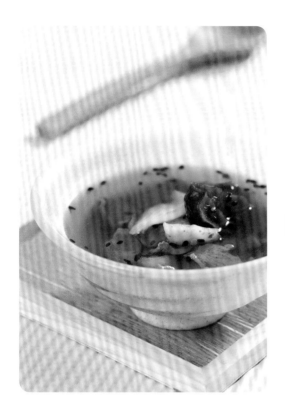

百合芝麻豬心湯

| 食材 | 豬心1顆，百合40克，紅棗150克，黑芝麻100克。

| 做法 |

1. 豬心剖開邊，切去筋膜後洗淨、切片；百合、紅棗分別洗淨，紅棗去核。
2. 黑芝麻放入鍋中，不必加油，炒香。
3. 鍋中加適量水，大火煮滾後，放入全部食材，用中火煮約2小時，加鹽、雞精，調味即可。

TIPS
豬心可以安神定驚，養心補血，與補益肺氣的百合搭配，使得此湯有潤燥潤肺、補血養顏，寧心安神的作用。

芒果黃瓜湯

| 食材 | 芒果1顆，黃瓜1條，薑1塊。

| 調味料 | 鹽少許。

| 做法 |

1. 芒果去皮、去核，再將果肉切成條狀備用。
2. 黃瓜用清水洗淨，切開邊，去瓜瓤、瓜仁，切成片狀；生薑洗淨，刮去皮，切片。
3. 瓦煲內加入適量水，先用大火煮滾，放入黃瓜片和生薑片，再次滾沸後，放入芒果肉，稍滾，以少許鹽調味即可。

TIPS
芒果營養非常豐富，能夠補充人體所需的多種元素。芒果有益胃止嘔、生津解渴及止暈眩等功效，適用於胃熱煩渴、嘔吐不適及暈車、暈船等症。

山藥雜糧粥

| 食材 | 鮮山藥100克，紫米50克，薏仁20克，麥冬15克，紅棗10顆，蓮子適量。

| 調味料 | 冰糖適量。

| 做法 |

1. 將鮮山藥、紅棗、麥冬、蓮子均洗淨；紫米、薏仁淘洗乾淨。
2. 將所有食材與冰糖一起放入砂鍋中，加水適量，先用大火煮開，再轉小火煮1.5小時即可。

TIPS
此粥包含滋陰潤燥的山藥，以及健脾益氣的各種雜糧，久服有改善消化功能、調節不良情緒、使面色紅潤等功效，適用於煩躁失眠，皮膚乾燥、食慾不振等症的輔助治療。

白露 國曆9月7或8或9日

由於這個時候氣溫漸漸轉涼，早晨草木上可見到露水，所以稱為白露。

養生重點 在白露節氣中要避免鼻腔疾病、哮喘病和支氣管病的發生，飲食以生津潤肺為主。

白露時節飲食要點

1. 宜多吃些生津養肺的食物和水果，如雪梨、甘蔗、柿子、荸薺、銀耳、鳳梨、燕窩、豬肺、蜂蜜、烏骨雞、鱉肉、龜肉、鴨蛋等。

2. 吸菸者秋季除要多吃養肺的食物外，還需經常吃一些富含維生素的食物，如牛奶、胡蘿蔔、花生、玉米粉、豆芽、白菜、植物油等，以補充由吸菸所引起的維生素缺乏。

湯粥保健食譜推薦

豆腐蝦仁芹菜粥

食材 白米100克，豆腐1塊，蝦仁100克，芹菜1根，蔥花、薑末各適量。

調味料 鹽1小匙，高湯1碗，料理米酒1小匙，胡椒粉適量。

做法

1. 白米淘洗乾淨；豆腐切成條狀；蝦仁處理乾淨；芹菜洗淨，切成末。
2. 油鍋燒熱，放入蔥花、薑末爆香，再加入蝦仁，倒入料理米酒爆炒。
3. 白米加水煮成白粥，加入高湯，再放入蝦仁、豆腐一起熬煮至入味，攪拌後關火，撒上胡椒粉及芹菜末即可。

TIPS 蝦仁營養非常豐富，同時具有較高的藥用價值，有健胃利血、清腸利便、潤肺止咳、降低血壓、健腦鎮靜的作用，對高血壓、血管硬化、神經衰弱等有輔助治療的作用。

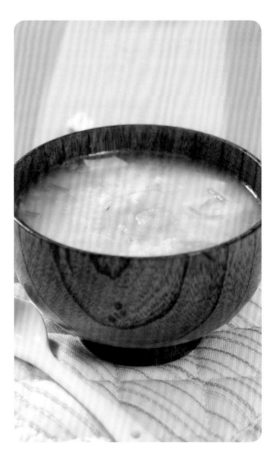

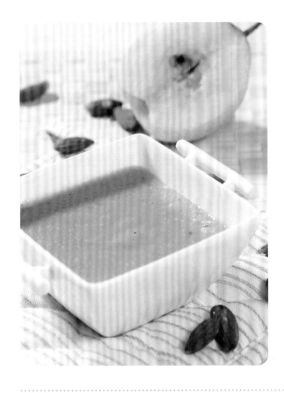

杏仁雪梨山藥糊

| 食材 | 雪梨1顆，原味杏仁10克，山藥粉適量。

| 調味料 | 白糖適量。

| 做法 |

1. 將杏仁用開水洗淨；雪梨去皮，洗淨，取肉切粒。
2. 把杏仁、雪梨粒放入果汁機內，打成泥狀。
3. 將杏仁泥、梨泥、山藥粉、白糖放入碗中，加入適量水，調成糊狀，倒入鍋中，不斷攪拌，煮熟即可。

> **TIPS** 甜杏仁是滋養潤肺止咳之物。雪梨中含有的鞣酸等成分，可以祛痰止咳，養護咽喉。對於肺結核咳嗽，具有較好的輔助食療作用。

荸薺黃豆冬瓜湯

| 食材 | 荸薺10顆，黃豆100克，冬瓜500克，白果50克，瘦肉150克。

| 調味料 | 鹽適量。

| 做法 |

1. 荸薺去皮；冬瓜切厚片；白果去殼，用熱水燙一下撈起，去衣和心。
2. 瘦肉洗淨，汆燙後切塊。
3. 鍋中加入適量水，煮滾後放入所有食材，再次煮滾後改小火煮2小時，最後加鹽調味即可。

> **TIPS** 白果學名銀杏，富含澱粉、蛋白質、糖、脂肪等，具有斂肺定咳、燥濕止帶、益腎固精等功效；黃豆含大量蛋白質和豐富的鈣質，與營養豐富的瘦肉搭配煲湯，養胃又潤肺。

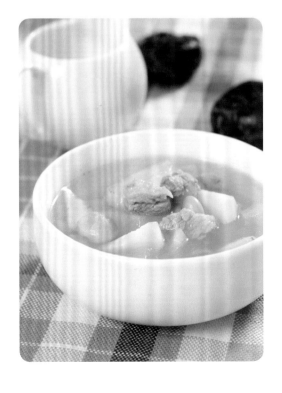

秋分 國曆9月22或23或24日

秋分和春分一樣，為秋季晝夜平分之時。從這一天起，開始晝短夜長。

養生重點 因為秋分做為晝夜時間相等的節氣，人們在養生中也應本著陰陽平衡的規律，使身體保持「陰平陽秘」的原則。

秋分時節飲食要點

1. 宜多吃一些清潤、溫潤的食物，如芝麻、核桃、糯米、蜂蜜、乳品、雪梨、甘蔗等食物，可以達到滋陰潤肺養血的作用。

2. 飲食宜豐富均衡，除了多吃生津潤燥的食物，還要多吃具有健脾養胃、調補心肝作用的食物，如百合、銀耳、核桃、山藥、芝麻、太子參、板栗、小米、秋梨、蘿蔔等，以保持身體陰陽平衡。

 湯粥保健食譜推薦

雙黑泥鰍湯

| 食材 | 泥鰍250克，黑芝麻、黑豆各30克，枸杞適量。

| 調味料 | 雞粉、鹽各適量。

| 做法 |

1. 黑豆、黑芝麻、枸杞洗淨備用。
2. 泥鰍洗淨，瀝乾水分後入油鍋稍煎黃，鏟起備用。
3. 把全部食材放入鍋內，加適量水，大火煮沸後，再用小火煮至黑豆爛熟時，加入鹽、雞粉調味即可。

TIPS

芝麻含有維生素E和芝麻素，能防止細胞老化，還含有非常豐富的鈣質，搭配黑豆、泥鰍煲湯，不但可以有效地預防骨質疏鬆，還能滋補脾胃，營養美味，老少皆宜。

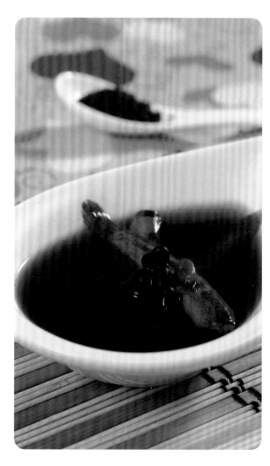

糯棗羊肉溫胃粥

| 食材 | 新鮮羊肉200克，糯米100克，紅棗10顆，薑1片。

| 調味料 | 鹽、雞粉、胡椒粉各適量。

| 做法 |

1. 將羊肉煮爛，切細；糯米淘洗乾淨；紅棗洗淨，去核，切細；薑去皮，洗淨，切絲。
2. 將羊肉、糯米、紅棗、薑絲放入鍋中，加適量水，煮粥。
3. 等粥煮熟後加適量鹽、雞粉、胡椒粉調味即可。

TIPS　羊肉性溫熱，補氣滋陰、暖中補虛、開胃健力；糯米具有健脾胃的功效。羊肉糯米加補血的紅棗（最好再加入益氣的黃耆），常吃可溫陽補氣健胃，適合各種胃病者食用。

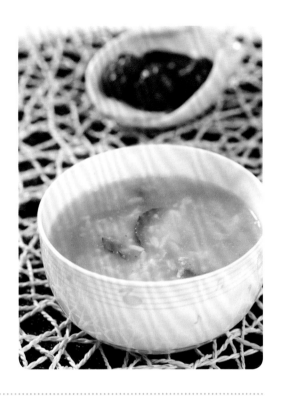

山藥蘿蔔芹菜粥

| 食材 | 白米、山藥各100克，白蘿蔔50克，芹菜末少許。

| 調味料 | 鹽、胡椒粉、香菜各適量。

| 做法 |

1. 白米淘洗乾淨，瀝乾；山藥和白蘿蔔均去皮洗淨，切小塊。
2. 鍋中加水10杯煮開，放入白米、山藥塊、白蘿蔔塊稍微攪拌，再次煮滾時，改中小火熬煮30分鐘。
3. 加鹽拌勻，食用前撒上胡椒粉、芹菜末及香菜即可。

TIPS　山藥近年被視為滋陰補陽聖品；蘿蔔則有排水利尿、幫助消化等功效。兩者搭配食用，有恢復體力、調節氣血、生津潤燥、健脾胃的功效。

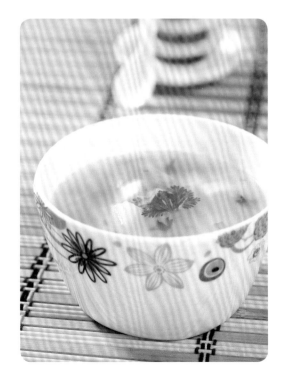

寒露 國曆10月7或8或9日

由於這個時候，氣候開始變得寒冷，以致於夜裡的露水都開始凝結，所以稱為寒露。

養生重點 到了秋天，天氣轉涼，人們的味覺增強，食慾大振，飲食會不知不覺地過量，所以這時要特別注意節制飲食。

寒露時節飲食要點

1. 可適當多吃一些低熱量的減肥食品，如紅豆、蘿蔔、竹筍、薏仁、海帶、蘑菇等。
2. 晚秋時節，心肌梗塞的發病率明顯提高。此時注意多攝取含蛋白質、鎂、鈣豐富的食物，可預防心腦血管疾病的發生。
3. 防止進食過飽，晚餐以八成飽為宜，晨起喝杯白開水，以沖淡血液；日間多喝淡茶，對心臟有保護作用。

 湯粥保健食譜推薦

冬瓜魚尾湯

| 食材 | 冬瓜500克，金針菇100克，胡蘿蔔200克，魚尾1條，薑2片。

| 調味料 | 鹽、雞粉各適量。

| 做法 |

1. 所有食材洗淨，冬瓜切厚片；胡蘿蔔去皮切塊；魚尾洗淨，去鱗。
2. 油鍋燒熱，放入薑片爆香，再放入魚尾略煎。
3. 另起鍋，加入適量水，放入所有食材（包括魚尾），大火煮滾後改小火煮2小時，放入鹽和雞粉調味即可。

TIPS
冬瓜含豐富的蛋白質、鈣、磷、鐵及多種維生素，特別是維生素C的含量較高，可增強人體抗病能力。此外，冬瓜還含有丙醇二酸，對防止人體發胖有很好的作用。

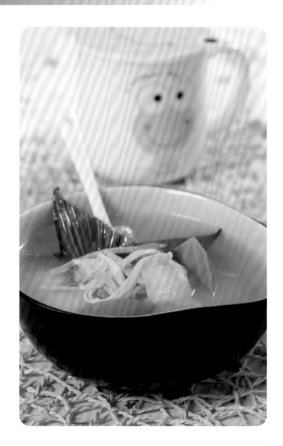

木耳燉豆腐

| 食材 | 水發木耳50克，豆腐200克，蔥、薑各適量。

| 調味料 | 鹽、雞粉各適量。

| 做法 |

1. 木耳洗淨，撕片；豆腐洗淨，切片。
2. 油鍋燒熱，放入蔥、薑爆香，加入適量水，放入木耳和豆腐，加鹽用小火煮至豆腐入味，再加入少許雞粉即可。

> **TIPS**
> 木耳富含不溶性食物纖維和維生素D，不溶性食物纖維除了會吸收人體腹中水分而膨脹，帶給人飽足感，因此具有減肥效果外，還能促進排便。

銀耳雞蛋粥

| 食材 | 白米200克，銀耳50克，雞蛋2顆。

| 調味料 | 蜂蜜2大匙。

| 做法 |

1. 白米淘洗乾淨，浸泡30分鐘；銀耳放入溫水中泡發，撕成瓣狀。
2. 雞蛋打散，攪勻成蛋液，備用。
3. 白米放入鍋中，加入適量水，煮成白粥，放入銀耳，再倒入雞蛋液，煮10分鐘，加蜂蜜調味即可。

> **TIPS**
> 銀耳營養價值很高，它的膳食纖維可助胃腸蠕動，減少脂肪吸收。銀耳加上營養豐富的雞蛋和助消化的蜂蜜，既營養又不會變胖。

魚片雞蛋蔥花湯

| 食材 | 魚肉100克，蔥1根，雞蛋2顆。

| 調味料 | 高湯4杯，鹽和香油各適量。

| 做法 |

1. 魚肉洗淨切片；蔥洗淨切成蔥花；雞蛋打散備用。
2. 鍋中倒入高湯煮開，放入魚片，再倒入蛋液調勻，煮滾，加鹽調味，再撒上蔥花，淋上香油即可。

> **TIPS**
> 魚肉中含有豐富的胺基酸和礦物質，脂肪含量比肉類少得多，是防治心血管疾病的推薦食品。魚肉細嫩易消化，很受老人和孩子的歡迎。

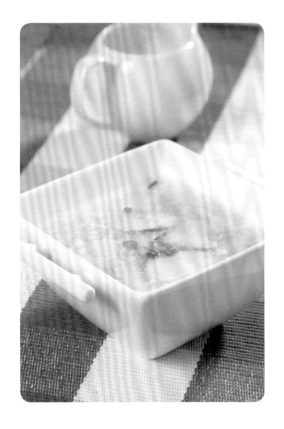

霜降 國曆10月23或24日

霜降是秋天的最後一個節氣，此時天氣漸冷，開始降霜。

養生重點 霜降之後，氣溫降低，飲食調理上強調平補，也就是「不涼不熱」，具體來說就是要多吃些「性較和平、補而不燥、健脾養血」的食物。

霜降時節飲食要點

1. 可多吃健脾養陰潤燥的食物，蘿蔔、栗子、秋梨、百合、蜂蜜、山藥、紅地瓜、馬鈴薯、奶白菜、牛肉、雞肉、泥鰍等都不錯。

2. 宜多吃具有滋陰生津、調補肝腎、健脾養胃功效的食物，如雞肉、雞肝、豬肝、鯉魚、桑椹、荸薺、太子參、玉竹等。

3. 多吃霜降時令的最佳水果：蘋果、紅棗、山楂。

EASY 湯粥保健食譜推薦

鯽魚香菇粥

| 食材 | 糯米、鯽魚各100克，新鮮香菇50克。

| 調味料 | 鹽適量。

| 做法 |

1. 糯米淘洗乾淨，加水用大火煮開，煮開後轉小火煮20分鐘。
2. 香菇洗淨，切薄片。
3. 鯽魚去除內臟後洗淨，加入煮好的糯米中。
4. 續煮15分鐘，粥熟時挑去鯽魚骨，加鹽調味即可。

TIPS
　　糯米是「補脾胃、益肺氣」之穀；鯽魚有益氣健脾、清熱解毒的功效；香菇具有補肝腎、健脾胃、益氣血等功效。三種性平、健脾胃、益氣血的食物合用，溫而不火，補而不燥。

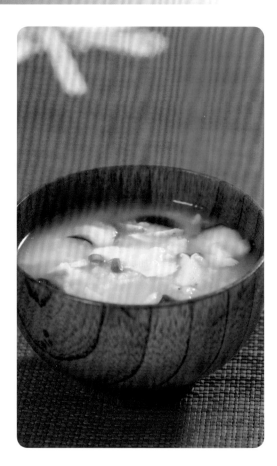

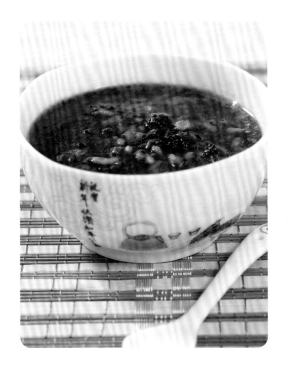

桑椹果粥

│食材│ 桑椹乾50克，糯米100克。

│調味料│ 冰糖適量。

│做法│
1. 將桑椹乾洗淨後泡水備用。
2. 糯米淘洗乾淨後，砂鍋加適量水，煮粥，先用大火，後轉小火。
3. 粥熟後，加入泡好的桑椹乾和冰糖，稍煮，至冰糖溶化即可。

TIPS 桑椹果色深紅帶紫，汁甜味美，營養甚高，與糯米煮粥，為滋補佳品，能補肝益血。

紅棗蓮子粥

│食材│ 紅棗10顆，蓮子15克，糯米100克。

│調味料│ 黑糖適量。

│做法│
1. 將紅棗洗淨，去核。
2. 蓮子洗淨，用清水浸泡半小時。
3. 糯米淘洗乾淨，用清水稍浸。
4. 將紅棗、蓮子、糯米一同放入鍋中，加入適量水，煮粥至濃稠時，加黑糖調勻即可。

TIPS 紅棗具有益氣補脾、養血安神的功效。與蓮子、糯米同煮，香甜味美，是食療佳品。本粥晚秋時節食用，極為適宜。

蠶豆百合鯉魚湯

│食材│ 鮮活鯉魚1條，新鮮蠶豆50克，百合100克，枸杞、薑片和香菜葉各適量。

│調味料│ 料理米酒、鹽、雞粉、胡椒粉、水太白粉各適量，蛋清1個。

│做法│
1. 將魚處理乾淨切片，用蛋清、鹽、水、太白粉、雞粉、料理米酒醃入味，魚頭和魚骨切塊。
2. 蠶豆、百合洗淨，枸杞用溫水浸泡備用。
3. 起鍋熱油，放入薑片略爆，放入魚頭、魚骨，兩面稍煎。加入百合、蠶豆和水，大火煮開，加入魚肉片、枸杞稍煮，待魚肉片熟後放胡椒粉、香菜葉，起鍋即可。

TIPS 這幾種食物搭配，具有滋陰潤肺、養心安神、清肺祛火與滋補肝、腎、肺等功效。

立冬 國曆11月7或8日

每年的11月8日前後為立冬，是冬季的第一節氣。立冬意味著冬季的來臨，但是真正意義上的冬季，並非都以「立冬」為準，而是以連續幾天氣溫低於10℃為冬季到來的判斷標準。

養生重點 中醫認為冬季是飲食進補的最好季節。所以，進入冬季，人們飲食養生的重點應以進補為先。

立冬時節飲食要點

1. 冬天進補首先應以增加熱量為主。可適當多吃瘦肉、雞蛋、魚類、乳類、豆類及富含碳水化合物和脂肪類的食物。

2. 冬季是蔬菜的淡季，人體容易出現維生素不足，所以要注意多吃冬季上市的蔬菜，如白菜、高麗菜、白蘿蔔、胡蘿蔔、黃豆芽、綠豆芽、青江菜等。

湯粥保健食譜推薦

胡蘿蔔燉羊肉

| 食材 | 鮮羊肉500克，胡蘿蔔2根，蔥和薑各適量。

| 調味料 | 料理米酒、鹽、雞粉、香油各適量。

| 做法 |

1. 胡蘿蔔與羊肉洗淨瀝乾，切塊備用。
2. 羊肉汆燙後撈起瀝乾。
3. 油鍋燒熱，放入羊肉大火快炒至顏色轉白，再放入胡蘿蔔塊、水及其他調味料（除香油外），一起放入鍋內用大火煮開。
4. 改小火煮約1小時，加入香油即可。

TIPS
　　羊肉含有很高的蛋白質和豐富的維生素，肉質細嫩，容易被消化，多吃羊肉可以提高抗病能力。羊肉湯屬熱性，可以溫胃禦寒，嚴寒的冬季喝能暖胃養身。

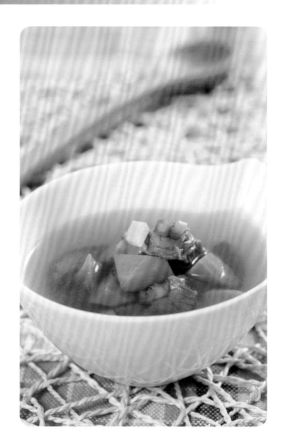

牛肚粥

| 食材 | 牛肚200克，白米50克。

| 調味料 | 鹽少許。

| 做法 |

1. 將牛肚用鹽搓洗乾淨，切丁；白米淘洗乾淨。
2. 將洗淨的白米和牛肚丁一同放入鍋中，加入適量水，煮成爛粥。
3. 加少許鹽調味即可食用。

TIPS　牛肚性甘、平、無毒、有補益脾胃、補氣養血的功效，可以治療脾胃虛弱、消化不良、氣血虛虧。此粥對於治療小孩病後體虛、食慾不振、四肢乏力、身體恢復有很好的效果。

冬筍鯽魚湯

| 食材 | 冬筍100克，鯽魚1條，生薑片適量。

| 調味料 | 料理米酒1大匙，鹽、雞粉各適量。

| 做法 |

1. 冬筍去皮洗淨後切絲，用熱水煮一下，以除去澀味。
2. 鯽魚去鱗、除去內臟後洗淨。
3. 油鍋燒熱，放入魚煎至皮微黃，倒入料理米酒，加清水及筍絲、薑片燒開後，略燜煮一會兒，加鹽、雞粉調味即可。

TIPS　鯽魚含動物蛋白和不飽和脂肪酸，能開胃健脾、生津補虛、溫中下氣、利水消腫，可用於胃腸道出血和嘔吐反胃。常吃鯽魚不僅能健身，還有助於降血壓和降血脂，使人延年益壽。

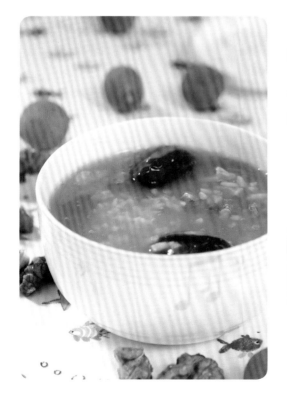

核桃紅棗粥

| 食材 | 紅棗100克，核桃50克，白米50克，桂圓肉適量。

| 調味料 | 冰糖適量。

| 做法 |

1. 將紅棗洗淨，去核；白米淘洗乾淨。
2. 將紅棗、白米、核桃、桂圓肉一同放入鍋中，加入適量水，大火煮滾後，用小火煮約1小時。
3. 煮至成粥時，放入冰糖融化後即可飲用。

TIPS　紅棗有益氣養血的功效，日常食用可以補血氣、益五臟、悅顏色、抗衰老。與桂圓和米配成粥更可以延年益壽。

小雪 國曆的11月21或22或23日

此時因氣溫急劇下降，降水由液態雨變為固態雪，但因還沒到大雪紛飛的時節，所以稱為小雪。

養生重點 小雪期間的飲食應遵照「寒則溫之、虛則補之」的原則，飲食應以助陽益腎、健腦活血、心靜怡神為主。

小雪時節飲食要點

1. 小雪節氣，要多吃保護心腦血管的食品，如丹參、山楂、黑木耳、番茄、芹菜、紅心蘿蔔等。適合吃降血脂食品，如苦瓜、玉米、蕎麥、胡蘿蔔等。

2. 宜選擇溫補性食物和益腎食品。溫補性食物有羊肉、牛肉、雞肉、鹿茸等；益腎食品有腰果、芡實、山藥熬粥、栗子燉肉、白果燉雞、大骨湯、核桃等。

3. 適量多吃黑色食品，如黑木耳、黑芝麻、黑豆等。

湯粥保健食譜推薦

木瓜羊肉鮮湯

食材 木瓜1顆，羊肉200克，青菜50克，生薑1小塊。

調味料 鹽適量，料理米酒、胡椒粉各少許。

做法

1. 將木瓜去皮去籽切片；羊肉切薄片後用料理米酒、胡椒粉醃好；生薑去皮切絲；青菜洗淨。
2. 油鍋燒熱，放入薑絲爆香，加入適量高湯，用中火燒開，放入木瓜片、羊肉，煮至八成熟。
3. 放入青菜，加鹽，用中火煮入味即可。

TIPS
木瓜性溫味酸，具有平肝和胃、降血壓的功效。羊肉性味甘溫，有助元陽、補經血的功效。木瓜羊肉湯能夠養血補精、益氣補虛，最適合冬季養胃暖身，尤其適合體寒女性食用。

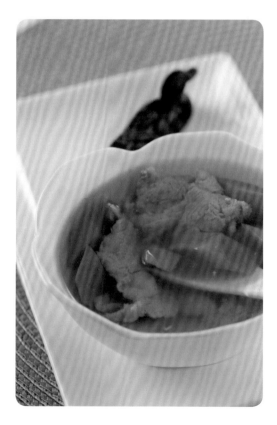

玉米蛋花粥

| 食材 | 白米100克，罐裝玉米100克，雞蛋1顆，火腿1根，蔥半根。

| 做法 |

1. 白米淘洗乾淨，用清水浸泡30分鐘；雞蛋打入碗中，攪打成液；火腿切丁；蔥洗淨切末。
2. 白米放入鍋中，加適量水，用大火煮滾後改小火慢熬。
3. 待粥快好時，加入玉米和火腿丁，倒入蛋汁，撒上蔥末，稍煮即可。

TIPS 玉米除含有碳水化合物、蛋白質、脂肪、胡蘿蔔素外，還含有核黃素、維生素等營養物質，這些物質對預防心臟病有很大的好處。

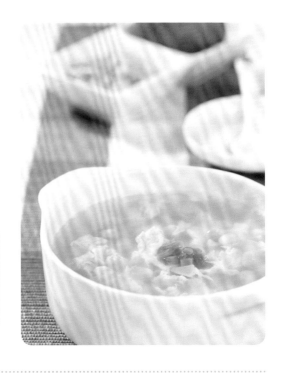

金針蘑菇湯

| 食材 | 金針、蘑菇各50克，貢丸10顆，胡蘿蔔少許，生薑1塊。

| 調味料 | 鹽2小匙，料理米酒1小匙。

| 做法 |

1. 金針切去頭尾；胡蘿蔔切花，蘑菇、生薑分別洗淨切片。
2. 油鍋燒熱，放入薑片，倒入料理米酒，加入開水煮10分鐘。
3. 加入金針、蘑菇片、貢丸、胡蘿蔔花再滾片刻，加鹽即可。

TIPS 這款湯能安神解鬱，舒解腦部神經。

黃豆魚頭湯

| 食材 | 魚頭1個，泡好的黃豆適量，枸杞少許，蔥1根，生薑1塊。

| 調味料 | 高湯、鹽各適量，胡椒粉、料理米酒各少許。

| 做法 |

1. 魚頭去鰓；蔥洗淨切花；生薑去皮切片。
2. 油鍋燒熱，放入魚頭，用中火煎至稍黃，鏟起待用。
3. 把魚頭、黃豆、枸杞、薑片、蔥花放入瓦煲內，加入高湯、料理米酒、胡椒粉，加蓋，用小火煮50分鐘後，去掉蔥花，加鹽，再煮10分鐘即可食用。

TIPS 黃豆中含有豐富的不飽和脂肪酸和大豆磷脂，有保持血管彈性和健腦的作用，黃豆中還富含鈣質，對成長期兒童的骨骼發育很有幫助。

大雪 國曆12月6或7或8日

到這個時節，天氣更加寒冷，降雪量增多，且雪會越下越大，因此，將此時稱為大雪。

養生重點 從中醫養生學的角度看，大雪是「進補」的大好時節。飲食要注重補陽祛寒，滋補強身。

🍵大雪時節飲食要點

1. 宜選用補陽的食物，如羊肉、牛肉、蝦、雞肉、棗、核桃、桂圓、芝麻、韭菜、木耳、蜂蜜、辣椒、胡椒、蔥、薑、蒜等。
2. 宜適量多吃溫補脾陽的食物，如白米、蓮子、芡實、鱔魚、鰱魚、鯉魚、帶魚等。
3. 為使「陰平陽秘」，防止上火，冬季還宜搭配防燥護陰、滋腎潤肺的食物，如豆漿、雞蛋、魚肉、百合、山藥、銀耳、蘿蔔、白菜、茄子、蓮藕、荸薺、菱角、雪梨、甘蔗等。

🥣EASY 湯粥保健食譜推薦

山藥燉排骨

| 食材 | 排骨500克，山藥200克，蔥段、薑片各適量，枸杞數顆。

| 調味料 | 鹽半大匙，雞粉1小匙，料理米酒2大匙，八角1顆。

| 做法 |

1. 排骨切小塊，洗淨後入熱水汆燙，漂淨血水、浮沫。
2. 鍋內加水燒開，加入蔥段、薑片、料理米酒、八角，倒入排骨燉45分鐘，加入鹽、雞粉調味，用小火將排骨煮至熟爛。
3. 山藥去皮切塊，入鍋內加清水、鹽煮熟，撈出放入排骨鍋中，同煮5分鐘，起鍋裝碗，撒上蔥花、枸杞點綴即可。

TIPS 山藥營養豐富，具有滋補作用，為病後康復食補之佳品。此外，山藥所含的黏蛋白能預防心血管系統的脂肪沉積，防止動脈過早發生硬化。

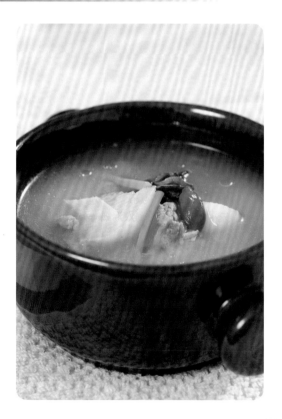

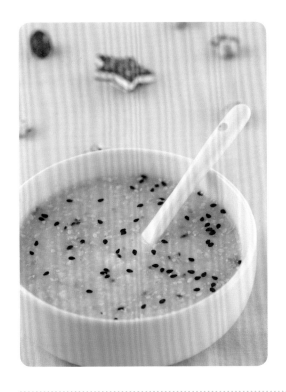

黑白芝麻粥

| 食材 | 糙米100克，黑芝麻、白芝麻各30克，核桃50克。

| 調味料 | 白糖適量。

| 做法 |

1. 黑芝麻、白芝麻、糙米、核桃洗淨，糙米浸泡1小時備用。
2. 所有食材一同入鍋加水中火煮滾，改小火熬煮1小時，最後加白糖拌勻即可。

TIPS

芝麻味甘性平，能補血、潤腸、通乳、養髮、補虛勞、潤肌膚，可做為補品經常食用。

枸杞紅棗雞雜湯

| 食材 | 雞胗1個，雞肝1副，雞心2個，枸杞適量，紅棗5顆，薑1小塊，蔥1根。

| 調味料 | 高湯2碗，料理米酒少許，鹽適量。

| 做法 |

1. 雞胗清洗乾淨，切片；雞肝、雞心洗淨後，對切成半；薑切絲，蔥切花，備用。
2. 將預先備好的高湯倒入湯鍋，煮滾，加入雞胗、雞心、枸杞、紅棗和薑絲，再次滾沸後，改小火煮30分鐘。
3. 放入雞肝煮10分鐘，加鹽，淋上少許料理米酒，撒些蔥花即可。

TIPS

雞內臟雖小，功效卻很大，它們含有豐富且優質的動物性蛋白質、鐵質、鈣質等營養素，不但能夠補血，還能加強肝腎氣血。

冰糖雪梨粥

| 食材 | 糯米100克，雪梨1顆，黃瓜1根，山楂糕1塊。

| 調味料 | 冰糖1大匙。

| 做法 |

1. 糯米淘洗乾淨，用清水浸泡6小時；雪梨去皮、核，洗淨切塊；黃瓜洗淨，切條；山楂糕切條，備用。
2. 糯米入鍋中，加水，大火煮開，轉小火煮40分鐘，煮成稀粥。
3. 將雪梨、黃瓜條、山楂條放入粥鍋中，拌勻，用中火煮滾，加冰糖調味即可。

TIPS

這道粥含有清燥潤肺，益氣生津的雪梨和冰糖，適用於冬季肺燥，或氣陰不足，有乾咳無痰、咽喉乾燥、鼻燥、氣逆而喘、心煩口渴等。

冬至 國曆12月21或22或23日

冬至代表寒冷的冬天已經悄然而來了。

養生重點 冬至到來，天氣酷寒，飲食養生應以固腎、健脾為主。

冬至時節飲食要點

1. 宜吃溫熱的食品以保護脾腎。溫熱的食物主要有羊肉、牛肉、雞肉、蝦仁、桂圓、紅棗等，這些食物中富含蛋白質及脂肪，產熱量多，對於身體虛寒、陽氣不足者尤其有益。

2. 宜適當選用高鈣食品，如牛奶、豆製品、海帶、紫菜、貝殼、牡蠣、沙丁魚、蝦等，可提高身體的禦寒能力。

3. 飲食應注意「三多三少」，即蛋白質、維生素、纖維素多，糖類、脂肪、鹽少。

 湯粥保健食譜推薦

苦瓜紅椒皮蛋湯

| 食材 | 苦瓜1條，皮蛋2顆，香菜3根，紅椒半個，老薑2片。

| 調味料 | 鹽適量。

| 做法 |

1. 苦瓜洗淨，去籽，切薄片，抹上少許鹽醃一下，去除苦味再洗淨。

2. 皮蛋去殼，切成6～8片；香菜洗淨；紅椒切丁備用。

3. 湯鍋內加水，放入苦瓜片大火煮滾，加入皮蛋、老薑煮滾後加入香菜，湯汁一滾即可加鹽調味，熄火，加上紅椒丁，盛入湯碗即可。

TIPS 苦瓜富含粗纖維及維生素C，皮蛋助消化，香菜能有效防治牙齒腫痛和咽喉發炎，是一道非常適宜冬季飲用的湯品。

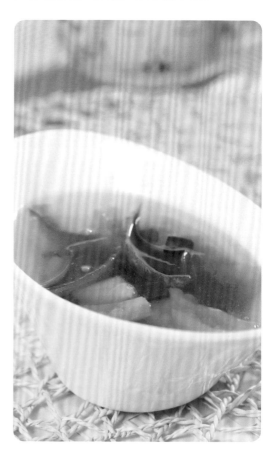

蘿蔔蔥花鯽魚湯

| 食材 | 鯽魚1條，白蘿蔔半個，蔥花適量，薑2片。

| 調味料 | 料理米酒、鹽、胡椒粉、醋、醬油各適量。

| 做法 |

1. 鯽魚處理乾淨；白蘿蔔洗淨，去皮切絲。
2. 油鍋燒熱，放入蔥、薑爆香，放入鯽魚，略煎後加入料理米酒和清水燒開。
3. 改小火，放入白蘿蔔絲同煮，熟軟時加鹽和胡椒粉調味，撒上蔥花即可盛出。食用時用醋、醬油沾食更美味。

TIPS　鯽魚具有和中補虛、除濕利水、溫胃進食、補中生氣的功效，可以祛病益壽。

五彩豆粥

| 食材 | 白米100克，青豆、黃豆、紅豆、黑豆各50克。

| 調味料 | 陳皮1小片，冰糖適量。

| 做法 |

1. 白米淘洗乾淨，浸泡30分鐘；除去豆中雜質，洗淨浸水；陳皮浸軟，洗刮淨。
2. 鍋內加適量水，煮滾，放入所有食材，煮25分鐘。
3. 放入冰糖調味，再煮至粥熟爛黏稠即可。

TIPS　豆類含有豐富的不飽和脂肪酸和大豆磷脂，有保持血管彈性和健腦的作用，並富含鈣質，可提高身體的禦寒能力。這道五彩豆粥是冬季滋補強身的佳品。

香蕉葡萄糯米粥

| 食材 | 糯米100克，香蕉1根，葡萄乾20克，熟花生適量。

| 調味料 | 冰糖適量。

| 做法 |

1. 糯米洗淨後，用水浸泡1小時；香蕉剝皮，切成小丁；葡萄乾洗淨；熟花生去皮後再用刀剁碎。
2. 鍋置火上，放入清水和糯米，大火煮開後，轉小火熬煮1小時左右。
3. 將葡萄乾、冰糖放入粥中，熬煮20分鐘後加入香蕉丁、花生碎即可。

TIPS　香蕉能潤肺養陰、清熱生津、潤腸通便。葡萄中含大量酒石酸，可助消化，適當多吃些葡萄能健脾胃。

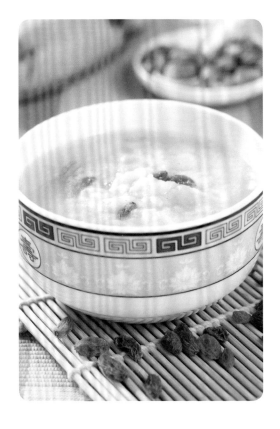

小寒 國曆1月5或6或7日

從字面上理解，大寒冷於小寒，但在氣象記錄中，小寒卻比大寒冷，可以說是全年24節氣中最冷的節氣。

養生重點 小寒是一年中最冷的時節，飲食需特別注重溫腎禦寒，充盈氣血津液。

小寒時節飲食要點

1. 宜多吃羊肉、雞肉、水魚、核桃、紅棗、山藥、蓮子、百合、栗子等有補脾胃、溫腎、止咳補肺功效的食品和肉類。
2. 吃辣的可以袪寒。辣椒中含有辣椒素，生薑含有芳香性揮發油，胡椒中含胡椒堿。它們都屬於辛辣食品，冬天適量多吃一些，可以促進血液循環，提高禦寒能力。
3. 每天還應補充水果，多吃柚子、蘋果等生津類水果，對抵禦冬季乾燥有好處。

湯粥保健食譜推薦

核桃羊肉粥

| 食材 | 核桃10克，白米、羊肉各100克，羊腎1對。

| 調味料 | 蔥、薑、鹽各適量。

| 做法 |

1. 先將羊肉洗淨，切細；羊腎剖開，去筋膜，切細。
2. 白米淘洗乾淨，放入鍋中，加入適量水，大火煮滾。
3. 放入羊肉、羊腎、核桃，煮至粥熟。
4. 加入適量蔥、薑、鹽等調味品後即可食用。

TIPS 羊肉補虛勞，袪寒冷，溫補氣血；核桃有健胃、補血、潤肺、養神等功效。兩者合用煮粥，具有溫補腎陽的作用，適合陽虛怕冷者食用。

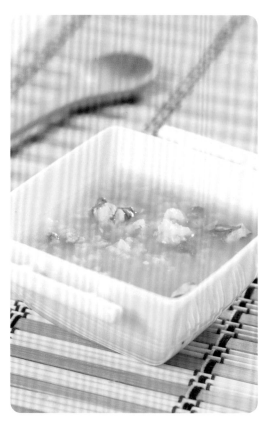

白胡椒煲豬肚湯

| 食材 | 豬肚400克，白芝麻30克。

| 調味料 | 白胡椒粉、雞粉、鹽和醬油各適量。

| 做法 |

1. 把豬肚反覆用水沖洗淨；白胡椒打碎，放入豬肚內。
2. 把豬肚頭尾用線紮緊，放入鍋中，加少許鹽，小火煮1小時以上，至豬肚酥軟。
3. 最後撒上白芝麻，加入適量醬油、鹽和雞粉調味即可。

> **TIPS**
> 　這道湯補而不燥，可以用於治療胃寒、心腹冷痛，且非常美味，可以做為冬天的一道家常菜。

麻辣牛雜湯

| 食材 | 牛肚、牛心、牛肺各100克，蔥白25克，香菜20克，薑5克。

| 調味料 | 鮮牛骨頭湯適量、辣椒粉、鹽、豆瓣醬、雞粉、胡椒粉、花椒各適量。

| 做法 |

1. 將牛雜分別洗淨，放入熱水中汆燙去除異味，撈出放涼，再切片。
2. 蔥白切片；香菜切段；薑切絲。
3. 油鍋燒熱，放豆瓣醬、薑絲、花椒炒香，加入鮮牛骨頭湯，放入牛雜和辣椒粉、胡椒粉燒開，加蓋小火燉熟，放雞粉調味，再撒上香菜段和蔥白片即可。

> **TIPS**
> 　牛雜含豐富的蛋白質，能提高身體禦寒抗病能力，對兒童以及手術後，病後調養的人在補充失血、修復組織等方面也特別適合。

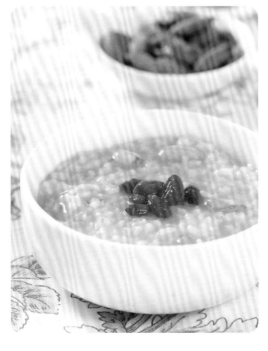

雙仁甜粥

| 食材 | 白米100克，花生50克，杏仁10顆，枸杞數顆。

| 調味料 | 白糖適量。

| 做法 |

1. 白米淘洗乾淨，用清水浸泡30分鐘；花生洗淨，浸泡回軟；杏仁汆燙。
2. 將白米放入鍋中，加入適量水，大火煮滾，轉小火，放入花生，煮45分鐘。
3. 最後放入杏仁、枸杞及白糖，攪拌均勻，煮15分鐘，出鍋裝碗即可。

> **TIPS**
> 　杏仁和花生合用，有祛痰止咳、平喘、潤腸的效用。此粥還有很好的滋補效果，可增強人體抵抗力。

大寒 國曆1月19或20或21日

大寒是一年中的最後一個節氣。此時天氣雖然寒冷，但因為已近春天，所以不會像大雪到小寒期間那樣酷寒。

養生重點 大寒時節，飲食除需遵從冬季養腎、養藏、養陰的總原則外，特別要調養脾臟，並適當補養肝血。

大寒時節飲食要點

1. 適當選用健脾補虛，養肝補血的食物，如紅棗、山藥、白米、小米、豇豆、瘦肉、菠菜、豬肝等。

2. 大寒期間是感冒等呼吸道傳染性疾病高發期，應適當多吃一些溫散風寒的食物，如紫蘇葉、生薑、大蔥、辣椒、花椒、桂皮等，以防禦風寒邪氣的侵擾。

3. 冬季的寒冷，可能影響了人體的營養代謝，消耗了不少營養素。應及時補充體內可能缺乏的鈣、鐵、鈉、鉀等營養成分，多吃含這些營養成分豐富的食物，如蝦米、蝦皮、芝麻醬、豬肝、香蕉等。

EASY 湯粥保健食譜推薦

番茄魚丸瘦肉湯

| 食材 | 魚丸250克，番茄2顆，瘦肉、排骨各100克，香菜少許，薑1塊。

| 調味料 | 鹽適量，雞粉少許。

| 做法 |

1. 將番茄洗淨，切瓣；排骨、瘦肉洗淨，排骨斬塊，瘦肉切塊；香菜少許切末。

2. 將排骨、瘦肉汆燙後去除血水，再用水洗淨後取出。

3. 將番茄、魚丸、排骨、瘦肉、薑一同放入鍋中，加入適量水，用小火煮2小時後加鹽、雞粉，撒上香菜末即可食用。

TIPS 番茄有生津止渴、健胃消食的作用，用番茄搭配魚丸煮湯，可以解毒、涼血平肝。

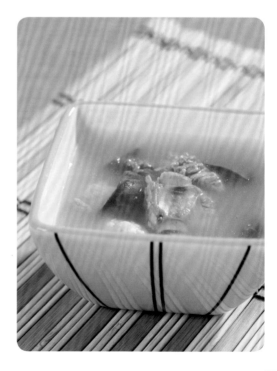

豬肝鮮筍粥

| 食材 | 白米、豬肝各100克，鮮竹筍尖100克，蔥末、薑末少許。

| 調味料 | 料理米酒1小匙，高湯1碗，鹽、太白粉、雞粉少許。

| 做法 |

1. 筍尖洗淨，斜刀切片；豬肝洗淨，切片，放入碗中加料理米酒、太白粉醃漬5分鐘。
2. 將筍尖、豬肝分別汆燙至熟，瀝乾備用。
3. 白米洗淨，放入鍋中，加適量水，大火燒開後轉小火煮40分鐘，至粥稠，加入筍尖、豬肝片及高湯、鹽、雞粉，攪拌均勻，撒上蔥末、薑末，出鍋裝碗即可。

> **TIPS**
> 豬肝能補血健脾、養肝明目，用於貧血、頭昏、目眩等症。

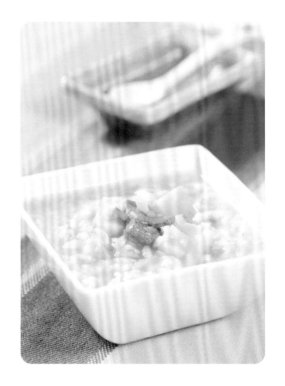

紫米豬肝湯

| 食材 | 豬肝250克，紫米150克，蔥白3根。

| 調味料 | 豆豉適量，鹽少許。

| 做法 |

1. 將豬肝洗淨去筋膜，切片；紫米淘淨；蔥白切絲。
2. 將紫米放入鍋內，加水煮滾。
3. 加入豬肝煮熟，再加豆豉、蔥絲、鹽，稍煮至湯稠即可。

> **TIPS**
> 豬肝有補肝養血之功效；紫米為活血益氣、健脾胃的甘溫之品。紫米與豬肝相配，能夠健脾胃以生血，補肝虛以養血。

菠菜牛肋骨湯

| 食材 | 帶肉牛肋骨350克，牛筋150克，菠菜50克，洋蔥1顆，枸杞少許。

| 調味料 | 鹽適量，胡椒粉少許。

| 做法 |

1. 牛肋骨、牛筋洗淨，牛肋骨斬塊、牛筋切成長條；洋蔥對切成4大瓣；菠菜洗淨後切段備用。
2. 鍋內加適量水，燒開後放入牛肋骨、牛筋、洋蔥和枸杞，大火煮滾後改小火煮40分鐘。
3. 放入菠菜段，加適量鹽調味，菠菜燙熟即可熄火，撒上少許胡椒粉來提增香氣。

> **TIPS**
> 牛骨含有豐富的鈣質、鐵質和蛋白質，菠菜含有豐富的鐵質、纖維素等，兩者搭配加上牛筋、洋蔥煮湯，能滋補強身，適合體質虛弱、氣血不足、體寒怕冷者。

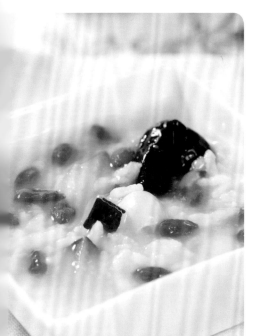

PART 7

藥食美容：從頭到腳都漂亮的美體湯粥

愛美是天性，在美容保養領域中，外用美容保養品似乎更能得到人們的認可。

但事實上，想要擁有漂亮外形，一定不可忽略內在的調理，因為人體的外在表現多由五臟六腑、氣血陰陽的不平衡與不足引起。

因此，人們平時的養顏美容只靠外在的養護是不夠的，而是要由內養外，而湯飲粥膳是最簡單有效的方法。

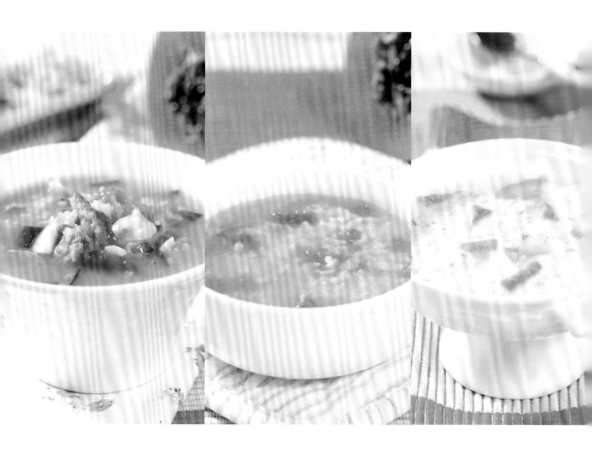

去頭皮屑

　　頭皮屑是許多人相當困擾的問題，尤其是季節交替或是精神壓力較大、身體較疲累時特別容易發生。頭皮屑的形成原因很多，主要是情緒緊張與壓力、飲食習慣不良造成維生素B群缺乏，或是生活習慣不佳、作息紊亂導致內分泌失調等。另外，頭皮局部受化妝品、染髮劑、藥物的刺激，或過度搔抓、拉扯等刺激也會造成頭皮發炎而產生頭皮屑。

美容飲食要點

✓ 適宜

- 多吃富含維生素B_2、維生素B_6的食物，對防治頭皮屑有幫助。富含維生素B_2的食物有動物內臟（肝、腎、心）、蛋黃、奶類和蔬菜等；富含維生素B_6的食物有麥胚、酵母、穀類等。
- 多吃些鹼性食物，如新鮮水果及蔬菜、蜂蜜等。
- 多吃含鋅量較多的食物，如糙米、羊肉、牛肉、豬肉、牛奶、蛋等。

✗ 不宜

- 過於油膩及過甜的食物。
- 辛辣、刺激性食物，辣椒、胡椒、咖哩、酒類等。
- 油炸、燒烤類食物。

 湯粥保健食譜推薦

牛肉糙米粥

| 食材 | 糙米、牛肉各50克，紅蘿蔔30克。

| 調味料 | 鹽少許。

| 做法 |

1. 將紅蘿蔔洗淨去皮，切成碎末；牛肉洗淨剁成末。
2. 糙米洗淨，浸泡10小時，放入砂鍋，加適量水，大火煮滾後轉小火熬煮。
3. 粥變濃稠時，放入紅蘿蔔末、牛肉末大火煮滾後，轉小火煮15分鐘，加少許鹽調味。

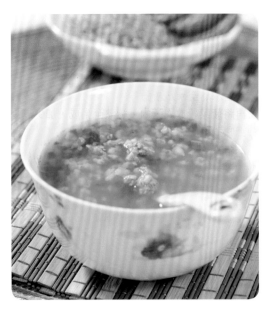

> **TIPS**
> 　　牛肉和糙米都含有豐富的鋅，鋅有抑制頭皮屑生成的作用，加上新鮮紅蘿蔔的維生素A，非常適合容易產生頭皮屑的人食用。

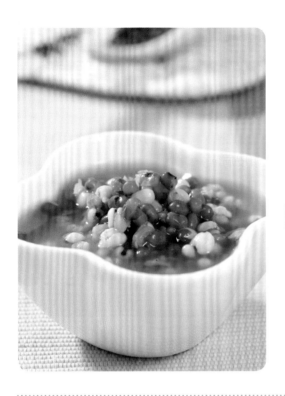

綠豆薏仁湯

| 食材 | 綠豆、薏仁各20克。

| 調味料 | 冰糖適量。

| 做法 |

1. 薏仁及綠豆洗淨後，用清水浸泡一夜。
2. 薏仁加3杯水放入鍋內，用大火煮滾後，轉小火煮半小時，再放入綠豆煮至熟爛。
3. 加入冰糖調味即可。

TIPS
　　薏仁是一種美容食品，常吃可以保持人體皮膚光澤細膩，消除粉刺、雀斑、老年斑、妊娠斑、蝴蝶斑，對脫屑、痤瘡、皮膚粗糙等都有良好療效。

菠菜粥

| 食材 | 菠菜、白米各50克。

| 調味料 | 鹽少許。

| 做法 |

1. 將菠菜洗淨，煮去澀味，切段備用。
2. 將白米淘洗乾淨，浸泡30分鐘，放入鍋內，加適量水熬至米熟湯稠。
3. 再將菠菜段放入粥內，續熬至粥成，加少許鹽調味即可。

TIPS
　　菠菜含有豐富的維生素B_5，對蛋白質和脂類的正常代謝具有重要作用，能改善代謝異常，避免產生過多頭皮屑。空腹時服用，每天一次。

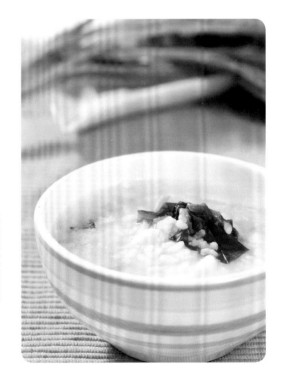

光澤秀髮

食物的性質對頭髮的生長有極大的影響。想要擁有健康的頭髮必須調整自己的飲食習慣，選用健康的食品來養護頭髮，讓頭髮散發自然健康的光澤。

美容飲食要點

✅ 適宜

- 綠色蔬菜，如菠菜、芹菜等，這些食物可以幫助增加頭髮的數量。
- 豆類，如黃豆、黑豆，能夠增加頭髮的光澤。

- 海藻類，如海帶、海菜、裙帶菜等，含有豐富的鈣、鉀、碘等物質，可預防白髮過早產生。
- 富含維生素E的食物，如高麗菜、鮮萵苣等，能改善頭髮毛囊的微循環，促進頭髮生長。

湯粥保健食譜推薦

柚皮冬瓜瘦肉湯

| 食材 | 柚皮1/4個，冬瓜、瘦肉各200克，薏仁20克，蓮子50克，薑2片。

| 調味料 | 鹽適量。

| 做法 |

1. 將泡水後瀝乾水分的柚皮放入滾水內煮10分鐘，取出洗淨再瀝乾水分。
2. 冬瓜洗淨切塊；瘦肉洗淨，汆燙後再沖洗乾淨。
3. 鍋中加適量水，放入所有食材，煮滾後改慢火煮2小時，加鹽調味即可。

> **TIPS**
> 柚子皮中含有豐富的纖維和油脂，對頭髮的滋養非常明顯，可增強頭髮的堅韌性。常喝此湯有去脂收腹、養髮護髮的功效。

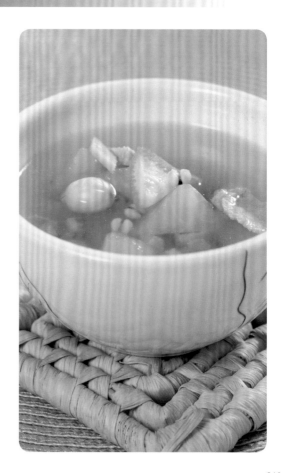

海帶燉豆腐

| 食材 | 水發海帶400克，豆腐100克，薑片、蔥絲適量。

| 調味料 | 鹽、雞粉各適量。

| 做法 |

1. 海帶洗淨，打結備用，豆腐切成3公分的塊狀。
2. 油鍋燒五成熱時，放入薑片、蔥絲爆香，再加入豆腐塊，加鹽調味。
3. 約1分鐘煎至微黃，翻炒；放入海帶結，翻炒1分鐘。
4. 加水，淹過食材約1公分，加雞粉；繼續大火煮8分鐘，剩少許湯，即可出鍋。

TIPS 海帶含有豐富的碘，能增強甲狀腺的分泌功能，有利於光澤秀髮。

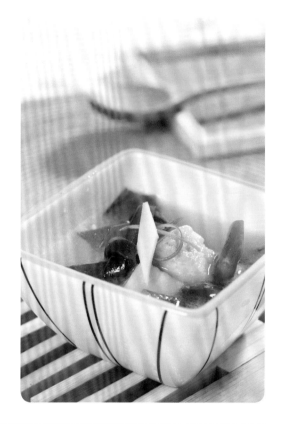

何首烏雞蛋湯

| 食材 | 何首烏20克，雞蛋1顆。

| 調味料 | 鹽適量。

| 做法 |

1. 將何首烏放入鍋中，加適量水，放入整顆雞蛋（不去殼），同煮。
2. 蛋熟時取蛋剝殼，再煮15分鐘後，加鹽適量，稍煮片刻，吃蛋喝湯。

TIPS 何首烏含有豐富的鋅，而鋅正是頭髮所需的重要元素，一旦缺鋅，頭髮就會少而黃脆。因此何首烏湯可改善頭髮枯黃。

黃瓜雪梨糯米粥

| 食材 | 糯米100克，雪梨1顆，黃瓜1根，山楂糕1塊。

| 調味料 | 冰糖1大匙。

| 做法 |

1. 糯米淘洗淨，用清水4杯浸泡6小時；雪梨去皮、核，洗淨切塊；黃瓜洗淨，切條；山楂糕切條，備用。
2. 糯米入鍋中，加水，大火煮滾，轉小火煮40分鐘，注意攪拌，不要糊底，煮成稀粥。
3. 將雪梨塊、黃瓜條、山楂條放入粥鍋中，拌勻，用中火煮滾後，加冰糖調味即可。

TIPS 此粥含豐富維生素，具有養髮護髮、生津潤燥、清熱化痰、促進食慾的功效。

明亮雙眼

現代人長時間接觸電腦等電子數位產品，過度用眼，導致眼睛疲勞、乾澀、流淚，視力減退等眼睛問題日益嚴重。保護眼睛、延緩視力退化，從正確的飲食習慣做起，適當從食物中攝取有益眼睛的營養素，能讓雙眼保持明亮。

美容飲食要點

✅ 適宜

- 多吃含維生素A的食物，能緩解眼睛乾澀、疲勞。這類食物有動物肝臟、魚肝油、魚卵、奶類及奶製品、蛋類，以及綠色蔬菜和黃色蔬菜、水果，如菠菜、韭菜、豌豆苗、青椒、地瓜、紅蘿蔔、南瓜、杏、芒果等。
- 多吃含維生素C、維生素E、維生素B_2的食物，對維護眼睛的健康很有幫助。
- 多吃含鋅豐富的食物，鋅對於視網膜的保健不可或缺。這類食物有動物內臟（肝、腎）、海鮮、奶類、穀類、豆類、堅果類。

❌ 不宜

- 辛辣、燥熱、刺激性食物。
- 抽菸、飲酒。
- 咖啡、濃茶等含咖啡因食物。

湯粥保健食譜推薦

蝦丸雞蛋湯

| 食材 | 蝦400克，雞蛋1顆，火腿、扁豆、番茄、蔥末各少許。

| 調味料 | 香油、鹽、胡椒粉各適量。

| 做法 |

1. 蝦去殼，去腸泥後洗淨瀝乾，剁碎；雞蛋打散，加入剁碎的蝦和鹽、胡椒粉攪拌均勻，製成蝦丸。
2. 油鍋燒熱，放入火腿翻炒幾下後，加適量水，煮滾後撈出火腿。
3. 隨後加入番茄片、扁豆及蝦丸，煮滾，待蔬菜稍軟，加蔥末、香油、鹽調味即可。

TIPS 番茄含有豐富的維生素C和維生素A，能緩解眼睛疲勞，讓眼睛水潤明亮，與蝦丸、雞蛋煮湯，還能使身體攝取均衡的營養。

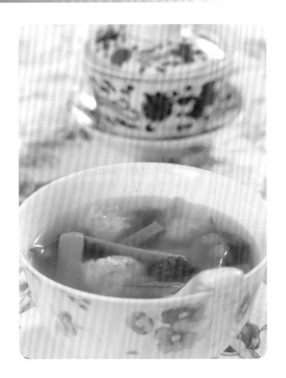

冬瓜紅棗蓮子粥

| 食材 | 白米100克，新鮮連皮冬瓜100克。

| 調味料 | 蓮子30克，紅棗20顆，枸杞5克。

| 做法 |

1. 白米淘洗乾淨，用清水浸泡30分鐘；蓮子用水浸泡至軟；冬瓜洗淨，切成小塊。
2. 將白米連同冬瓜塊、蓮子一同放入鍋中，加適量水，大火煮滾。
3. 加入紅棗和枸杞，轉小火慢熬，煮成稀粥，用冰糖調味即可。

> **TIPS**
> 枸杞是很好的護眼食材，能改善腎精虛損導致的眼目昏花，降低眼睛敏感，減少流淚。與富含維生素的冬瓜、紅棗、蓮子一同煮粥，具有保護眼睛、預防疲勞的效果。

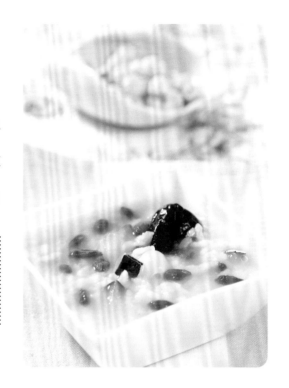

番茄蘑菇豬肝湯

| 食材 | 豬肝250克，番茄1顆，蘑菇3朵，蔥末、薑末各少許。

| 調味料 | 料理米酒、胡椒粉、鹽各適量。

| 做法 |

1. 蘑菇、番茄洗淨，切丁備用。
2. 豬肝洗淨後切片，加入蔥末、薑末、料理米酒拌勻，放入蒸籠蒸15分鐘，取出備用。
3. 鍋置火上，加適量水及少許料理米酒煮5分鐘，放入蘑菇、番茄丁和蒸好的豬肝，煮滾。
4. 加少許鹽、胡椒粉調味即可。

> **TIPS**
> 番茄含維生素C，可以防止眼睛混濁性白內障、角膜炎、虹膜出血；豬肝可以促進視網膜感光物質的合成，提高人體對昏暗光線的適應力，保護眼睛視力。

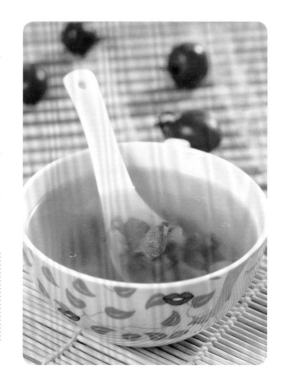

健齒美白

潔白、整齊、堅固的牙齒不僅能增添美感，而且能預防和減少消化系統疾病。保護好牙齒除了早晚刷牙、定期檢查牙齒外，正確的飲食也能幫助鞏固牙齒健康。

美容飲食要點

✔ 適宜

- 多吃對牙齒美白有利的食物，如芹菜、乳酪、綠茶、洋蔥、木耳、香菇、海帶、薄荷、蜂蜜等。
- 多吃含鈣、磷質的食物，如乳製品，奶類的蛋白質，能限制牙齒釉質無機鹽排出過多，保護牙齒。

- 多吃含氟食物，能防止酸性物質侵蝕牙齒，如魚、蝦等海鮮及海帶。

✘ 不宜

- 甜食、含糖飲料、碳酸飲料。
- 咖啡、濃茶、加工食物。
- 抽菸。
- 過冷、過熱的飲食。

湯粥保健食譜推薦

綠花椰菜乳酪湯

| 食材 | 綠花椰菜150克，馬鈴薯1顆，鮮乳酪1小塊。

| 調味料 | 鹽、胡椒粉適量，荳蔻粉半小匙。

| 做法 |

1. 將綠花椰菜去莖，掰成小朵，洗淨，保留數朵花椰菜，其餘剁碎；馬鈴薯洗淨削皮，切丁。
2. 鍋中加適量水，放入綠花椰菜和馬鈴薯丁，煮至蔬菜變得軟爛。
3. 把鮮乳酪放入湯中，攪拌均勻，加鹽、胡椒粉和荳蔻粉調味。
4. 再將保留的幾朵花椰菜放入湯中，繼續煮2分鐘即可。

TIPS 乳酪是鈣的良好來源之一，可以減少蛀牙，使牙齒更為堅固。

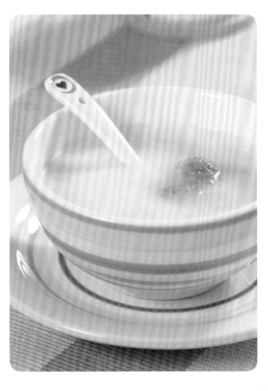

芹菜紅蘿蔔粥

| 食材 | 芹菜、紅蘿蔔、番茄50克，白米100克，薑末、蔥花各適量。

| 調味料 | 鹽適量。

| 做法 |

1. 先將番茄洗淨，用熱水汆燙後去皮，切成小塊；紅蘿蔔洗淨切絲；芹菜洗淨瀝乾切成絲。
2. 白米淘洗乾淨，浸泡30分鐘，放入鍋中，加水適量，用大火煮滾後轉小火煮成稀粥，加入紅蘿蔔絲、芹菜絲、番茄塊，稍煮，加鹽調味即可。

> **TIPS**　芹菜中含有大量粗纖維，吃芹菜的同時就能擦去不少黏附在牙齒表面的細菌；番茄和紅蘿蔔都含有豐富的維生素B群，能殺滅有害菌，保護牙齒。

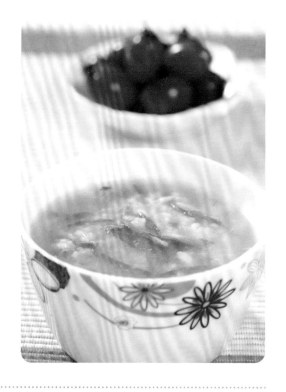

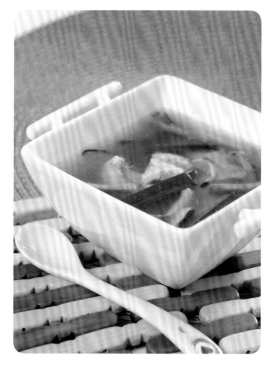

雞蛋香菇韭菜湯

| 食材 | 雞蛋2顆，香菇5朵，韭菜50克，高湯1碗。

| 調味料 | 鹽適量。

| 做法 |

1. 雞蛋打成蛋液；香菇用溫水浸泡後，去蒂洗淨，切成細絲，再用熱水燙熟；韭菜挑洗乾淨，切段、燙熟。
2. 油鍋燒熱，倒入蛋液用小火炒熟後，放入湯鍋內。
3. 湯鍋置火上，加入高湯、鹽；等湯煮開後，放入韭菜和香菇即可。

> **TIPS**　香菇氣味芳香，有助於口氣清新，其所含的香菇多醣體可以抑制口中的細菌製造牙菌斑，同時還能美白牙齒。

抗衰袪皺

　　皮膚能夠保持光澤與彈性，主要是靠皮膚內眾多膠原蛋白形成的支架。臉部出現皺紋是人體衰老的一個表現。25歲以後，隨著年齡的增長，人體的各個器官會逐漸老化，皮膚也開始變粗、變薄、變乾燥、缺乏彈性，因而出現皺紋。透過適當的飲食調理，能夠延緩身體器官的老化，使得皮膚皺紋減少。

美容飲食要點

✅ 適宜

- 多吃一些大豆製品，如豆腐、豆漿等。
- 多吃富含維生素C、維生素E、鋅、硒的食物，如植物油、新鮮蔬菜和水果類，還有貝類、蛋類、堅果類等。這類營養素屬於抗氧化劑，可以有效地阻止皮下脂肪氧化，預防皮膚老化、乾燥。
- 多吃含維生素A、維生素B群及微量元素鐵、銅的食物，如紅蘿蔔、青江菜、南瓜、玉米、地瓜、牡蠣、豬血、奶類、魚油等，以增強皮膚的柔韌性。
- 多喝水，每天至少喝1.5～2公升的溫開水。

❌ 不宜

- 油炸、燒烤、油膩食物。
- 甜食、高熱量食物。
- 抽菸、飲酒。

🍲 湯粥保健食譜推薦

牛奶杏仁燉銀耳

| 食材 | 脫脂牛奶250毫升，杏仁20克，銀耳10克。

| 做法 |
1. 將杏仁洗淨，加水燉10分鐘。
2. 將銀耳洗淨用水泡軟。
3. 將杏仁、銀耳放入鍋中，再加適量水，以大火煮滾，轉小火，加入脫脂牛奶煮10鐘即可。

TIPS
　　杏仁自古就是公認的美容聖品，具有消除自由基、抗衰老的功效；銀耳的膠質，能使肌膚滋潤光滑、富有彈性，兩者共用，加上具有美容效果的牛奶，常喝能使女性保持年輕亮麗的容顏。

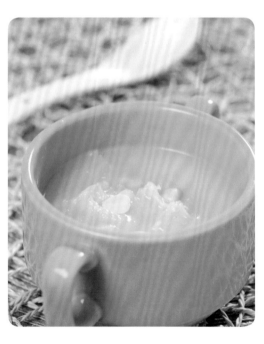

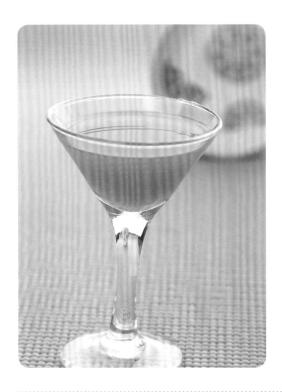

胡蘿蔔柳丁汁

│食材│ 柳丁2顆，胡蘿蔔2根。

│做法│

1.將柳丁去皮；胡蘿蔔去皮，洗淨，切成小塊。

2.將柳丁和胡蘿蔔一起放入榨汁機中榨成汁。

3.榨好後立即飲用。

TIPS 　　這道蔬果汁可幫助身體消除炎症促進細胞再生，延緩衰老。

鵪鶉蛋湯

│食材│ 鵪鶉蛋12顆。

│中藥材│ 靈芝60克，紅棗12顆。

│調味料│ 白糖適量。

│做法│

1.將靈芝洗淨，切成細塊；鵪鶉蛋煮熟，去殼。

2.把全部食材放入鍋內，加適量水，大火煮滾後，小火煲至靈芝出味，加適量白糖，再煮滾後即可。

TIPS 　　現代研究顯示，靈芝能提高人體免疫力，有抗衰老的作用。靈芝與含蛋白質豐富的鵪鶉蛋和補血養顏的紅棗同用，能延緩衰老，減少臉上皺紋，使肌膚滑嫩。

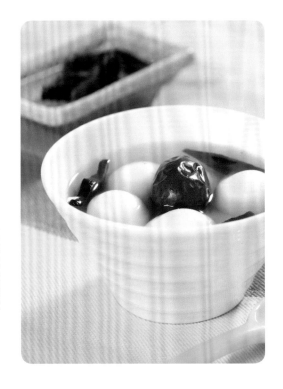

美白祛斑

　　黑色素是形成斑點的主要物質，也是影響美白的關鍵因素。黑色素的形成與沉積的原因有很多，年齡增加、日曬過度、內分泌失調、疾病及精神壓力等都會促使皮膚產生斑點。透過飲食來調理，能防止黑色素的產生，也能清除已經沉積的黑色素，進而達到美白祛斑的目的。

美容飲食要點

✔ 適宜

- 多吃富含維生素C的食物，能阻止黑色素的沉積。這類食物有：櫻桃、紅椒、黃椒、柿子、草莓、橘子、花椰菜、奇異果等。
- 多吃有美白效果的藥食，如白朮、白芷、茯苓、枸杞、紅棗、百合等。

✖ 不宜

- 含感光物質的食物，如芹菜、檸檬等，食用這些食物後要避免陽光照射，以免形成黑色素，加重色斑。
- 富含銅、鐵、鋅等金屬元素的食物，如有動物內臟（肝、腎）、牡蠣、蝦、蟹、豆類、核桃、黑芝麻、葡萄乾等，可直接或間接地增加與黑色素生成有關的酪胺酸、酪胺酸等物質的數量與活性。

湯粥保健食譜推薦

黑木耳紅棗湯

| 食材 | 黑木耳30克，紅棗（去核）20顆。

| 調味料 | 白糖。

| 做法 |

1. 黑木耳洗淨，撕成小塊。
2. 鍋內加適量水，放入撕好的黑木耳、去核的紅棗，煮至黑木耳熟爛，加白糖調味即可。

> **TIPS**
> 　　黑木耳屬於黑色食品，具有抗氧化和消除自由基的作用，可以祛斑美白，清除黑色素沉積；紅棗能養血駐顏，令肌膚紅潤，煥發光澤，和黑木耳搭配有助於強化黑木耳的祛斑功效。

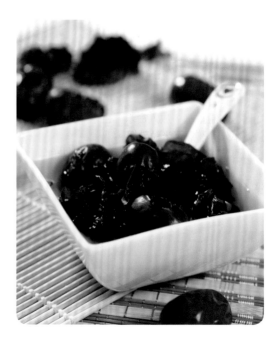

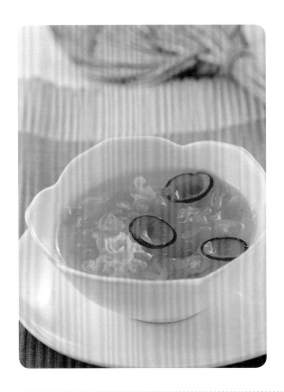

銀耳櫻桃羹

| 食材 | 銀耳50克，櫻桃30克。

| 調味料 | 桂花和冰糖各適量。

| 做法 |

1. 銀耳用溫水泡軟，去蒂，洗淨；櫻桃洗淨，去蒂，切片；桂花洗淨。
2. 鍋內放入適量水，加入銀耳，以大火煮滾，加入冰糖煮10分鐘。
3. 放入櫻桃、桂花，煮滾即可。

TIPS　櫻桃含有豐富的維生素和微量元素，尤其是鉀和鐵的含量，具有除皺消斑，使皮膚紅潤嫩白的功效，對緩解女性臉部的黃褐斑具有神奇的效果。

黃瓜粥

| 食材 | 黃瓜1條，白米50克，薑2片。

| 調味料 | 鹽少許。

| 做法 |

1. 黃瓜洗淨，去皮，去心，切成薄片；白米洗淨浸泡30分鐘；薑洗淨，切成末。
2. 鍋內加適量水，放入白米、薑末，大火煮滾後轉小火，熬煮至米粒熟爛。
3. 放入黃瓜片，煮至湯汁濃稠，加鹽調味即可。

TIPS　黃瓜含有豐富的鉀和紅蘿蔔素、維生素C、維生素B$_1$、維生素B$_2$以及磷、鐵等營養成分，能消除雀斑、美白肌膚。

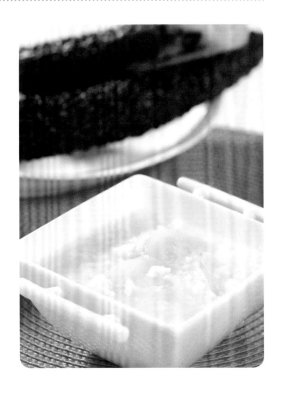

補水嫩膚

　　皮膚衰老的最主要原因是水分不足，當皮膚裡的水分、微量元素和維生素含量充足時，皮膚就細膩光滑、有彈性；反之，就顯得乾燥、粗糙、沒有光澤、易生皺紋或色斑、粉刺，原有的斑點也會加深，甚至會出現脫屑現象。因此，要想皮膚水水嫩嫩的，應該補充足夠的水分，並從食物中攝取充足的微量元素和維生素。

美容飲食要點

✅ 適宜

- 多飲水。一般說來，一個人每天至少要飲用1.5～2公升以上的水，尤其是愛美的女性朋友，要多飲用一些水，最好是溫開水。
- 多吃富含維生素和微量元素的食物，如金針菇、紅蘿蔔、韭菜、薺菜、菠菜等。
- 多吃含鐵的食物，鐵是構成血液中血紅素的主要成分之一，要保持皮膚的紅潤、光澤，必須提供充足的養料，隨時保持血液中血紅素的充足。
- 多吃富含膠質的食物，如銀耳、牛蹄筋、豬腳、雞翅、雞皮、魚皮及軟骨等。膠原蛋白能使皮膚細胞變得豐滿，使皮膚充盈，具有彈性。

❌ 不宜

- 油炸、燒烤類食物
- 辛辣、燥熱食物
- 含咖啡因食物

湯粥保健食譜推薦

銀耳魚尾湯

| 食材 | 草魚尾200克，乾銀耳、金針各10克，薑4片。

| 調味料 | 鹽1小匙，料理米酒適量。

| 做法 |

1. 將草魚尾去鱗，洗淨；銀耳、金針用溫水泡軟，洗淨；銀耳去蒂切小片。
2. 油鍋燒熱，放入草魚尾，煎至兩面微黃，盛出備用。
3. 鍋內加適量水，放入草魚尾、銀耳、金針、薑片、料理米酒，大火煮滾。改小火煮約1小時，加鹽調味即可。

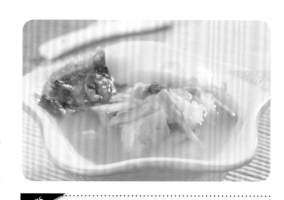

TIPS

　　銀耳富有天然膠質，加上具有滋陰的作用，長期食用可以潤澤肌膚，並有祛除臉部黃褐斑、雀斑的功效。

綠豆蜂蜜湯

| 食材 | 綠豆200克。

| 調味料 | 蜂蜜適量。

| 做法 |

1. 綠豆洗淨，浸泡半天。
2. 鍋置火上，加適量水，放入綠豆，大火煮滾後以小火煮至綠豆軟爛。
3. 等綠豆湯放置微熱時，加蜂蜜攪勻即可。

> **TIPS**
> 　　綠豆可增加腸胃蠕動，減少便祕，能有效促進排毒。蜂蜜被譽為大自然中最完美的營養食品，營養全面而豐富，常吃可使皮膚白嫩光滑，使臉部紅潤有光澤。

奶香黑芝麻粥

| 食材 | 白米50克，新鮮牛奶250毫升，熟黑芝麻1大匙，枸杞少許。

| 調味料 | 白糖少許。

| 做法 |

1. 將白米淘洗乾淨，用清水浸泡1小時。
2. 將白米放入鍋中，加入適量水，大火煮滾後轉小火煮約40分鐘。
3. 粥好後加入新鮮牛奶，小火煮滾，再加入枸杞和白糖，攪勻，撒上黑芝麻即可。

> **TIPS**
> 　　牛奶營養豐富，含有脂肪、蛋白質、礦物質，特別是含有豐富的維生素B群，具有滋潤肌膚的功效。

番茄小白菜豆腐湯

| 食材 | 豆腐1塊，番茄1顆，小白菜200克，薑末少許。

| 調味料 | 鹽、高湯各適量。

| 做法 |

1. 豆腐洗淨切塊；番茄洗淨切片；小白菜洗淨切碎。
2. 油鍋燒熱，爆炒薑末，加入番茄片炒軟後，放入豆腐塊，翻炒片刻，加高湯煮10分鐘。
3. 放入小白菜煮滾，加少量鹽調味即可。

> **TIPS**
> 　　番茄、小白菜和豆腐均含有豐富的維生素和礦物質，三者合用，不僅能補水嫩膚，還能使沉澱於皮膚的色素、暗斑減退，是美容食療的首選。

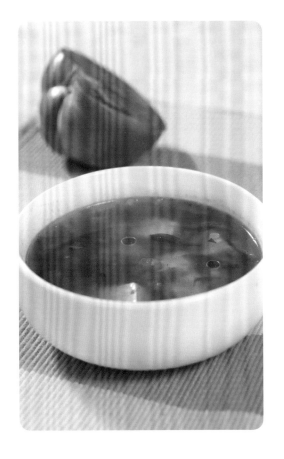

排毒祛痘

進入青春期後，很多人的臉上逐漸冒出很多「痘痘」，甚至許多人在中年以後也長痘痘，有時還伴有紅、腫、癢、痛及黑頭粉刺。引起皮膚長痘痘的原因很多，內分泌失調，導致皮脂腺分泌過旺，皮脂堆積，堵塞毛孔，引起毛囊阻塞、感染、發炎。除此之外，體內存在過多的毒素堆積，也是造成皮膚長青春痘的原因。因此，若想肌膚光滑細膩，透過食療法進行排毒是最佳的祛痘方法。

 美容飲食要點

✓ 適宜

- 多吃綠豆湯、空心菜、苦瓜、冬菇等具有清熱涼血作用的食物，可預防因體內燥熱引起的青春痘、暗瘡等。
- 多吃黑木耳、豬血、海蜇皮等食物，這些食物具有吸附毒素的作用，並能加速毒素的排出。

- 多吃韭菜、芹菜、菠菜、茼蒿、萵苣筍（菜心）、燕麥、玉米等富含膳食纖維的食物。膳食纖維可促進腸道蠕動，使毒素隨糞便排出體外，防止因毒素沉積而導致青春痘的產生。

✗ 不宜

- 油膩、油炸食物。
- 辛辣、燥熱及刺激性的食物。
- 甜食、高熱量澱粉類食物。

EASY 湯粥保健食譜推薦

草莓綠豆湯

| 食材 | 草莓100克，綠豆50克。

| 調味料 | 白糖適量。

| 做法 |

1. 草莓洗淨、切片；綠豆淘淨，浸泡4～6小時。
2. 鍋內加適量水，放入綠豆，大火煮滾後轉小火，煮至綠豆軟爛。
3. 加入草莓、白糖，攪拌均勻，稍煮片刻即可。

TIPS

綠豆和草莓都是排毒高手，能夠保持肌膚的光潔和彈性，還能美白肌膚。

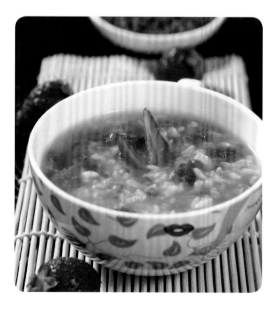

蝦皮紅蘿蔔冬粉湯

│食材│ 紅蘿蔔150克，冬粉100克，蝦皮40克，蔥絲、薑絲、香菜各少許。

│調味料│ 高湯3碗，鹽1小匙，料理米酒1大匙，胡椒粉少許。

│做法│

1. 冬粉加熱水泡軟；紅蘿蔔洗淨去皮切絲；香菜洗淨切末。
2. 油鍋燒熱，將蔥絲和薑絲爆香，依序放入蝦皮、胡蘿蔔絲翻炒幾下，加入高湯、冬粉，煮滾後撇去浮沫。
3. 加鹽、料理米酒、胡椒粉，撒上香菜末即可。

> **TIPS**
> 　　紅蘿蔔對改善便祕很有幫助，也富含β-紅蘿蔔素，可中和毒素，有利於排毒袪痘。

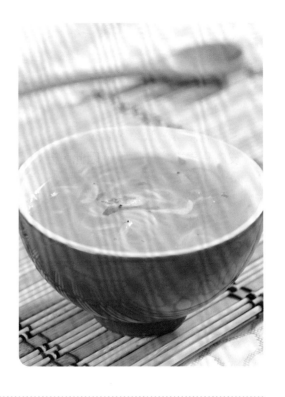

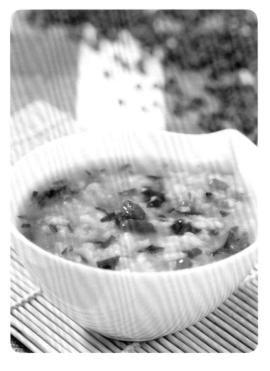

海帶綠豆粥

│食材│ 綠豆50克，泡發海帶、白米各100克。

│調味料│ 鹽適量。

│做法│

1. 將泡發的海帶洗淨，切碎；白米淘洗乾淨，浸泡1小時；綠豆洗淨，浸泡2小時。
2. 將海帶、白米、綠豆一同放入鍋中，加適量水煮成粥，最後加鹽調味即可。

> **TIPS**
> 　　綠豆性涼，有清熱解毒的作用，能幫助人體排出毒素；海帶所含的礦物質可參與皮膚的正常代謝，有利於皮脂腺分泌物排出，防止青春痘的形成。

補血養顏

　　中醫認為，女子以血為用，因為女性有經、胎、產等生理特性，這些都會損耗血液，所以女性經常處於血虛的狀態，容易出現頭暈、眼花、倦怠乏力、四肢冰冷或麻木，臉色蒼白、唇甲顏色淡白等症狀。長期處於貧血狀態還容易產生皺紋、白髮、更年期提前等早衰現象。所以女性養生首重氣血補養，只有氣血充盈，皮膚才會紅潤有光澤，而食療是補血的最佳選擇。

美容飲食要點

✓ 適宜

- 多吃些富含「造血原料」的優質蛋白質、微量元素（鐵、銅等）、葉酸和維生素B$_{12}$等營養食物，如動物肝臟及腎臟、豬血、鴨血、魚、蝦、蛋類、豆製品、黑木耳、黑芝麻、紅棗，以及新鮮的蔬菜、水果。

- 多吃山楂、黑木耳、黑豆、蓮藕、韭菜、醋、黑糖、茄子等活血食物。
- 多吃雪梨、絲瓜、荸薺、空心菜、白蘿蔔、鮮蘆筍、甲魚、螃蟹等涼血食物。

✗ 不宜

- 生冷、寒性食物。
- 辛辣、燥熱食物。

湯粥保健食譜推薦

紅棗蓮子木瓜盅

| 食材 | 木瓜1顆，紅棗10顆，蓮子15顆。

| 調味料 | 冰糖、蜂蜜適量。

| 做法 |

1. 將蓮子洗淨，浸泡1小時；木瓜去皮剖開去籽，洗淨，切片。
2. 將紅棗、蓮子和木瓜放入鍋中，加適量清水和冰糖，煮熟。
3. 最後加蜂蜜調味即可。

TIPS
　　木瓜是人盡皆知的美白食品，能消食健胃、美膚養顏、滋補催乳，對消化不良或便祕的人也具有很好的食療作用；紅棗是補血養顏的傳統食品，紅棗配上蓮子食用，能增加調經益氣、滋補身體的作用。

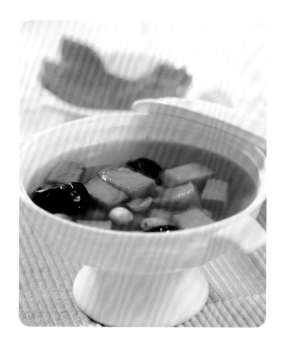

紅豆山藥粥

│食材│ 糯米100克，紅豆、山藥各50克。

│調味料│ 糖或鹽適量。

│做法│

1. 糯米洗淨，浸泡1小時；紅豆洗淨，浸泡約2小時；山藥去皮洗淨，切丁。
2. 將糯米和紅豆放入鍋中，加入適量清水，用大火煮滾。
3. 再加入山藥丁，用小火煮至粥稠，依口味喜好加入糖或鹽調味即可。

TIPS　山藥能促進蛋白質和澱粉的分解，使食物易於吸收，紅豆能補血養顏，兩者搭配不但美味，更具有調補脾胃、補血、潤澤肌膚的作用。

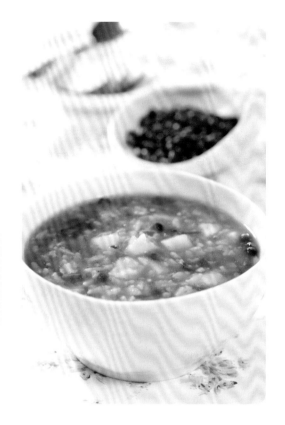

黑糯米桂圓紅棗粥

│食材│ 黑糯米100克，山藥40克，紅棗和桂圓（去核）各8顆。

│調味料│ 冰糖適量。

│做法│

1. 將黑糯米洗淨，用清水浸泡1小時；山藥去皮，洗淨切成小塊。
2. 將黑糯米放入鍋中，加入適量水，大火煮滾後轉小火熬25分鐘，再放入山藥、紅棗、桂圓肉，大火煮滾後改小火熬15分鐘，煮至山藥熟爛，加入冰糖調味即可。

TIPS　黑糯米、桂圓和紅棗是補血聖品，再加上營養價值很高的山藥，益氣養血養顏的功效更顯著。

地瓜紅棗甜湯

│食材│ 地瓜300克，紅棗10顆。

│調味料│ 黑糖適量。

│做法│

1. 將地瓜去皮，洗淨，切小塊。
2. 鍋置火上，加適量水煮滾，放入地瓜和紅棗，大火煮滾後轉小火熬至熟爛，加黑糖調味即可。

TIPS　地瓜含有豐富的維生素E，能美容養顏；紅棗能補脾和胃，益氣養血；黑糖有暖胃、補血、活血、散寒的作用。三者合用，可使臉色紅潤，增加皮膚彈性。

減肥瘦身

　　肥胖是困擾人們已久的問題，因為肥胖不僅會影響人的美觀，嚴重的還會危害到人們的身體健康，同時也是導致很多疾病產生的危險因素，如高血壓、高血脂、糖尿病、脂肪肝等，需特別重視。

美容飲食要點

✓ 適宜

- 多吃含維生素、礦物質和食物纖維豐富的新鮮蔬菜、水果。
- 用植物性蛋白質代替動物性蛋白。
- 用植物油（橄欖油、葵花油）代替動物性油脂。
- 多喝水，每天至少要喝足1.5～2公升溫開水。
- 多吃有利於減肥瘦身的食材，如地瓜、芹菜、生菜、銀耳、冬瓜、絲瓜、蒜、火龍果、無花果、檸檬、山楂等。

✗ 不宜

- 甜食、含糖飲料。
- 高熱量食物，如核桃、芝麻，以及各種油炸點心等。
- 晚餐要盡量少吃，尤其不能吃含脂肪和糖較多的食物，不可吃宵夜。
- 抽菸、飲酒。
- 油炸、燒烤食物。

EASY 湯粥保健食譜推薦

素筍耳湯

| 食材 | 冬筍200克，乾黑木耳50克，香菜1根，蔥薑汁適量。

| 調味料 | 香菇高湯1碗，鹽、香油或麻油各適量。

| 做法 |

1. 先將冬筍去皮洗淨，切成薄片，稍微汆燙後撈出，放入冷水中過涼後撈出備用。
2. 黑木耳泡軟，去蒂，掰成小朵；香菜洗淨後切成小段。
3. 鍋置大火，倒入高湯，加入蔥薑汁、冬筍片、黑木耳。
4. 待湯煮滾時，撇去浮沫，放入香菜，加鹽調味，淋上香油後盛入碗中即可。

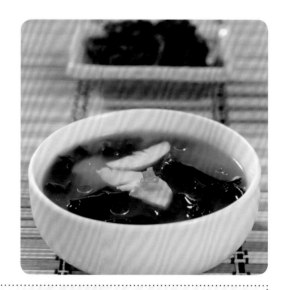

TIPS　黑木耳中含有豐富的纖維素和特殊的植物膠質，能促進胃腸蠕動，幫助腸道食物排空，減少脂肪的吸收，進而達到減肥作用。

蘆薈馬鈴薯粥

| 食材 | 白米、蘆薈各50克，馬鈴薯100克，枸杞數顆。

| 調味料 | 冰糖適量。

| 做法 |

1. 將白米淘洗乾淨，浸泡30分鐘。
2. 蘆薈洗淨，切成3公分的塊狀；馬鈴薯去皮，切成2公分的塊狀。
3. 將蘆薈、白米、馬鈴薯一同放入鍋中，加適量水，用大火煮滾，再用小火煮約35分鐘，加入枸杞、白糖攪勻即可。

> **TIPS**　中醫認為，蘆薈味苦，性寒，具有清熱、排毒、利尿、通便、殺蟲等功效。同時，蘆薈能排出體內積存的廢物及多餘的脂肪，達到減肥瘦身的效果。

菠菜燉魚脯

| 食材 | 鯰魚1條，菠菜100克，紅棗15克，生薑10克。

| 調味料 | 鹽5克，胡椒粉、料理米酒各少許。

| 做法 |

1. 將鯰魚處理乾淨，在魚脊部橫切幾刀；菠菜洗淨去除老葉；生薑去皮切絲；紅棗泡透。
2. 油鍋燒熱，放入薑絲、魚脯，用小火煎香，加入料理米酒和適量水，用中火煮約20分鐘。
3. 加入菠菜、紅棗、鹽、胡椒粉，再燉15分鐘即可盛入湯碗內食用。

> **TIPS**　鯰魚含不飽和脂肪酸，有降低血脂、軟化血管、降低血液黏稠度的作用；菠菜有利水、助消化的功效，還可促進腸胃和胰腺分泌，不僅營養豐富，且有明顯的減肥效果。

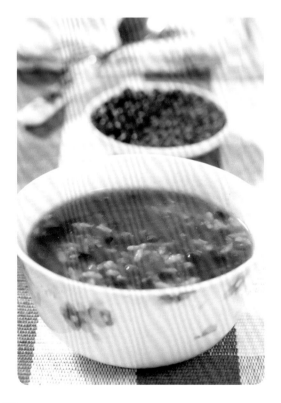

減肥紅豆粥

| 食材 | 白米、紅豆各100克，綠豆50克。

| 調味料 | 冰糖適量。

| 做法 |

1. 紅豆、綠豆分別洗淨，浸泡2～4小時；白米洗淨浸泡半小時。
2. 鍋中加適量水，放入紅豆煮20分鐘後，加入綠豆、白米續煮30分鐘。
3. 加冰糖調味即可。

> **TIPS**　紅豆性暖，綠豆性寒，一起食用不但不會傷身體，還可在品嘗美味佳餚的同時達到利尿消腫、減肥健美的效果。

豐胸美胸

　　擁有豐滿、挺拔而富有彈性的乳房是所有女性夢寐以求的。而專家認為，乳房的豐滿程度，與先天遺傳、後天保養等因素有關，其中以營養素的攝取、雌激素的刺激關係更為密切。

美容飲食要點

✅ 適宜

- 多吃富含維生素E及有利於激素分泌的食物，如豆類、牛奶、牛肉、花椰菜、葵花油等。
- 多吃含豐富蛋白質的食物，如木瓜、魚、肉、鮮奶及各種堅果（杏仁、核桃、芝麻）等，有助於胸部豐滿。

- 多吃含膠質的食物，如蹄筋、海參及豬腳等，能幫助胸部發育。
- 多吃富含維生素C的食物，如木瓜、香蕉、蘋果等，能防止胸部變形。

❌ 不宜

- 油炸、燒烤食物。
- 抽菸、飲酒。

湯粥保健食譜推薦

百合木瓜煲綠豆

│食材│ 乾海帶20克，乾百合50克，綠豆100克，木瓜、豬瘦肉各200克，陳皮5克。

│調味料│ 鹽適量。

│做法│

1. 將海帶泡軟，洗淨，切絲；乾百合洗淨，浸泡1小時，綠豆洗淨浸泡1～2小時；木瓜去皮、去籽後切成厚片；豬瘦肉洗淨，切片，汆燙。
2. 鍋中加適量水，放入綠豆，大火煮滾後改小火煮20分鐘。
3. 加入海帶、百合、木瓜、陳皮及豬瘦肉，大火煮滾後改小火煮至綠豆熟爛，加鹽調味即可。

> **TIPS**
> 　　木瓜果肉厚實細緻、甜美可口，是營養和藥用價值都很高的水果。具有美容豐胸，減肥和幫助睡眠的功效。此湯果肉豐滿香甜，氣味獨特，營養豐富，適合女性豐胸美容。

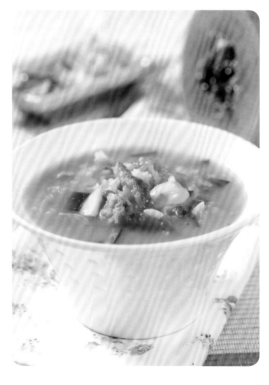

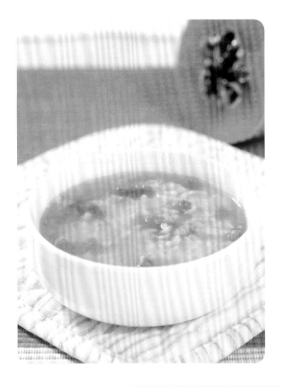

木瓜粥

│食材│ 白米100克，木瓜200克。

│調味料│ 白糖適量。

│做法│

1. 將木瓜去皮、去籽，洗淨，上籠蒸熟，趁熱切成小塊。
2. 白米淘洗乾淨，浸泡半小時，撈起，瀝乾水分。
3. 鍋中放入白米，加適量水，用大火煮滾後改小火煮半小時，放入木瓜塊，用白糖調好味，續煮至白米軟爛，即可盛起食用。

TIPS 木瓜中所含的營養成分與酵素等，能刺激女性激素分泌，幫助乳腺發育，以達到豐胸的目的。

豬尾鳳爪香菇湯

│食材│ 豬尾2條，雞腳2隻，香菇3朵。

│調味料│ 鹽少許。

│做法│

1. 香菇泡軟、切半；雞腳去爪甲，洗淨，對切；豬尾洗淨，切塊。
2. 鍋中放入適量水，將雞腳、豬尾汆燙，撈起備用。
3. 將所有食材一起放入鍋中，加適量水，並用大火煮滾再轉小火，煮1小時，再加入少許鹽即可。

TIPS 豬尾和鳳爪皆含豐富的膠質、蛋白質，對豐胸很有幫助。

豆漿燉羊肉

│食材│ 羊肉300克，豆漿500克，山藥150克，薑5片。

│調味料│ 香油或麻油10克，鹽3克。

│做法│

1. 將羊肉洗淨切塊，入熱水鍋中汆燙，撈出瀝乾備用。
2. 將山藥去皮洗淨，切塊。
3. 將羊肉和山藥塊、薑片放入砂鍋中，倒入豆漿，中火燉1小時，待羊肉熟爛時，加入香油、鹽煮滾即可。

TIPS 羊肉和豆漿都含有豐富的蛋白質，能夠促進乳房發育。

纖細腰部

　　女性的S曲線，最重要的是腰圍，它是三圍的核心，只要腰圍小，即使胸不是很大，臀也不夠翹，依然會顯得苗條輕盈。想要擁有纖細身材，首先要瘦腰。除了體態的美觀，腰圍也是檢視你是否有新陳代謝症候群危險因子的重要條件，女性腰圍超過80公分，男性超過90公分，即代表腹部肥胖，若未控制則容易演變成新陳代謝症候群。

✿美容飲食要點

✓ 適宜

- 均衡飲食，三餐定時定量，尤其早餐一定要吃，晚餐的熱量應低於每天總熱量的30%。
- 多吃富含纖維的食物，高纖維食物能促進腸道蠕動，減少脂肪在腰腹部堆積，建議多吃水果、蔬菜、穀類食物。
- 每天喝1.5～2公升的溫開水。

✗ 不宜

- 脂肪含量高的豬肉、羊肉、牛肉等。
- 油膩、油炸食物。
- 甜食、高熱量食物，如糕點、飲料等。
- 暴飲暴食，晚餐太晚吃（睡前3小時以內）或吃宵夜。

☕EASY 湯粥保健食譜推薦

荷葉薏仁粥

| 食材 | 荷葉（或鮮荷1張）、陳皮各10克，薏仁、白米各15克。

| 調味料 | 冰糖適量。

| 做法 |

1. 將荷葉洗淨撕碎，放入鍋中，加適量清水，煮15分鐘，去渣取汁。
2. 將薏仁、白米分別洗淨，浸泡1小時。
3. 鍋中加荷葉汁和適量水，放入薏仁、白米、陳皮，大火煮滾後轉小火熬煮成粥，加冰糖調味即可。

TIPS
　　荷葉能化濕去脂；薏仁能促進脂肪燃燒，兩者配合適用於腰腹部水腫者瘦身。

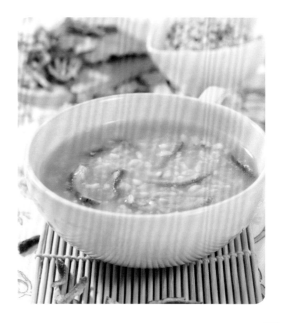

冬瓜紅豆湯

| 食材 |　冬瓜（連皮）500克，紅豆30克。

| 調味料 |　鹽少許。

| 做法 |

1. 將冬瓜，洗淨，切塊；紅豆洗淨，浸泡4～6小時。
2. 將冬瓜塊、紅豆放入鍋中，加適量水，煮湯，最後加少許鹽即可。

TIPS

　　冬瓜鉀含量高，有利水消腫的功效，連皮一起燉煮，對水腫性肥胖很有幫助；紅豆有清熱解毒的功效。兩者合用，可利水濕、減重。

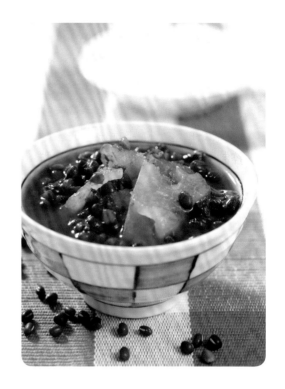

牛奶燕麥粥

| 食材 |　燕麥片50克，牛奶1杯。

| 做法 |

1. 將燕麥片放入鍋內，加適量水後煮開，攪拌至熟軟。
2. 再加入牛奶稍微煮開即可。

TIPS

　　燕麥可以有效地降低人體中的膽固醇，經常食用，具有降脂、減肥作用，適合肥胖、高血脂症、冠心病患者及健康者日常保健用。

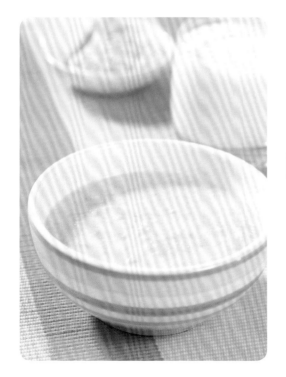

修長美腿

有不少女性遺憾自己的雙腿先天不夠修長，而平時工作忙碌、生活步調緊湊，常常抽不出空來運動，使得原本不夠修長的雙腿囤積了很多脂肪，顯得更加粗短了。其實注意飲食習慣的話，即使不做大量的運動，也一樣能擁有迷人雙腿。

🌱 美容飲食要點

✅ 適宜

- 多吃含維生素E的食物，能幫助去除水腫，加速血液循環，預防腿部肌肉鬆弛。這類食物有杏仁、花生、小麥胚芽等。
- 多吃含維生素B群的食物，如冬菇、芝麻、豆腐、花生、菠菜等。維生素B_1可將糖分轉化為熱量，而維生素B_2則能加速脂肪的新陳代謝，有利於瘦腿。
- 多吃含鉀豐富的食物，如番茄、香蕉、西芹等。鉀有助於排出體內多餘水分，防止下半身水腫。

❌ 不宜

- 過鹹、醃漬或煙燻類食物，如醬菜、泡菜、火腿、臘腸、香腸等。
- 油膩、油炸食物。

湯粥保健食譜推薦

紅豆薏仁西瓜湯

| 食材 | 西瓜1顆，紅豆、薏仁各50克。

| 調味料 | 鹽適量。

| 做法 |

1. 把西瓜洗淨，切開，挖出瓜肉，以榨汁機榨汁。
2. 將紅豆和薏仁分別洗淨，浸泡2小時，放入鍋中，加適量水煮成粥。
3. 待粥好後加適量西瓜汁，放入蒸鍋中稍蒸即可。

> **TIPS**
> 西瓜含鉀豐富，可以幫助修飾雙腿線條，緊實腿部肌肉。此粥含有多種維生素和礦物質，對消除腿部水腫和預防下半身肥胖有很好的效果。

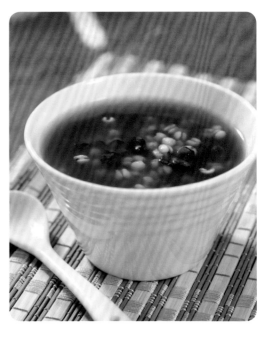

木瓜雪蛤湯

| 食材 | 木瓜1顆，雪蛤10克，鮮奶1杯。

| 調味料 | 冰糖適量。

| 做法 |

1. 將木瓜頂部切去2／5做蓋，挖出木瓜的核和瓜瓤做盅。
2. 將冰糖和水放入鍋中，倒入洗淨的雪蛤膏煮半小時，加入鮮奶，小火煮滾後倒入木瓜盅內，將木瓜蓋用牙籤固定，隔水燉1小時即可。

> **TIPS**
> 吃了太多的肉食，脂肪容易堆積在下半身。木瓜裡的蛋白分解酵素、番木瓜素可幫助分解蛋白質、脂肪，讓肉感的雙腿慢慢變得纖細。

肉末竹筍芹菜粥

| 食材 | 白米100克，芹菜1根，紅蘿蔔、瘦肉末、竹筍、乾香菇各50克，蝦米20克。

| 調味料 | 高湯2碗，鹽適量，料理米酒半大匙，胡椒粉1小匙。

| 做法 |

1. 白米洗淨浸泡1小時；乾香菇泡軟後切絲；蝦米泡軟後瀝乾水分；紅蘿蔔、竹筍分別洗淨，切絲；芹菜洗淨，切末。
2. 油鍋燒熱，放入肉末、紅蘿蔔絲、竹筍絲、乾香菇、蝦米，炒至熟後，放入料理米酒和胡椒粉，加入適量水煮滾。
3. 白米加高湯和煮好的蔬菜肉湯一同放入鍋中，用中小火熬煮成粥，加入適量的鹽，盛碗並撒上芹菜末即可。

> **TIPS**
> 竹筍、紅蘿蔔等蔬菜含有豐富的維生素和膳食纖維，對減肥有利。芹菜健胃通腸，有助於消化。這些蔬菜煮粥，對下半身浮腫、修飾腿部曲線有重要的作用。

牛奶香蕉芝麻糊

| 食材 | 香蕉2根，牛奶1杯，芝麻30克，玉米粉10克。

| 調味料 | 白糖適量。

| 做法 |

1. 將香蕉去皮後，碾碎成泥。
2. 將牛奶倒入鍋中，加入玉米粉和白糖，邊煮邊攪均勻，直至牛奶、玉米粉煮熟。
3. 煮好後倒入香蕉泥中調勻，撒上芝麻即可。

> **TIPS**
> 芝麻含有的亞麻仁油酸，可以去除附在血管內的膽固醇，促進新陳代謝，有利減脂瘦腿。

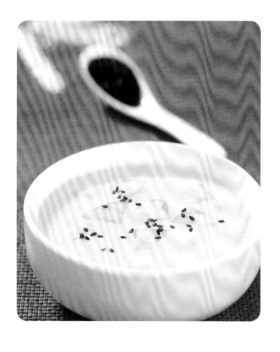

健美翹臀

臀部是身材的隱形殺手。如果你的臀部豐挺、結實，自然會顯得腰部纖細，同時，也會增加腿部的修長效果。但若你的臀部鬆垮無彈性，那麼腰部以下則會美感盡失，下半身的比例也會給人一種失去平衡的視覺感。

美容飲食要點

✔ 適宜

- 多吃新鮮蔬菜、水果、糙米飯、全麥麵包、豆類等食物，這些食物含有大量的鉀元素，有助於排除體內多餘水分，令下半身更窈窕。
- 多吃南瓜、地瓜、芋頭等富含纖維素的蔬菜，可以促進胃腸蠕動，減少便祕，進而創造纖瘦且健美的下半身。
- 選用大豆之類的植物性蛋白質，或是熱量低且營養豐富的海鮮。

✘ 不宜

- 動物性脂肪、奶油或乳酪等製品，容易使血液傾向酸性，讓人疲勞，也會讓脂肪囤積於下半身，造成臀部下垂。
- 油炸、油膩食物，尤其是澱粉類的油炸食物，容易轉化成脂肪囤積在臀部。
- 過鹹、醃漬食物。

湯粥保健食譜推薦

金銀豆腐

| 食材 | 豆腐150克，油豆腐150克，草菇（罐頭裝）1個，香蔥2根。

| 調味料 | 醬油、白糖、香油或麻油各適量。

| 做法 |

1. 將豆腐與油豆腐均切為2公分的塊狀；香蔥洗淨，切成蔥花。
2. 鍋中加水，煮滾後加入豆腐塊、草菇、醬油、白糖等，煮10分鐘，滴入香油，撒上蔥花即可。

TIPS

豆腐含有豐富的植物性蛋白質，是防止臀部下垂的最佳食品。

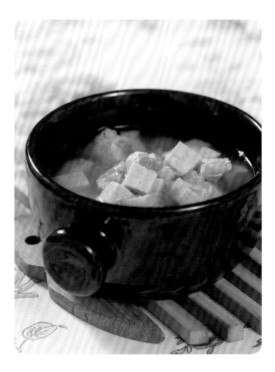

木耳冬瓜湯

| 食材 | 冬瓜500克，黑木耳（乾）10克，生薑5片。

| 調味料 | 鹽、香油或麻油各適量。

| 做法 |

1. 將冬瓜去皮、瓤及籽，切片；黑木耳用水泡軟，去蒂，洗淨切絲。
2. 鍋中倒入適量水，放入冬瓜片，煮3～5分鐘，再放入黑木耳，煮3分鐘，再加入生薑片，最後用鹽調味。
3. 將湯盛入湯碗中，淋入香油即可。

> **TIPS**
> 冬瓜有利水消腫的功效，能排除體內多餘的水分；木耳含鐵豐富，常吃能養血駐顏，令人肌膚紅潤，容光煥發。木耳富含纖維，與冬瓜合用，可使臀部曲線纖瘦，美容美體效果更佳。

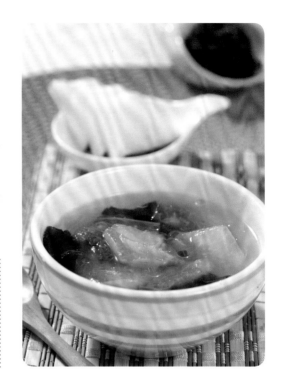

地瓜糙米粥

| 食材 | 地瓜1個，牛奶250毫升，糙米100克。

| 調味料 | 鹽適量。

| 做法 |

1. 將地瓜清洗乾淨，去皮，切成小塊。
2. 將糙米淘洗乾淨，浸泡1小時，瀝去水分。
3. 將地瓜塊和糙米一同放入鍋內，加入冷水用大火煮滾，轉至小火，慢慢熬至粥稠米軟，加入牛奶，再煮滾即可。

> **TIPS**
> 糙米富含鉀和膳食纖維，地瓜也含有豐富的膳食纖維，兩者煮粥，可促進細胞新陳代謝和腸道蠕動，防止臀部下垂。

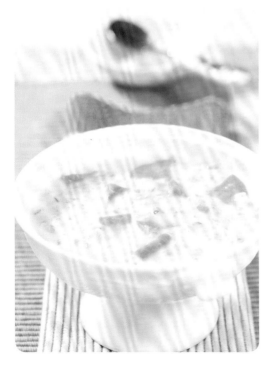

	作用	缺乏症	代表食物
蛋白質	能促使肌肉的發達，力量的增長，維持內分泌平衡，提高免疫能力	智力及生長發育緩慢，活動力減弱，精神不佳，抵抗力下降，易疲倦，食慾不振，傷口不易癒合，身體水腫。孕婦缺乏蛋白質容易流產、早產或造成胎兒體重不足	動物蛋白如肉、魚、蛋等；植物蛋白主要是豆製品
維生素A	防治夜盲症和視力減退；去除老年斑；維持皮膚、頭髮、牙齒的健康；增強身體抵抗力；促進骨骼成長，強壯身體	乾眼症，食慾不振，皮膚乾燥、濕疹，夜盲症，嗅覺不靈，抵抗力變弱	動物肝臟、魚類、海鮮、奶油、雞蛋、鯽魚、白鱇、鱔魚、魷魚、蛤蜊、牛奶、萵苣、白菜、青豌豆、番茄等
維生素B$_2$	促進細胞再生和成長；改善口腔的發炎症狀；促進皮膚、指甲、毛髮的生長；增進視力	發育遲緩，引起口腔、唇、舌、皮膚的炎症，暈眩，引起胃腸疾病，生殖器官機能障礙，眼疾	動物肝臟、雞蛋、牛奶、豆類、雪裡紅、油菜、菠菜、青蒜、蘑菇、海帶等
維生素B$_6$	防止各種神經、皮膚的疾病；抗衰防老；利尿；止嘔；改善手腳痙攣	貧血，頭皮屑，神經過敏，脂溢性皮膚炎，口腔炎，肌肉痙攣，體內積水，粉刺	啤酒酵母、麥芽、動物肝臟與腎臟、大豆、糙米、蛋、燕麥、花生、核桃等
維生素C	降低血中膽固醇；治療牙齦出血；加速手術後的恢復；增強抵抗力；預防感冒；預防壞血病；減少靜脈中血栓的發生	壞血病，易瘀傷，傷口不易癒合，流鼻血，疲勞，掉髮，易骨折，抵抗力弱，貧血	青椒、菠菜、馬鈴薯、桂圓、奇異果、芭樂、木瓜、榴槤、草莓、柚子、桑椹、荔枝等
維生素D	提高身體對鈣、磷的吸收，促進生長和骨骼鈣化，促進牙齒健全	骨骼、牙齒發育不全，易患小兒佝僂病，近視或視力減退，肌肉麻木、刺痛和痙攣，骨質疏鬆	牛肝、豬肝、雞肝、鮪魚、鯡魚、鮭魚、沙丁魚、魚肝油，牛奶、奶油等

	作用	缺乏症	代表食物
鐵	幫助生長發育；緩解疲勞；養血；增強抵抗力	缺鐵性貧血，疲勞，活動力減低	動物肝臟，豬血、鴨血、雞血、肉、魚、禽類、黑木耳、海帶、芝麻醬等
鈣	維持骨骼、牙齒的健康；緩解失眠症狀；預防心臟病；強化神經系統功能	佝僂症，骨質疏鬆症，骨骼、牙齒脆弱，軟骨症，失眠，生長遲緩	芝麻醬、小魚乾、蝦米、蝦皮、海帶、海蜇皮、淡菜、蟹、牡蠣、牛奶、豆奶粉、薺菜、扁豆、豆腐、黃魚、魷魚、芹菜、紅豆、豌豆、百葉、腐竹、腐乳、薺菜、高麗菜等
鎂	改善憂鬱；保護牙齒；改善消化不良狀況；預防心臟病；預防各種結石病	神經過敏，抽搐	葵花子、南瓜子、西瓜子、核桃、松子、榛果、花生、麩皮、蕎麥、豆類等
鉀	提神，醒腦；降血壓；清除體內廢物；促進新陳代謝；改善過敏症狀	浮腫，失眠，耳鳴，低血糖症	鮮蠶豆、馬鈴薯、山藥、菠菜、莧菜、海帶、紫菜、黑棗、杏、杏仁、香蕉、核桃、花生、青豆、黃豆、綠豆、毛豆、羊腰、豬腰等
鋅	加速傷口癒合；改善生殖能力；增強消化系統功能；預防前列腺疾病；防治精神疾病	前列腺肥大，性無能，生殖腺機能不足，體臭，嗅覺喪失，成長遲緩，動脈硬化，食慾不振，疲勞，指甲上長白斑	瘦肉、肝、蛋、乳製品、蓮子、花生、芝麻、核桃、紫菜、海帶、蝦、海魚、紅豆、荔枝、栗子、瓜子、杏仁、芹菜、柿子等
磷	促進生長發育；增強抵抗力，促進病體恢復；防治關節炎；保護牙齒健康	佝僂症，牙周病	牛肉、乾酪、魚、海產品、羊肉、肝、堅果、花生醬、豬肉、禽肉等

	營養與功效
雞湯	1.雞肉中的一些胺基酸溶解在湯裡，有利於消化吸收，適合消化能力較弱的人。 2.雞湯中的脂肪能加快咽喉部及支氣管黏膜的微循環，對治療支氣管炎和感冒有一定療效。 3.雞湯是氣血虛弱、產後體弱者的營養佳品，正常人食用能加強營養，增進食慾。
羊肉湯	1.羊肉性熱、味甘，是冬季進補及補陽的佳品。將羊肉煮熟，吃肉喝湯，可以治療男子五勞七傷及腎虛陽痿等，並有溫中驅寒、溫補氣血、通乳治帶等功效。 2.羊肉湯還有健腦明目的功效，尤其適合老年人和神經衰弱者飲用；它有壯身補血的功效，最宜病癒體弱者常食。
牛肉湯	1.牛肉中含有豐富的維生素B_6和水溶性營養物，經過長時間燉煮才能慢慢釋放到湯中，它們能參與胃酸的生成。因此，每天喝一小碗燉好的湯，比吃牛肉更能養胃。 2.牛肉是高蛋白、低脂肪的食物，其營養極易被兒童、青少年、老年人、孕婦所消化吸收，是適合全家食用的寶貴食材
大骨湯	1.豬骨中含有一定量的鈣質，將其敲碎加點醋熬湯，有助於鈣質溶解在湯中，給小兒喝可以預防佝僂病。 2.骨頭中還含有骨膠原、鈣質，具有抗老化作用。因人衰老的根本原因在於骨髓功能的衰退，而骨髓老化是由於缺乏鈣質和骨膠原。所以，常喝骨頭湯，有助於緩解人體組織的老化，達到強健骨骼的效果。
魚湯	1.魚湯能補充鈣質，也能明顯提高睡眠品質，特別適合因神經緊張和壓力而難以入睡的腦力勞動者在睡前食用。 2.魚湯中所含對人體有害的膽固醇僅為畜禽的25～33%，特別是魚湯含有大量生物活性物質，這類物質可有效地預防失眠及心血管疾病。
蔬菜湯	1.新鮮蔬菜中含有大量的鉀、鈉、鈣、鎂和葉綠素，這些物質溶於湯中，飲用後可使體液保持在正常的弱鹼性狀態，能防止血液酸化進而減少疾病發生。 2.經常適量喝些蔬菜湯，還能促進人體內細胞裡沉積的污染物和毒素等隨大小便排出體外。
麵湯	麵湯中溶解有大量卵磷脂，這種物質被人體腸黏膜吸收後，可進一步轉化為乙醯膽鹼，補充大腦神經細胞的傳遞介質，可強化人腦記憶力，並有助於預防老年性癡呆。
米湯	米湯中含有豐富的維生素B群、澱粉等養分，是體弱、消化不良、胃病、腹瀉、脫水症患者的理想食療佳品，還有豐潤肌肉、美白肌膚的效果。

	營養與功效
白米粥	1.白米能補脾益氣，養胃生津。體質虛弱，脾胃不好的人應常喝白米粥。 2.白米中的蛋白質、脂肪、維生素含量都比較多，多吃能降低膽固醇，減少心臟病發作和中風的機率。 3.白米能預防糖尿病、腳氣病、老年斑和便祕等疾病。 4.白米適合一切體虛之人、高熱之人、久病初癒、婦女產後、老年人、嬰幼兒消化力減弱者。但糖尿病患者不宜多食，以免血糖失穩。
綠豆粥	1.綠豆粥最明顯的功效就是，可消暑解毒，清熱除煩。夏天暑熱難耐，或容易上火的人，可常喝綠豆粥。 2.綠豆含有豐富營養元素，有增進食慾、降血脂、降低膽固醇、抗過敏、解毒、保護肝臟的作用。 3.綠豆性寒，素體虛寒者不宜多食或久食，脾胃虛寒泄瀉者慎食。
小米粥	1.婦女在生育後，可用小米加黑糖來調養身體。因小米含鐵量高，對於產後滋陰養血大有功效，可以使產婦虛寒的體質得到調養，幫助恢復體力。 2.小米味甘鹹，有清熱解渴、健脾除濕、和胃安眠等功效，內熱者及脾胃虛弱者更適合食用它。有的人胃口不好，吃了小米後能開胃又能養胃，具有健胃消食、防止反胃、嘔吐的功效。 3.小米因富含維生素B群，還具有防止消化不良及口角生瘡的功能。
薏仁粥	1.薏仁粥有利水消腫、健脾去濕、舒筋除痹、清熱排膿等功效。 2.薏仁粥能滋養頭髮、防止脫髮，並使頭髮光滑柔軟。 3.常喝薏仁粥可使皮膚光滑，具有減少皺紋，消除色素斑點的功效。對粉刺及皮膚粗糙有明顯的療效。 4.薏仁煮成粥比較有利於腸胃的吸收，身體常覺疲倦沒力氣的人，可以多吃。
紫米粥	1.紫米具有益氣補血的功效，適用於婦女體質虛弱，營養不良，貧血等症。 2.紫米還有滋陰補腎、明目補血的功效，是為女性知己，也適合產婦、老人、兒童食用，可以有效地補充營養。
紅豆粥	紅豆粥有健脾益胃，清熱解毒，利水，消腫，通乳作用。適用於水腫病，下肢濕氣，小便不利，大便稀薄，身體肥胖，產後乳汁不足等症。
燕麥粥	1.燕麥含有豐富的維生素B群和鋅，對醣類和脂肪類的代謝都具有調節作用。燕麥還富含果膠，可以有效地降低人體中的膽固醇。所以，常喝燕麥粥可以達到減肥的效果，還能預防高血壓、高血脂等疾病。 2.燕麥含有的維生素E，能夠改善血液循環，緩解生活工作壓力。 3.燕麥中含有的鈣、磷、鐵、鋅等礦物質，有預防骨質疏鬆、促進傷口癒合、預防貧血的功效，是補鈣佳品，尤其適合於中老年人經常食用。

枸杞

【性味】甘，平。

【歸經】肝、腎、肺經。

【功效】補肝腎，益精明目，潤肺。

川芎

【性味】辛，溫。

【歸經】肝、膽、心包經。

【功效】活血祛瘀，行氣開鬱，祛風止痛。

紅棗

【性味】甘，溫。

【歸經】脾、胃經。

【功效】補中益氣，養血安神，緩和藥性。用於脾胃虛弱引起的經常性胃腹寒痛、便溏腹瀉。血虛萎黃或更年期脾氣暴躁，神志不安。

杏仁

【性味】苦，微溫，有小毒。

【歸經】肺、大腸經。

【功效】止咳平喘，潤腸通便。味苦能降肺氣因而能平喘，且兼疏利開通之性，降肺氣之中兼有宣肺之功，而達止咳平喘，為治咳喘之要藥。

菊花

【性味】辛、苦、甘，微寒。

【歸經】肺、肝經。

【功效】平肝，明目，清熱解毒。適用於風熱感冒，發熱頭痛，目赤腫痛，眼睛乾澀，流眼淚。

玫瑰

【性味】甘、微苦，溫。

【歸經】肝、脾經。

【功效】行氣解鬱，活血止痛，醒脾和胃。用治肝鬱犯胃之胸腹脹痛、噁心、食少，以及肝鬱氣滯造成之痛經、月經不調。

百合

【性味】甘，微寒。

【歸經】心、肺經。

【功效】養陰潤肺，止咳，清心安神。用於肺陰虛的燥熱咳嗽及勞嗽久咳，痰中帶血等。

註：風寒咳嗽、大便溏泄、脾胃虛弱、寒濕久滯，腎陽虛者均忌用。

山楂

【性味】酸、甘，微溫。

【歸經】脾、胃、肝經。

【功效】消食化積，行氣散瘀。山楂對於消化油膩、肉食造成的積滯非常有效，經常用於改善消化不良、食慾不振等症狀，與黑糖煮成茶飲還能減緩痛經。

西洋參（花旗參）

【性味】甘、微苦，寒。

【歸經】心、肺、腎經。

【功效】補氣養陰，清火生津。具有抗疲勞、抗心律失常、抗心肌缺血及氧化、增加心肌收縮力以及止血和抗利尿等作用。

天麻

【性味】甘，平。

【歸經】肝經。

【功效】息風止痙，平抑肝陽，祛風通絡。能利腰膝，強筋力。主一切風痰之症，對於頭風引起頭痛，頭暈極有效。